U0396959

中医简史

李申 著

广西师范大学出版社
·桂林·

献给过去、现在和将来
为中华民族的医疗事业做出重要贡献的
科学英雄们

自　序

　　本书的内容，主要取自拙著《中国科学史》中有关医学的部分并略有修改。因为连缀起来可以概略地反映中国古代医学发生发展的历史，故取名《中医简史》。2020 年应邀写的《艰难的探索，不懈的努力》，因为概略反映了中医演进的一个侧面，故作为"附录"置于书后。第九章《近现代医学冲击下的中医之路》是增补的，为的是让中医的历史更为完整。

　　近几年来，关于中医的争论又热闹起来。其中一个核心问题，就是"中医是否科学"，所以原书"导言"中有关科学观的部分，亦作为"附录"放入书后。

　　"我的中西医治病简史"写的是本人与中医、西医交集的几件往事，是一个患者的口述病史，就算是中西医院"意见簿"上的留言吧。

目　录

第一章　传说时期医学　　　　　　　　　　　　　　01

第二章　先秦医学　　　　　　　　　　　　　　　09
　第一节　先秦时期的气象学和对人与自然关系的认识　　11
　第二节　先秦医学对病因和人体的认识成果　　18
　第三节　医术和巫术的分离　　23
　第四节　保健、养生与长生不死　　25
　第五节　人的生死与气论和阴阳五行　　29
　第六节　精神本质与人体的三元结构　　33

第三章　秦汉医学　　　　　　　　　　　　　　　39
　第一节　秦汉时期的物质理论：气论　　41
　第二节　汉代的阴阳五行说　　47
　第三节　汉代对于人体的了解（上）
　　　　　——骨度和五脏　　52
　第四节　汉代对于人体的了解（中）
　　　　　——经络　　57

第五节　汉代对于人体的了解（下）

　　　　　——精神和肉体　　　　　　　　　　63

第六节　汉代医学的病因说　　　　　　　　67

第七节　五行说与汉代医学　　　　　　　　71

第八节　汉代理论医学和实践医学（上）　77

第九节　汉代理论医学和实践医学（中）　82

第十节　汉代理论医学和实践医学（下）　89

第十一节　养生、成仙和化学　　　　　　　93

第四章　魏晋南北朝医学　　　　　　　　　105

第一节　汉魏之际的科学发现和科学思想的转变　107

第二节　魏晋南北朝医学的概况　　　　　110

第三节　魏晋南北朝医学与对精神现象的认知　120

第四节　炼丹术的理论重建与荒唐的医学科学实验　128

第五节　魏晋时期炼丹术与古代化学和医药　135

第六节　魏晋南北朝时期的内修与养生　140

第五章　隋唐医学　　　　　　　　　　　　149

第一节　隋唐学术和自然科学重建统一体系的发展大势　151

第二节　隋唐医学的理论兴趣　　　　　154

第三节　隋唐医学咒禁术的兴起和对精神来源的探讨　162

第四节　隋唐医学对疾病分类和病因说的发展　167

第五节　隋唐医学对于精神来源的探讨　173

第六节　隋唐医学在医药学方面的进展　180

第七节　唐代服食金丹的效果　　　　　185

第八节　服气胎息术的发展和演变　　　　　　　191

第六章　宋元医学　　　　　　　201

第一节　理、穷理与医学　　　　　　　203

第二节　人的精神与肉体　　　　　　　211

第三节　魂和魄：中国古人关于精神现象的说明　　　217

第四节　宋金元医学的理论兴趣　　　　　　　222

第五节　宋代的五运六气说　　　　　　　227

第六节　五运六气在金元时期的演变　　　　　235

第七节　宋元医学的今古之辨　　　　　　　242

第八节　更加细密的医学分科　　　　　　　248

第七章　明代医学　　　　　　　253

第一节　明代的格物说和医学　　　　　　　255

第二节　明代医学的发展概况　　　　　　　260

第三节　明代医学的理论问题　　　　　　　269

第四节　传统病因学的重大突破　　　　　　　273

第八章　清代医学　　　　　　　279

第一节　中国传统科学的尾声　　　　　　　281

第二节　明代医学的进步成果在清代的命运　　　285

第三节　清代温病学　　　　　　　287

第四节　清代解剖学与王清任《医林改错》　　　296

第九章　近现代医学冲击下的中医之路　　309

第一节　西医东传概略　　311

第二节　中医界对于西方医学的接受　　315

第三节　近代以来的废除中医思潮　　319

第四节　中医师对废除中医思潮的反驳　　324

第五节　中西医论争向社会和政治层面延伸　　330

第六节　伍连德抗击鼠疫与中西医论争　　333

第七节　中医的前景和中华人民共和国的医疗卫生政策　　346

附　录　　351

艰难的探索，不懈的努力

——中国古代医学防治瘟疫的历程　　353

科学与科学观

——中国科学史·导言（摘选）　　374

我的中西医治病简史　　389

第一章
传说时期医学

依据古文献中的传说，在公元前 2000 年以前，中国古人已经有了认识自然界事物的自觉行为。其中"神农尝百草"的故事几乎家喻户晓。据陆贾《新语·道基篇》：

> 至于神农，以为行虫走兽，难以养民，乃求可食之物，尝百草之实，察酸苦之味，教民食五谷。

这说的主要是农业。稍后的《淮南鸿烈·修务训》载：

> 神农乃始教民播种五谷，相土地宜，燥湿肥硗高下，尝百草之滋味，水泉之甘苦，令民知所避就。当此之时，一日而遇七十毒。

"一日而遇七十毒"，就与医药相关。晋代皇甫谧《针灸甲乙经·序》：

> 夫医道所兴，其来久矣。上古神农始尝草木而知百药。

至于唐代司马贞著《补史记·三皇本纪》就说，神农尝百草，乃是医药的开始：

> 神农氏于是作蜡祭，以赭鞭鞭草木。始尝百草，始有医药。

无论是"求可食之物"，还是为了医药，都是自觉认识自然界事物的行为，因而是农业科学或医学的开始。至于"一日而遇七十毒"，未必就是一天之内就中毒七十次。因为在中国古代，和可食的百草相比，用于医药的百草，往往被统称为"毒药"。因此，"一日而遇七十毒"，更正确的理解，就是一天之内尝过，甚至发现了数十种草药。而神农氏，则被尊为中国医药的鼻祖。

而中医汤剂的发明者，被认为是商朝的宰相伊尹。皇甫谧《针灸甲乙经·序》云：

> 伊尹以亚圣之才，撰用《神农本草》，以为汤液。

大约在战国时期已经出现的《山海经》，追忆的是上古时代的地理和风物状况，不仅记载了山海的走向，还记载了其中的物产。《山海经》对这些物产的记载，主要是关心这些物产的用途。

就在这些对用途的记载中，发展了医药和食物的许多知识。《山海经·南山经》云：

> 祝余，食之不饥……
>
> 迷谷，佩之不迷……
>
> 育沛，佩之无瘕疾……
>
> 鹿蜀，佩之宜子孙……
>
> 旋龟，其音如判木，佩之不聋，可以为底。
>
> ……

这种亦食亦药的情况，正是早期医药学的状况。所以神农既是农业的鼻祖，又是医药的鼻祖。在今天，许多名称由于时代久

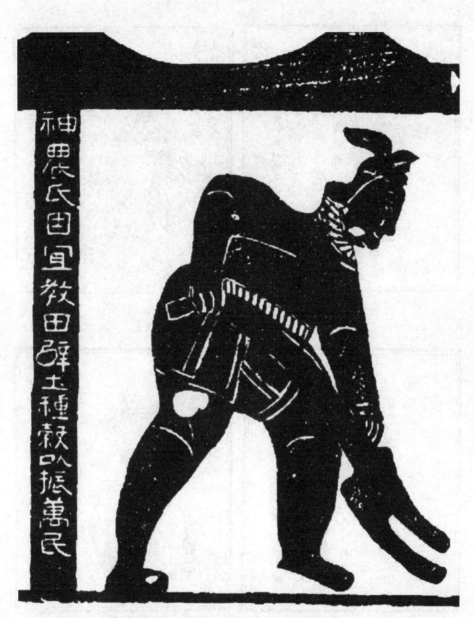

图 1-1　汉武梁祠神农像（《金石萃编》卷二○）

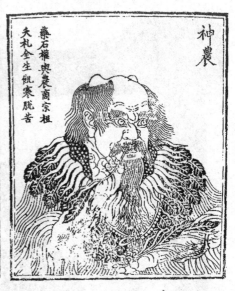

图 1-2　神农像（《历代古人像赞》，明成化十一年［1475］刊本）

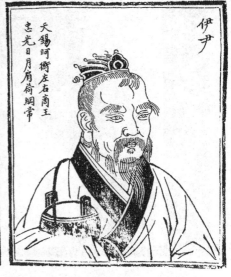

图 1-3　伊尹像（《历代古人像赞》，明成化十一年刊本）

远已经难以知晓所指何物。

《山海经》中提到的药物，都是每一山的具体产物。所提到的病名，则有瘕疾，有肿疾、疫疾，有聋，有蛊、疥、心痛、疠、虫、胕（浮肿）、瘿、瘅、疣、疽、忧、风、嗌痛、瘖（痴）、喝（中热）、腹痛、狂、呕、疟、白癣、瘕（瘘）、痔等。这些病名，由于不是指某人之病，而是众人都可能患有的疾病，因而就是一种对疾病的初步分类。这些分类，是后世医学进一步对疾病分类的基础。

此外，还有一些精神症状，比如迷、惑、妒、畏等，也被《山海经》作为疾病，并且找到了治疗的药物。

治病的方法，主要是食之、佩之，也有用洗浴的方法治疗："黄雚，其状如樗，其叶如麻，白华而赤实，其状如赭，浴之已疥……"（《山海经·西山经》）这种方法，对于皮肤病，是有效的。

除此以外，还有可以护肤防止皲裂的"臧羊脂"，可以毒鼠的礜，可以毒死人的据说就是河豚的鲥鱼。这些记载，不仅使我们了解了当时的知识水平，也了解了当时的生活状况。比如由我们特别注意到的羊脂可知，当时的人们，无论贵贱，都因室外活动较多而导致皮肤容易皲裂。

这么多病症以及治疗药物，有些是生产和生活中的副产品。然而如此众多，就难以简单地认为是不自觉的发现。尝百草的故事，也就不会是无根的浮谈。

第二章
先秦医学

第一节
先秦时期的气象学和对人与自然关系的认识

先秦时期，古人对气象状况进行分类，并且认为人的疾病成因，与气候相关。

《尚书·洪范》把气象状况分为五类：

> 八、庶征：曰雨，曰旸，曰燠，曰寒，曰风。

《左传·昭公元年》载，秦国大夫医和论述疾病成因时，把气象状况分为六类：

> 天有六气，降生五味，发为五色，征为五声，淫生六疾。六气，曰阴、阳、风、雨、晦、明也。分为四时，序为五节，过则为灾。

这五类或六类，是古代文献中对气象状况最早的分类之一。其中所谓"分为四时"，是说一年的四个季节，乃是天的阴阳等六气的表现。"序为五节"，杜预注认为是"得五行之节"。孔颖达《正义》认为，一年有三百六十五日，"序之为五行，每行得七十二日有余。土无定方，分王四季，故每季之末有十八日，为土正王日"。这样的注解是否符合原意，今天已难以查考了。可以明确的是，所谓"淫生六疾""过则为灾"，就是说，如果气候状况不正常，就会导致疾病。

这是中国古代最早的病因说，也是中国医学病因学的基础理论。

在《管子》一书中，则把一年的气候状况分为五段，每段七十二日。至少在战国时期，就形成了二十四节气的划分。由于《逸周书·时训解》明确地讲到了二十四节气的名字（立春、雨水、惊蛰、春分、清明、谷雨、立夏、小满、芒种、夏至、小暑、大暑、立秋、处暑、白露、秋分、寒露、霜降、立冬、小雪、大雪、冬至、小寒、大寒），因此，二十四节气的形成时代可能要早得多。《逸周书·时训解》还有"七十二候"说，把时间段缩短到五天之内：

> 立春之日，东风解冻。又五日，蛰虫始振。又五日，鱼上冰。
>
> 雨水之日，獭祭鱼。又五日，鸿雁来。又五日，草木萌动。

二十四节气、七十二候也是对于气象变化的人为划分。这种划分的根据，是我国，主要是中原一带气候逐年循环变化的实际，它反映我国先民对于所在地气候状况的认识。由于这种认识的正确性，所以二十四节气、七十二候迄今仍然在一定范围内流传和使用。由于中国古代医学认为气候的变化是导致疾病的原因，所以对气候的划分也具有重要的医学意义。

中国古人在长期生产和生活的实践中，至少在战国时期，就形成了所谓"人与天地参"的思想。这种思想表明，人在自然界，也是在至上神面前，不只是一个被动的、听命的角色，而是可以和自然界或至上神并列的、参与自然界种种变化的力量。

"人与天地参"思想的前身，首先是"天工人代"思想。天工人代思想首先见于《尚书·皋陶谟》，是皋陶对大禹的告诫：

> 无教逸欲有邦，兢兢业业，一日二日万几。无旷庶官。天工，人其代之。

署名孔安国的《尚书传》解释道，这是"言人代天理官"。孔颖达《正义》："此官乃是天官，人其代天治之。"苏轼《书传》："天有是事，则人有此官。官非其人，与无官同，是废天事也，而可乎！"蔡沈《书经集传》："天工，天之工也。人君代天理物，庶官所治，无非天事。苟一职之或旷，则天工废矣，可不深戒哉！"也就是说，治国的各种事务，是天的工作，由人来完成。

这里所说的天，有时也称天地，既是和人对立的整个自然界，也是人们信仰的至上神。因此，天工人代，是一个政治问题上的宗教观念，也是一个人在自然界地位的科学概念，表现在生产领域，就是认为，人能够在一定程度上，靠努力掌握自己的命运。

《墨子·非命下》指出，王公大人治理国家，"强必治，不强必乱"。卿大夫做官，"强必贵，不强必贱"。农夫种田，"强必富，不强必贫。强必饱，不强必饥"。妇女纺织，"强必富，不强必贫。强必暖，不强必寒"。墨子不否认上天意志的存在，但认为人自身的努力，对于自己的命运，具有重要的，甚至决定性的意义，因为上天喜欢的，就是这种努力奋斗的人。而且无论是治国还是生产，都是一个道理。墨子的言论表明，人们

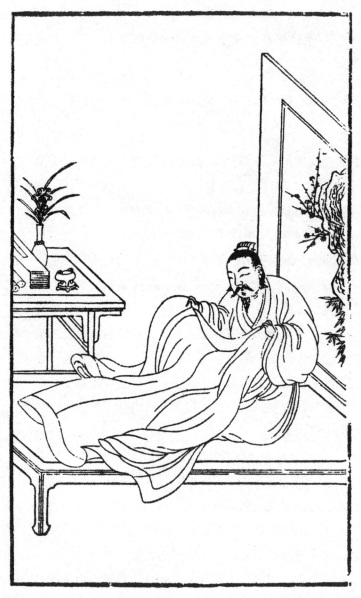

图 2-1　墨子像（《列仙全传》，明万历二十八年［1600］刻本）

正是从国家的兴亡中，从生产的效果中看到，人的努力和上天的意志，具有同等重要的意义。

对人在世界上地位的认识，在战国时期被概括为"人与天地参"的命题。被认为是孔子之孙子思所作的《中庸》指出：

> 唯天下至诚，为能尽其性；能尽其性，则能尽人之性；能尽人之性，则能尽物之性；能尽物之性，则可以赞天地之化育；可以赞天地之化育，则可以与天地参矣。

所谓"尽其性"，就是清楚地认识到自己的本性并且充分发挥出来。"尽人之性"，就是清楚地认识别人的本性并且使之充分发挥出来。"尽物之性"，就不仅要充分发挥人的本性，而且要充分发挥所有物的本性。物，和人相对，主要指自然物。也就是说，从自身开始，弄清人和物的本性，就可以赞助天地的"化育"工作。朱熹《四书章句集注》："赞，犹助也。与天地参，谓与天地并立为三也。"也就是说，在化育包括人在内的万物这个工作中，人，和天，和地，具有同等重要的作用，因而并立为三。所以天、地、人，在中国古代，被称为"三才"。

从宗教的意义上说，天地是神祇。但人并不是只能听从神祇的意志，而是和天地神祇一道，担负着创造人类幸福的工作：

> 夫大人者，与天地合其德，与日月合其明，与四时合其序，与鬼神合其吉凶。先天而天弗违，后天而奉天时。天且弗违，而况于人乎？况于鬼神乎？（《周易·乾·文言》）

在荀子看来，天地也是大神：

> 故天之所覆，地之所载，莫不尽其美，致其用，上
> 以饰贤良，下以养百姓而安乐之，夫是之谓大神。(《荀
> 子·王制》)

唐代杨倞注："能变通裁制万物，故曰大神也。"

但人可以和天地相参：

> 故天地生君子，君子理天地。君子者，天地之参也，
> 万物之总也，民之父母也。(《荀子·王制》)

不仅是君子，一般人，只要师法圣人或君子，就能和天地神明
相参：

> 并一而不贰，则通于神明，参于天地矣。(《荀
> 子·儒效》)

至此为止，《中庸》、《周易》和《荀子》所说的与天地参、可以
赞天地化育的，还只是圣人或大人、君子或儒者。

以上所论，多是在政治和道德领域。在生产领域，与天地
参的，就不仅是圣人和君子的事业。《荀子·富国》道：

> 今是土之生五谷也，人善治之，则亩数盆，一岁而再
> 获之；然后瓜桃枣李一本数以盆鼓，然后荤菜百疏以泽量，
> 然后六畜禽兽一而剸车，鼋鼍鱼鳖鳅鳣以时别一而成群，
> 然后飞鸟凫雁若烟海，然后昆虫万物生其间，可以相食养
> 者不可胜数也。

这样的事，是农夫的事。然而农夫这样的事，又是关系国家贫

富的大事：

> 兼足天下之道在明分。掩地表亩，刺草殖谷，多粪肥
> 田，是农夫众庶之事也。守时力民，进事长功，和齐百姓，
> 使民不偷，是将率之事也。高者不旱，下者不水，寒暑和
> 节，而五谷以时孰，是天下之事也。（《荀子·富国》）

圣君贤相，如果能领导好这些事情，即使有水旱灾害，百姓也
不会有饥寒之苦。无饥寒之苦，国家统治就稳定，政权就巩固。
在这里，农夫的工作，和将帅、君相的工作，具有同等重要的
意义。

在这种情况下，与其希望上天降给自己幸福，不如自己动
手，创造自己的幸福：

> 大天而思之，孰与物畜而制之？从天而颂之，孰与制
> 天命而用之？望时而待之，孰与应时而使之？因物而多之，
> 孰与骋能而化之？思物而物之，孰与理物而勿失之也？愿
> 于物之所以生，孰与有物之所以成？故错人而思天，则失
> 万物之情。（《荀子·天论》）

荀子是个儒者。和所有儒者一样，认为天是大神，最高神。天
命也是存在的。但问题是如何对待天命，在荀子看来，正确的
办法是"制"。制，杨倞注："颂者，美盛德也。从天而美其盛
德，岂如制裁天之所命，而我用之。谓若曲者为轮，直者为桷，
任材而用也。"也就是说，"制天命"的意思，就是根据天所能
给予的，加以合理利用。这就是赞天地化育，与天地相参。因
为天是公正的，天、地和人，各有自己的职责：

天行有常，不为尧存，不为桀亡。应之以治则吉，应
之以乱则凶。强本而节用，则天不能贫。养备而动时，则
天不能病。修道而不贰，则天不能祸。故水旱不能使之饥，
寒暑不能使之疾，祅怪不能使之凶。

本荒而用侈，则天不能使之富。养略而动罕，则天不
能使之全。倍道而妄行，则天不能使之吉。故水旱未至而
饥，寒暑未薄而疾，祅怪未至而凶。受时与治世同，而殃
祸与治世异，不可以怨天，其道然也。(《荀子·天论》)

天的职责，是人所不能干预，也不该妄想去干预的。人的职责，
则是必须尽力去做的。人而不尽人的职责，就一定会遇到贫病
凶险；尽到了人的职责，就一定会富有和健康。在这里，所有
人都是一样的。这是中国古人对人在天地之神面前的作用的基
本看法，也是对人在自然界位置的基本认识。其中的"养备而
动时，则天不能病""修道而不贰，则天不能祸""寒暑不能使之
疾"，则具有重要的医学意义。因此，"人与天地参"的思想，
也是中国古代医学的基本指导思想。

第二节
先秦医学对病因和人体的认识成果

相对于自然界，人是认识的主体。然而人体也是自然界的
一部分，对人体的认识，也就成为自然科学的重要内容之一。
在中国古代，对人体的认识还没有从医学中分离出来，而是医

学的组成部分和医术的基础。

在中国古人看来，疾病，是人体偏离了正常的自然状态。要归复正常，首先要明白偏离的原因。先秦时期，古人已经清楚地认识到"知病因"的重要。《墨子·兼爱上》：

> 譬之如医之攻人之疾者然，必知疾之所自起，焉能攻之？不知疾之所自起，则弗能攻。

不过在墨子看来，患病的原因是多种多样的："子墨子曰：'虽使我有病，何遽不明？人之所得于病者多方，有得之寒暑，有得之劳苦。'"（《墨子·公孟》）对病因做出理论说明的先秦文献，是《左传·昭公元年》记载的著名医生医和的言论。在论述"天有六气，降生五味……淫生六疾。六气，曰阴、阳、风、雨、晦、明也……过则为灾"之后，医和继续说道：

> 阴淫寒疾，阳淫热疾，风淫末疾，雨淫腹疾，晦淫惑疾，明淫心疾。女，阳物而晦时，淫则生内热惑蛊之疾。今君不节不时，能无及此乎？（《左传·昭公元年》）

这是一段著名的病因论。晋平公病重，先是郑国大夫子产来探望，认为是"出入饮食哀乐之事"引起的，不是山川鬼神作怪。然后就是医和，认为病因是生活"不节不时"，即荒淫过度引起。并由此上溯到根本，认为六气过度，是疾病的原因。其中阴、阳、风、雨，基本上是气候因素。晦，杜预注："夜也。""晦淫惑疾"，是说"宴寝过节，则心惑乱"，即夜间生活不节制，特别是性欲过度。明，杜预注："昼也。""明淫心疾"，是"思虑烦多，心劳生疾"。这样的病因说，奠定了后世医学病因说的基础。

探讨病因之后，就是对疾病本身的认识。在逻辑上，明白了病因才好给疾病分类。在历史和实践中，人们则是先认识了疾病，然后才去寻找病因。

《山海经》中，对疾病已经有了分类的苗头。不过大多只是随病定名，还没有系统的区分。据《山海经》记载，到商周时代，对疾病已经有了更高的自觉。据《左传》，医和按六气将疾病分为寒、热、末、腹、惑、心六类。《周礼》则按季节把病分为痟首疾（春）、痒疥疾（夏）、疟寒疾（秋）、嗽上气疾（冬）。《吕氏春秋》按部位把病分为肿、风（头部），捐、聋（耳部），鼽、窒（鼻），胀、府（腹），痿、蹶（足）等。

相应于疾病分类，药物也有了分类。《周礼·疾医》将药物主要按味道分为六类：

> 凡药，以酸养骨，以辛养筋，以咸养脉，以苦养气，以甘养肉，以滑养窍。

相应于疾病和药物的分类，是医疗的分科。据《周礼》，宫廷医生分为食医、疾医和疡医。食医是营养医，疾医相当于内科，疡医相当于外科。主管治疗动物疾病的是兽医。据《史记·扁鹊仓公列传》，扁鹊根据病人需要，曾经做过"带下医"（妇科）、"耳目痹医"（耳鼻科）、小儿医（儿科）等。每一科治疗一类疾病，大类下面又有小类。比如疡医，"掌肿疡、溃疡、金疡、折疡之祝药劀杀之齐"。

这些分类，是后代疾病和医药的分类、医疗的分科的出发点，同时也经受着医疗实践的检验。

现代医学，解剖学是医疗的基础。然而历史和实践的顺序，也是在对疾病有了相当的认识之后，才有解剖学的发展。

从《周礼》和《吕氏春秋》对疾病的分类来看，对人体部位的认识还都局限于肉眼可见的外部形态，如头、耳、腹、足等。谈到疾病的治疗，则已经涉及人的内脏：

> 两之以九窍之变，参之以九藏之动。（《周礼·天官冢宰·疾医》）

《庄子》一书，则认为人有六脏：

> 百骸、九窍、六藏，赅而存焉，吾谁与为亲？（《庄子·齐物论》）

但更多的，是五脏：

> 多方乎仁义而用之者，列于五藏哉！（《庄子·骈拇》）
>
> 多方骈枝于五藏之情者，淫僻于仁义之行。（同上）
>
> 故君子苟能无解其五藏，无擢其聪明……（《庄子·在宥》）
>
> 尧舜于是乎股无胈，胫无毛，以养天下之形，愁其五藏以为仁义……（同上）

《吕氏春秋》则认为人有五脏，且还提到了六腑和三百六十节：

> 五曰：凡人三百六十节，九窍、五藏、六府。肌肤欲其比也……（《吕氏春秋·恃君览·达郁》）

三百六十节，显然是为了拼凑与每年三百六十余日的对应。五脏六腑，则成为后来中国医学人体解剖的标准数据。

《史记·扁鹊仓公列传》载，扁鹊服用了神人的药，可以看见鬼神，看病时能够"尽见五藏症结"。这是神话，但说明先秦时代的医学要求了解人体内部结构的迫切愿望。

古代治疗的方法有多种。《周礼·疾医》"以五味、五谷、五药养其病"，表明合理的食物也是治疗方法之一。然而最普遍和基本的方法，还是服药。《吕氏春秋·慎大览·察今》："譬之若良医，病万变，药亦万变。病变而药不变，向之寿民，今为殇子矣。"据先秦文献所载，改变的不仅是药，还有治疗的方法。

《吕氏春秋·仲冬纪·至忠》载，齐愍王"病痏"，召名医文挚治疗。文挚"不解屦登床，履王衣，问王之疾。王怒而不与言。文挚因出辞以重怒王。王叱而起，疾乃遂已"，这是一种精神疗法。

服药之外，中国医学的一大特色，就是针灸，也叫针砭，说明最初是用石器的锋锐部刺激人体，达到治疗的效果。随着金属的发明，石器被金属针代替。先秦时期，针灸技术也有了重大进步。《史记·扁鹊仓公列传》载，扁鹊用针灸治好了虢国太子的"尸厥"，使之"起死回生"。在针灸治疗中，逐渐发展出中医特有的经络系统。马王堆汉墓出土的医书中，有《足臂十一脉灸经》《阴阳十一脉灸经》《脉法》《阴阳脉死候》等书，说明在此以前，医学对脉象的认识已经接近《黄帝内经》的水平。

先秦医学还认识到疾病有个发展过程。《韩非子·喻老》载，扁鹊见蔡桓侯，发现蔡桓侯"疾在腠理"，并告诫说："不治将恐深。"蔡桓侯以为他是要骗钱，没有理会。后来，桓侯的病由腠理发展到"血脉"，又发展到"肠胃间"，最后到"骨髓"，终于不治而死。

蔡桓侯的病是否真的如此发展，可以讨论。但认识到疾病有个发展过程，主张有病应该及早治疗，在今天，仍然是医学的重要课题。

诊病的方法，起初主要是"视"。《周礼·天官冢宰·疾医》："以五气、五声、五色视其死生。"视的部位，尽可能全面："两之以九窍之变，参之以九藏之动。"据《史记·扁鹊仓公列传》，扁鹊诊病的方法有"望色""听声""写形"。然后进行推理："闻病之阳，论得其阴。闻病之阴，论得其阳。"其中"望色""写形"可归于"视"的范围，新增加的，就是"听"，即"听声"。《史记·扁鹊仓公列传》多次谈到脉象，但先秦文献中，尚未见切脉的记载。

随着医疗技术的发展，医术，已经完成了脱离巫术而自立的过程。

第三节
医术和巫术的分离

长期以来，学术界流传着一句话：医源于巫。证据之一，是《山海经》中，巫师掌管医药：

> 大荒之中……有灵山，巫咸、巫即、巫朌、巫彭、巫姑、巫真、巫礼、巫抵、巫谢、巫罗，十巫从此升降，百

药爰在。(《山海经·大荒西经》)

第二条是《论语·子路》中，孔子援引南方人的话说："人而无恒，不可以作巫医。"

然而，这两条都只能说明，在古代，巫师往往兼做医生，而不能说明医疗就是源于巫术。因为在古代，任何科学门类，几乎都掌握在巫师，或者用一个更普遍的词——神职人员手里。其中最典型的，就是天文学。无论是古代中国还是西方，几乎所有的天文学家，同时都是占星家，包括身处近代世界门口的天文学家第谷。然而天文学的知识仍然是科学家族的成员。

有人考察中国古代"医"字的演变，起初写作"毉"，后来写作"醫"，以此证明医源于巫。其实，这只能说明，医学曾经混于巫，而且后来摆脱了巫术的控制。

从许多高级动物都有自我疗病的情况判断，最初的人类也应有一些最简单的自我医疗能力。巫术用于疗病，当是后来发生的事情。由于产生了鬼神观念，鬼神就被认为是致病的重要原因之一。当人类社会出现了分工，也就出现了一部分依靠他们的知识获取生活资料的人士。当时的知识，应该比较简单，一个人几乎能够全部掌握，这就是所谓诞生知识全才的时代。在这些知识中，有医疗的，也有宗教和巫术的。这就是所谓巫医不分的时代，也是所谓医源于巫的现实根据。其实就在这样的时代，巫者医病也不是全用巫术，这和后来巫、医有了比较明确分工的时代，情况也并不相同。《山海经》在介绍"十巫从此升降"的"灵山"的时候，同时指出了"百药爰在"。这样的介绍说明巫与药是有联系的，而且巫是用药的人。而医术和巫术虽然同在一人之身，却仍然是并行而不悖的两套技术。

在《周礼》中，医和巫就分别由不同的人担任，巫一般不再兼任医的工作。而据《左传》等文献记载，鬼神致病说在许多情况下遭到了否定。郑国著名政治家子产否认晋平公的病是山川之神所致，孔子赞扬楚昭王不用巫术祛病，都是医学排斥巫术的著名例子。据《史记·扁鹊仓公列传》，扁鹊明确地把信巫不信医作为疾病致死的原因之一：

> 故病有六不治：骄恣不论于理，一不治也；轻身重财，二不治也；衣食不能适，三不治也；阴阳并，藏气不定，四不治也；形羸不能服药，五不治也；信巫不信医，六不治也。

虽然在古代，巫术治病一直是一个严重的社会问题，至今也未能绝迹，甚至在某些情况下还会广泛流行。但医生对于巫术的排斥态度，在较早的春秋战国时期已经存在，这是科学进步的重大标志。

第四节
保健、养生与长生不死

《周礼》所载的四种医生，第一是食医，即现在的营养医。他们从事的工作，实际上也是保健与养生。即使疾医，也是"以五味、五谷、五药养其病"，食物也排在医药前面。这些记载，都反映了先秦时期对于养生保健的重视。

养生的第一项应该是注意饮食。《吕氏春秋·季春纪·尽数》说：要能够健康度过一生，就要去掉妨害健康的因素。妨害健康的饮食问题有：

> 毕数之务，在乎去害。何谓去害？大甘、大酸、大苦、大辛、大咸，五者充形，则生害矣。

所以《吕氏春秋》告诫人们："凡食无强厚，味无以烈味重酒，是以谓之疾首。"同时要按时进食，还不要吃得太饱："食能以时，身必无灾。凡食之道，无饥无饱，是之谓五藏之葆。"（《吕氏春秋·季春纪·尽数》）

第二项就是控制情感。过分激动会伤害健康：

> 大喜、大怒、大忧、大恐、大哀，五者接神，则生害矣。（《吕氏春秋·季春纪·尽数》）

第三项是调整生活环境。温度、湿度等都要符合人体需要，否则也会危害健康：

> 大寒、大热、大燥、大湿、大风、大霖、大雾，七者动精，则生害矣。（《吕氏春秋·季春纪·尽数》）

《吕氏春秋》认为，养生，在于知道根本。知道了根本，就不会生病："故凡养生，莫若知本。知本，则疾无由至矣。"（《吕氏春秋·季春纪·尽数》）根本，就是饮食、情绪和生活环境都不应过度。上述引文中的"大"，即为过度。

《吕氏春秋》还指出，无论是气候，还是形形色色的事物，都可能有利于健康，也可能危害健康：

> 天生阴阳、寒暑、燥湿，四时之化，万物之变，莫不
> 为利，莫不为害。圣人察阴阳之宜，辨万物之利以便生。
> 故精神安乎形，而年寿得长焉。长也者，非短而续之也，
> 毕其数也。（《吕氏春秋·季春纪·尽数》）

关键是要认识到它们怎样才是适宜的、有利的，能使寿命长久。寿命长久，不是在自然长短的基础上加长，而是能够完成生命的自然长度。

人的生命究竟有多长？至今也不能说是已经解决的问题。但每一个时代，还是有一个大致的标准。比如"人生百年"，就是从古至今中国人对人生长短的大致认识。"人生七十古来稀"，也是古人对人实际上能够达到的寿命的认识。因此，《吕氏春秋》所说的"毕其数"，也就大体在这个范围之内。把养生的目标确定在这个范围之内而不妄想"短而续之"，才是合理的养生思想。认识到各种事物都有有利于健康的一面，也有危害健康的一面，也是正确的，甚至可以说是天才的认识。

上述三项之外，第四项是"血脉流通"或者"精气流通"：

> 血脉欲其通也，筋骨欲其固也，心志欲其和也，精气
> 欲其行也。若此，则病无所居，而恶无由生矣。（《吕氏春
> 秋·恃君览·达郁》）
> 流水不腐，户枢不蝼，动也。形气亦然。形不动则精
> 不流，精不流则气郁。（《吕氏春秋·季春纪·尽数》）

气郁积在什么地方，什么地方就要生病。所以，使血脉或精气流通，也是养生的重要方面。流通的办法，就是运动。《吕氏春

秋·仲夏纪·古乐》说，陶唐氏尧统治的时期，天气多阴，积水遍地。民众气郁积滞，"筋骨瑟缩不达"，尧于是创作了舞蹈，使民众郁积的气得以宣导。

通过自我控制和锻炼身体的养生方法，在此一时期，已经有人在具体实行并且也有一定效果。比如鲁国一个叫单豹的，"岩居而水饮，不与民共利，行年七十而犹有婴儿之色"(《庄子·达生》)，于是就产生了更进一步的要求。

《庄子·刻意》中讲到用"吹呴呼吸，吐故纳新，熊经鸟申"的方法，追求长寿的"导引之士，养形之人"。这些人追求长寿的目标，是彭祖。彭祖当时被认为是寿命长达数百岁的古人。也就是说，他们至少要使生命延长到数百岁甚至更长。

更进一步，就是追求长生不死。《老子》和《吕氏春秋》中都有"长生久视"的说法。但长到什么程度？《老子》没有具体说明。《吕氏春秋》则明确指出，养生的目标，不过是"尽数"或者"毕其数"。他们都没有长生到不死的主张。求长生不死的事例，见于《韩非子·外储说左上》：

> 客有教燕王为不死之道者，王使人学之。所使学者未及学而客死。王大怒，诛之。王不知客之欺己，而诛学者之晚也。夫信不然之物而诛无罪之臣，不察之患也。且人所急，无如其身。不能自使其无死，安能使王长生哉？

在韩非看来，那个会不死之道的人，不过是个骗子。信不死之道的燕王，是个昏聩的庸人。然而，每当科学有了新的进步，就总会有人利用新的科学成果，进行超范围的应用，使本来正确的科学成果由真理走向谬误。

通过自我锻炼以求长生不死，是由养生见效走向谬误的例子。通过服药追求长生不死，则是由于医学进步而走向谬误的例子。不过这样的活动，仅在《韩非子》一书中有少见的几例。而《吕氏春秋》一书完全没有提及。说明追求不死的活动，即在战国时期，也还是极其个别的现象。通过服药追求长生不死的大规模活动在秦汉时期，所以我们在下一章再加以论述。

第五节
人的生死与气论和阴阳五行

医疗和保健，要认识的对象都是人体。先秦时期的高明医生，比如名医公乘阳庆，其重要的本领之一，就是能够知道人的生死：

> 庆有古先道遗传黄帝、扁鹊之《脉书》，五色诊病，知人死生……（《史记·扁鹊仓公列传》）

名医扁鹊的重要事迹，一是知道病重的赵简子不会死，一是知道"已死"的虢国太子没有死，三是知道秦桓侯或蔡桓侯的病无法医治。知道疾病无法医治，因而告诉家属"准备后事"，并且设法满足病人临死前的各种要求，使病人在幸福中度过人生的最后时光，是中医的传统。

那么，什么是死亡？这在现代医学仍旧是一个重要的问题。先秦时期，已提出了当时的标准。《庄子·知北游》道：

> 人之生，气之聚也。聚则为生，散则为死。

不仅是人，野兽死亡时，呼吸也有重大变化：

> 兽死不择音，气息茀然……（《庄子·人间世》）

《庄子》说的气聚、气散是什么意思？历来注解《庄子》的，很少深究这样的问题。不过首先可以认为，和人的呼吸有关。

一般认为是汉代才编成的《黄帝内经》指出，判断死生，也被认为是医生最为高明的本领。书中提出了很多必死的病症，其中和呼吸相关的有：

> 脉短气绝，死。（《黄帝内经·素问·玉版论要》）
>
> 岐伯曰："阳明者，十二经脉之长也。其血气盛，故不知人，三日其气乃尽，故死矣。"（《黄帝内经·素问·热论》）
>
> 寒气客于五脏，厥逆上泄。阴气竭，阳气未入，故卒然痛死，不知人。气复反，则生矣。（《黄帝内经·素问·举痛论》）
>
> 虚则无气，无气则死矣。（《黄帝内经·灵枢·本神》）

虽然这里的内容多讲的是什么样的病症必然造成死亡，而不是给死亡定出一个标准。由于呼吸的停止较易判断，所以在中国古代，一般来说，多是把呼吸的停止作为死亡的标志。对《庄子》的气聚气散尽管可以做不同的解释，但它至少提示了呼吸和死亡的关系。

人们结合"散则为死"的下文"万物一也""通天下一气"，

以及"臭腐复化为神奇，神奇复化为臭腐"，一般认为，所谓气聚，就是说，万物，包括人体，都是由气凝聚而成的。死亡，气就消散。这个命题，后来成为中国哲学的基本观念。

但是这样一来，就不是"散则为死"，而是"死而后散"了。虽然如此，人是由气凝聚而成的物体，呼吸停止就是死亡，死亡以后肉体就要消散，复归于气。扩大到所有的生物和非生物，人们认为世界上的一切物体，都是气的凝聚。该物体气的消散，就是死亡。这样，气就成为和西方哲学中的"物质"相对应的概念。

《荀子》一书中所谓"水火有气而无生"，直到"人有气、有生、有知，亦且有义"（《荀子·王制》），就是把气作为世界上所有物体的物质基础。人当然也是如此。

甲骨文中，已经出现了"气"字。这说明中国古人很早就注意到了气这种自然现象。气，《说文解字》云："云气也。象形。凡气之属皆从气。"也就是说，气最初指的就是云雾一类东西。

人们可以感受到的、类似云雾对人体的作用的，有自然界的风，也有人和动物的呼吸之类。因此，风被认为是气的运动，呼吸被认为是气的出入。

焚烧草木，是人类常见的现象。焚烧以后的草木，一部分化为灰烬，一部分则化为烟雾，即变化为气。那么，"原始反终"，或者由终原始，草木的形体从何而来？合乎逻辑的回答，就是气的凝聚。

动物的尸体，如果焚烧，也会化为灰烬和烟雾。不焚烧，也会自然腐烂，仅剩下骨架。而且动物以植物为食物，则归根到底，动物的身体也是气的凝聚。

火，古人认为是一种类似气的存在物。水会蒸发净尽，也会由气凝结成水。这也是生活中常见的事实。"水火有气"的结论，由此而生。

推论及所有的物体，包括生物和非生物，都是气的凝聚。虽然当时尚没有明确的表述，但从荀子谈论水火到人的特点一段看来，事实上是已经承认了这个结论，即，气是构成一切物体的质料。

阴阳本来仅仅是对向阳背阴的认识。阴阳被认为是气，当是和风雨阴晴相关。而把一切可以感受到的气类现象都归结为阴阳，当是在"天有六气"以后的事情。邹衍"深观阴阳消息"，是推动把可以感受到的气归结为阴阳两类的重要步骤。

能够通过感觉感受到的气，包括天的阴晴、风雨、冷热、明暗等，以及与它们相关的事物。但是那凝聚成物体的气，则难以归结为阴阳。至少在先秦时期，还难以归结为阴阳。于是在阴阳之旁，又出现了五行之气。

先秦文献中的"五行"概念，未必都是指与五材相关的五行。《尚书·甘誓》的"威侮五行"，虽然不少解释都认为是与五材相关的五行，但并无材料可以证明。至于后来又有称五种道德行为为五行，也在情理之中。

与物质材料相关的五行，最初见于《尚书·洪范》，后来又见于《左传》。这个五行又称"五材"，因为它是人类生活必须应用的五种形态的物质：金木水火土。由于认为物体都是气的凝聚，这五种物质形态自然也是五种气的凝聚。因此，五行由五材发展成五行之气，中间并没有经过什么曲折。这样，先秦时期就将气分为阴阳、五行两大系统。这个过程，至少在战国末期就完成了。

五种物质形态难以归结为阴阳，五行之气也难以归结为阴阳之气，至少先秦时期尚无人把五行归结为阴阳，而阴阳之气也难以归入五行，很难说哪一种物质形态是阴气或者阳气的凝聚。适应不同的需要，人们采用不同的学说。

气论和阴阳五行理论，是在战国时期形成的物质理论。

第六节
精神本质与人体的三元结构

荀子说的"知"，指的是精神存在，灵魂问题。在荀子看来，高级的动物，也就是禽兽，和人一样，都是有灵魂、能认知的生物。不过其他思想家讨论灵魂问题，一般仅限于人，而不涉及动物。

那么，人的精神，或者说灵魂，是什么性质？先秦思想家的认知可以《管子·内业》和《吕氏春秋》的回答作为代表。《管子·内业》载：

> 凡物之精，此则为生。下生五谷，上为列星。流于天地之间，谓之鬼神。藏于胸中，谓之圣人。

唐房玄龄注："精，谓神之至灵者也。得此则为生。""神之至灵者"，也就是说，精，就是精神存在，是赋予物以生命的东西。

因为它可"藏于胸中",那么,它就不是造成"胸"本身的粗糙的东西,而是藏在"胸"这粗糙的东西之中,使人成为圣人的精致的东西。这样的东西,只能是精神存在。

这样的精神存在,在地上,它赋予五谷以生命;在天上,它形成列星;它在天地之间流荡,就成为鬼神。

今天人们一般遵循郭沫若等先生的意见,认为"此则为生"应为"比则为生",并赞成"精"是精神存在的结论。

对"精"的这种认识,在《吕氏春秋》中更加明朗:

> 精气之集也,必有入也。集于羽鸟,与为飞扬;集于走兽,与为流行;集于珠玉,与为精朗;集于树木,与为茂长。(《吕氏春秋·季春纪·尽数》)

这就是说,这个精气,不是构成鱼鸟走兽和珠玉、树木形体的质料,而是形成它们特点,使它们能够飞扬、流行、精朗、茂长的东西。和"下生五谷,上为列星"是一样的意思。同时,如《管子》所说,也是形成鬼神的东西。因此,《易传》中的"精气为物,游魂为变",也就容易理解。其意义就是,天地间游荡的精气,就是人游离的灵魂所变。知道了这些,就知道了鬼神的由来,因为鬼神就是精气。

先秦时期,人们已经能够认识到人有肉体和精神两个部分,精神和肉体是不同的存在。但精神是什么?在已经一般地把"气"作为构成物体的质料的时候,精神,则被认为是一种精细的气:精气。

先秦时期对人精神本质的认识,和其他民族处于大体相当的水平。在古希腊,思想家们都知道灵魂是和肉体不同的精神存在。按照柏拉图的描述，这个灵魂长着翅膀，它们单个地在天上，跟着神祇一起飞翔。而在希腊神话中，地府中的灵魂只是没有质体，但还有形象，像影子。这样的灵魂，显然也是一种物质存在。原子论者则认为灵魂是细小的原子，因而也是物质存在。在古代犹太民族，据《旧约》，上帝造人，向人吹气以后，人于是有了灵魂。也就是说，灵魂，就是呼吸的气，因而也是物质性的存在。在这一时期，人类认识到了肉体和精神的区别，但还只能把精神理解为一种精细的物质。

这样，人体就由两部分组成。一部分是肉体，它是气的凝聚；另一部分是灵魂，它是由精细的气，即精气所形成。

和西方民族不同，中国先秦时期不仅认为人体有肉体和精神两部分，而且在肉体和精神之间，还有一种存在：气。《孟子·公孙丑上》：

> 告子曰："……夫志，气之帅也；气，体之充也。夫志至焉，气次焉。故曰：'持其志，无暴其气。'"
>
> （孟子）曰："志壹则动气，气壹则动志也。今夫蹶者趋者，是气也，而反动其心。"

心、志，就是精神、灵魂。气，是填充在身体之中的东西。它介于形体和精神之间，是人体的第三种组成部分。荀子说"人有气、有生、有知，亦且有义"，和孟子一样，也把气作为介于形体和精神之间的第三种组成部分。

和西方认为人体由精神和肉体两部分构成不同，中国医学认为人体由形体、气和神（精神）三部分构成，这是中国医学对于人体结构的基础性认识。以此为根据，发展出了中国医学特有的经络学说。

关于精神的来源，子产提出了魂魄起源说。子产以前，就有人把人的精神现象称为"魄"：

> 晋侯使赵同献狄俘于周，不敬。刘康公曰："不及十年，原叔必有大咎。天夺之魄矣。"（《左传·宣公十五年》）

"天夺之魄"，杜预注"心之精爽，是谓魂魄"，即精神存在。在这个基础上，子产进一步把精神现象称为魂魄，并且探讨了魂魄的起源。

事情起源于郑国大夫伯有。伯有为人骄横，终于被杀。被杀之后，郑国就常常闹鬼，说是伯有来了。伯有扬言要杀谁，那人就果然死了，于是举国惊恐。后来子产到晋国，晋国大夫问及伯有的事：

> 及子产适晋，赵景子问焉。曰："伯有犹能为鬼乎？"（《左传·昭公七年》）

这是当时重要的宗教问题，也是重要的科学问题，即人死后，灵魂是否存在？而从这里的疑问看出，问者不是怀疑人死后灵魂是否存在，而是怀疑像伯有这样的人，死后灵魂是否存在。这种疑问说明，在当时，以及此前，人们的观念中，并不是所有的人死后都可以为鬼的。也就是说，不是所有的人死后的灵魂都能继续存在并且能够为鬼。

这是一段重要的资料。说明至少在中国古代，并不认为人死后灵魂都能够存在。这样的观念，对后世也影响深远。

赵景子的疑问，引出了子产对这个问题的著名的回答。子

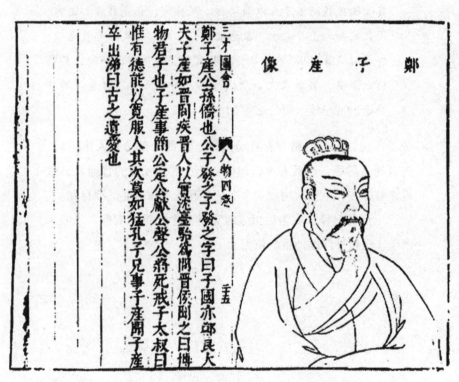

图 2-2 郑子产像（王圻《三才图会》，明万历三十五年 [1607] 刻本）

产说"能",并且做了当时应该说是长篇的论述:

> 子产曰:能。人生始化曰魄。既生魄,阳曰魂。用物精多,则魂魄强,是以有精爽,至于神明。匹夫匹妇强死,其魂魄犹能冯依于人以为淫厉。况良霄,我先君穆公之胄、子良之孙、子耳之子、敝邑之卿,从政三世矣。郑虽无腆,抑谚曰"蕞尔国",而三世执其政柄。其用物也弘矣,其取精也多矣,其族又大,所冯厚矣,而强死。能为鬼,不亦宜乎!(《左传·昭公七年》)

依子产说,则人的精神存在分为魂、魄两个部分。人出生时,先有魄,属阴;然后有魂,属阳。那些"强死"的普通人,魂魄能够存在;生前"用物精多"的,死后魂魄也能继续存在。

子产的解释,成为后世宗教鬼神观念的重要依据,也成为医学谈论精神问题的重要依据。

第三章
秦汉医学

秦汉时期的物质理论：气论

秦汉时期的科学，主要产生于汉代。其最大特点，就是随着国家的统一，科学理论也走向统一。在《淮南子》和时期相差不远的董仲舒、司马迁等人的著作中，先秦时期逐步形成的以气为基础，以阴阳五行为框架的物质理论已经大体完成。汉代的思想家就在这种物质理论的基础上，去解释世界，包括自然界和人类社会，也包括人体的生理和病理。在今天看来，这个理论在许多方面都是荒谬，甚至可笑的。但在当时，它却是最为先进的物质理论。

以气为基础的物质理论，其第一项内容，就是发现物与物在不接触的情况下，可以发生相互感应。

战国、秦汉之际最重要的科学发现，是磁石吸铁事件。

> 慈石召铁，或引之也。(《吕氏春秋·季秋纪·精通》)

慈石，就是磁石。之所以要写作"慈"，是因为古人认为，铁，是从矿石中出来的。磁石吸引铁器物品，就如同慈母招引儿女一样。那么，是什么东西使矿石能够吸引铁器呢？当时的人们能够想到的，就是像在水边感到凉气，火旁感到热气一样，把两者之间传递相互作用的中介，称为"气"。并且把以前发现的"鼓宫宫动"的声音共振等类似现象都联系起来，认为物与物在不接触的情况下，可以相互感应。而感应的中介，是气：

> 类同相召，气同则合，声比则应。故鼓宫而宫应，鼓
> 角而角动。(《吕氏春秋·恃君览·召类》)

"气同则合，声比则应"，是个普遍性的结论，以至《吕氏春秋》特意开辟了"召类""精通"等篇章，专门讨论物与物在互不接触情况下相互影响的现象。

到汉代《淮南子》，又把更多的此类现象联系起来：

> 夫物类之相应，玄妙深微。知不能论，辩不能解。故
> 东风至而酒湛溢，蚕咡丝而商弦绝，或感之也。画随灰而
> 月运阙，鲸鱼死而彗星出，或动之也。故圣人在位，怀道
> 而不言，泽及万民。君臣乖心，则背谲见于天。神气相应，
> 征矣。故山云草莽，水云鱼鳞，旱云烟火，涔云波水，各
> 象其形类，所以感之。(《淮南子·览冥训》)

并且认为，这样的感应现象，乃是"物理"，即事物本身的规律、性质：

> 夫燧之取火于日，慈石之引铁，蟹之败漆，葵之向日，
> 虽有明智，弗能然也。故耳目之察，不足以分物理。心意
> 之论，不足以定是非。(《淮南子·览冥训》)

在这些科学新发现的基础上，汉代思想家完善了中国古代的物质理论：气论。

从《庄子》讲"通天下一气"和《荀子》讲"水火有气"开始，思想家们几乎是不加讨论地接受了气是整个世界的物质基础的观念；或者是曾经进行了讨论，但由于资料的散失，我

们今天已经无从查考讨论的详情了。这种物质理论认为，每一种物体，都是气的凝聚；每一种可以感觉到的现象，都是气的作用。而在发现了气的中介作用以后，建立较为完善的气论的条件就成熟了。汉代思想家完成了这样的任务。他们建立起来的较为完善的气论，其要点是：

（1）气是整个世界的物质基础。气的凝聚使生物具有了生命，生物死亡又消散为气。其他无生命的有形物体，也是气的凝聚，或也会复归于气。

（2）气的凝聚和消散都是自身运动的结果。气处于不断地运动之中。其运动形式有上升和下降，循环和往复，进入和逸出，互相交融孕育生命，等等。

（3）由于气在物体内的升降出入，不仅物体内充满着气，而且在物体外也以自己特有的气和其他物体发生感应作用。因而，气起着物与物在不接触的情况下相互感应的中介作用。

（4）物与物的感应，就像立竿见影、山谷应声一样必然发生，并且不受距离远近的限制。

（5）每一物都有自己特殊的气。有关气候的，有天气、地气、风气、寒气、春气、秋气、旱气、雾气、杀气等；有关人的精神和情绪的，有精气、神气、意气、志气、心气、民气、淫荡之气等；有关物质基础的，则是五行之气：金气、木气、水气、火气、土气；有关人体健康的，有生气、血气、恶气、邪气等。天上的星，"其气有上不属天，下不属地"（以上均见《吕氏春秋》）。先秦典籍中，还有表示人情绪的善气、恶气等。汉代的《淮南子》中，又有山气、泽气、障气、林气、下气、（山）谷气、石气、丘气、陵气等。上述名称，仅是一些例子，可以以此类推。每一物，都有自己特殊的气。

（6）气在总体上，又分为阴阳和五行。起初，阴阳一般多用于对尚未凝聚为物的气的分类，五行则多为对已经凝聚为物的气的分类。但至少从先秦末期开始，两者就出现交叉的情况。比如《吕氏春秋》就把五行之气的循环比喻为四时之气的循环。汉代，正式把五行中的火和木归于阳，金、水和土归于阴。然而这样的归属人为成分居多，未能被广泛采用。

阴阳五行之外，人们也用清气、浊气，精气、烦气给气分类。《淮南子·天文训》："清阳者薄靡而为天，重浊者凝滞而为地。"董仲舒《春秋繁露·通国身》："气之清者为精，人之清者为贤。"后来也有人认为清气聚为圣贤，浊气聚为一般人或者愚人。医学上也常用清浊之分来描述人体的健康状况，但应用的范围都不广泛。

与清浊之分相应，《淮南子·精神训》还有所谓"烦气为虫，精气为人"的说法，则更少附和。所以大体上，气的分类还是阴阳和五行被世人广泛接受。

此外，还有一个广泛流行的概念，就是元气。

有人认为"元气"概念最早见于《淮南子》。根据是《太平御览》卷一《元气》条下引该书《天文训》"宇宙生元气"。所以清代乾嘉学派著名考据学家王念孙就认为，《天文训》中"宇宙生气"，乃是脱了一个"元"字。然而现在看到的传本就是没有"元"字的，所以不少学者认为，不能确定元气概念最早出自《淮南子》。

也有人找到《鹖冠子·泰录》中的"天地成于元气"，认为是元气概念的最早出处。然而《汉书·艺文志》只说鹖冠子为"楚人"。可以理解为战国时的楚国人，也可以理解为汉代的楚国或楚地人。其生活于何时，难以定论。其书的真伪，早有争论。且《汉书·艺文志》说该书"一篇"，现传本为"三卷"。在"天地成于元气"下，宋代陆佃注："（元，）或作无。"因此，其元气概念出于何时，《鹖冠子》原本是"元气"还是"无气"，更难以定论。该书也不能认为是元气概念的最早出处。

现在可以认定的元气概念的最早出处，是董仲舒的《春秋繁露·王道》：

> 《春秋》何贵乎元而言之？元者，始也，言本正也。道，王道也。王者，人之始也。王正则元气和顺，风雨时，景星见，黄龙下。

此外，还有该书《天地之行》篇："布恩施惠，若元气之流皮毛腠理也。"因此，把董仲舒作为元气概念的最早提出者，是有根据的。

依董仲舒的解释，元就是开始的意思。元气，就是开始的气。依据董仲舒的解释，《淮南子》中宇宙所生的气，原来很可能就是"元气"，因为这个气就是最早的、开始的气。况且该书还有两处讲到"与元同气"。从这个意义上说《淮南子》是元气概念的最早提出者，也是有根据的。

在很长时期里，元气作为开始的气，或气的最早、开始状态，并没有特别的意义和内涵。《汉书·律历志》"太极元气，含三为一"，王充"俱禀元气，或独为人，或为禽兽"（《论衡·幸偶》），也仅仅是指初始的气。甚至在许多情况下，王充的元气也就是气，"人未生，在元气之中。既死，复归元气。

元气荒忽，人气在其中"(《论衡·论死》)，没有其他特别的意义。

但是后来，神仙家出于返老还童的梦想，借助《老子》中"复归于婴儿"之类的语言，赋予元气以能使人长寿，甚至返老还童、长生不死的具有特别意义的功能。那不是对世界认识的成果，而是幻想的产物。后来，由于认为天地和人开始时都处于混沌状态的认识，又在元气前加上"混"字，成为"混元之气"，这也仅仅是一种概念的游戏，而没有实际的科学意义。

气，这个在中国古代被认为是世界物质基础的概念，所指称的对象，有今天被视为量子级的极其微小的粒子，如电和磁现象；也有今天肉眼就可以看见的巨大细胞团或沙粒，比如致病的邪气和雾气、尘气；还有在今天看来并非物质存在的"脾气""王气""土气"。所以有些科学史家认为，中国古代的气，是一个非常模糊的概念。然而"模糊"一词，只是说自己没有或并不打算去厘清而已。科学的任务，就是要把没有弄清的事物弄清，而不是仅仅满足于停留在判断其为模糊。至于本书给自己规定的任务，就是尽可能地弄清气本身的性质，以及它在各种具体情况下的表现。

和古希腊的原子论根本不同，气不是颗粒状的，而是弥漫状的，因而也是连续状的、中间没有间隙的物质，类似现代科学中的"场"。有的学者曾经把《墨经》中的"体之无序而最前者"的"端"和《庄子·天下》"至小无内，谓之小一"的"小一"说成是中国古代的原子论，也有人认为那不过是数学中没有长宽厚的点。然而无论如何，中国古人都从来未把"端"和"小一"作为构成物体的物质基础。把它们说成是原子论，是比较牵强的，也是没有必要的。

气论是汉代物质理论的基础，因而也是中国医学理论的基础。

第二节

汉代的阴阳五行说

每一物都有自己的气，其中的"每一物"，也是每一类物。比如山气、人气，并不是哪个具体的山和具体的个人的气，而是所有山、所有人的气，因而，除了天和地只有一个以外，其他的气，都是一物的气，也是一类物的气。由此看来，气的种类也是非常多，难以计数。有一类物，就有一类气。不过，就气本身而言，最大的分类还是阴阳和五行。

阳气的性质，包括光明、温暖和炎热、运动、雄性等。加以推广，则上面、表面、尊贵、快速、亢奋等，都属于阳；阴气的性质正好相反，包括黑暗、寒冷、静止、雌性等。加以推广，则包含下面、里面、低贱、迟缓、萎靡等。

然而光明或者黑暗，炎热或者寒冷，都有程度的不同，因而阴阳的程度也有不同。在《易传》中，把阴阳根据程度区分为二阴和二阳，即老阳、少阳，老阴、少阴。在医学中，则把阴阳分为三阴三阳。三阴三阳说大约在春秋或战国时期已经出现。在以《黄帝内经·素问》为代表的医学典籍中，明确指出三阳是太阳、阳明和少阳，三阴是太阴、厥阴和少阴。区分的根据，是阴阳气的程度："阴阳之气各有多少，故曰三阴三阳。"

（《黄帝内经·素问·天元纪大论》）同样，《易传》的老阳少阳、老阴少阴，其根据，也是阴阳之气的多少。这个"多少"，也包含着程度的差异，比如强弱、浓淡等。

然而对于世界上复杂的事物和现象，这样的区分仍然是不够的，于是又有"阳中有阴、阴中有阳"说。比如天是阳，地是阴。然而"天有阴阳，地亦有阴阳"（《黄帝内经·素问·天元纪大论》）。同理，男是阳，女是阴。然而男亦有阴阳，女亦有阴阳。因此，阴阳的区分，不仅决定于事物本身的性质，还要根据和它对立的事物的关系。在仅仅依靠肉眼观察世界的时代，这样对世界上千差万别的事物和现象进行归类和区分，不能不说是一种深刻的认识。

依照阴中有阳、阳中有阴推论，则每一事物不仅都处于阴或阳的地位，而且自身也都是一对阴阳并存的共同体。因而阴和阳的关系问题，就是判断事物状态的标志。一般说来，阴阳的平衡，是事物存在的最好状态。从大的方面来说，整个世界阴阳平衡，就会冷暖适宜，风调雨顺，日夜正常交替，寒暑正常变换，粮食丰收，人体健康。任何一方过分，都会造成灾害。旱灾风灾，是阳气过分亢奋；涝灾水患，是阴气过分萎靡。从人体讲，阴阳平衡也是健康的最好状态。医生的基本职责，就是调节人体的阴阳使之平衡。

与阴阳配套的五行理论，没有把相互的平衡作为事物的正常状态，而是发掘了它们相互间的生克关系，即互相之间的胜负关系。

人类要在自然界生存，就必须利用自然界提供的物质资源。要利用这些物质资源，就要明白这些物质之间的相互关系。

人类在实践中，早就积累了许多对于物质间相互关系的认识。比如石器可以挖掘，也可以砍削木制器具；火可以焚烧木料；金属具有更加锋利的功能。这些知识，都是物质相互之间的一种制服或战胜的关系。这些关系是在实践中获得的认识。反过来，这些认识又帮助人们自觉地利用自然界的资源。当人们把自然界的物质分为五类的时候，首先总结出来的，也是这五类物质之间的制服或战胜关系。

《孙子兵法》和《墨经》中都有"五行无（毋）常胜"的说法。说明至少在战国早期，就发现了五行之间的制服或战胜关系。据《吕氏春秋·有始览·应同》篇描述的五行之气轮换胜出的情况判断，则这种相胜关系是：

金胜木胜土胜水胜火胜金。

这种相胜关系，即在当时看来，也不是绝对可靠的。金胜木，但也可以胜土。火胜金，更可以胜木。然而假如量非常小，则不可能战胜。一点点土决然挡不住大洪水，一点点水也不能扑灭大火。所以《孙子兵法》和《墨经》都得出"五行无（毋）常胜"的断语。人们虽然明知这样的情况存在，但是，要建立统一理论模式的愿望压倒了实事求是的科学态度，五行相胜的观念，也像动物互相变化的观念一样，被汉代思想家不加批判地接受了下来。

汉代思想家在五行关系方面增加的新因素，就是提出了五行相互的生成关系。依《淮南子》和《春秋繁露》，五行相生关系是：

金生水生木生火生土生金。

和五行相胜关系相比，这种相生关系虽然也有一定的合理性，比如木确实能够燃烧，而金属确实是从土中的矿藏炼出的。然而金生水，不过是看到了在潮湿寒冷的空气中，金属表面有凝结的水珠；火生土，不过是看到经火焚烧过的灰烬。至于水和土本身，绝对不是从金或木中产生的。如果说相胜或相克理论自始就有许多缺陷的话，那么相生理论，则起初就是其荒谬性要大于合理性的理论。

据《淮南子》和《春秋繁露》，五行相生的理论是在为社会正义和当时最重要的道德观念做理论论证时产生的。《淮南子·天文训》曰：

> 水生木，木生火，火生土，土生金，金生水。子生母曰义，母生子曰保，子母相得曰专，母胜子曰制，子胜母曰困。以胜击杀，胜而无报。以专从事而有功。以义行理，名立而不堕。以保畜养，万物蕃昌。以困举事，破灭死亡。

这是一种伦理的理论，而不是科学的理论。至于董仲舒，说得更加明确：

> 河间献王问温城董君曰："《孝经》曰：'夫孝，天之经，地之义。'何谓也？"
>
> 对曰："天有五行，木火土金水是也。木生火，火生土，土生金，金生水。……是故父之所生，其子长之。父之所长，其子养之。父之所养，其子成之。诸父所为，其子皆奉承而续行之。不敢不致如父之意，尽为人之道也。

　　故五行者，五行也。由此观之，父授之，子受之，乃天之道也。故曰：'夫孝者，天之经也。'此之谓也。"（《春秋繁露·五行对》）

　　为了社会道德去寻找自然科学的支持，其牵强附会，甚至故意歪曲，也就不足为奇了。

　　由于孝是汉代最重要的道德原则和政治原则，所以五行相生理论甚至没有经过多少论证就被整个社会接受了。在这个基础上，汉代思想家建立起他们最基本的科学理论框架，并且影响到医学的理论框架。

　　阴阳五行说是汉代科学最重要的理论。这个理论不是凭空的虚构，而是在一些，甚至可以说是很多事实基础上建立起来的。问题在于，汉代学者太急于构建一个完整的理论体系，就像他们已经构建了一个统一的大帝国一样。他们把有某些事实根据的现象向着未必适合的领域推广，就像不断往米粒本来就不多的锅里注水，使得理论本身所含有的真理量不断被稀释，真理的含量也就不断被降低。其中特别是五行理论，用于解释当时的官职设置和道德观念，可以说是没有一点真理的含量，所以很快就被人们遗忘。只有在医学领域，由于还有一点真理含量，所以保存时间较长一些。但是其中的真理含量，可以说是非常稀薄的。这种把很少的真理含量推广到广大领域的事件，在古代多有发生，是科学发展中一个重要的教训。

　　然而医学首先是关于人体的科学，所以要建立医学的理论框架，首先要了解人体的生理和病理状况。

第三节

汉代对于人体的了解（上）

——骨度和五脏

了解人体，首先是了解人体的结构。《黄帝内经·灵枢·经水》首先提出了"解剖"的概念：

> 若夫八尺之士，皮肉在此。外可度量，切循而得之。其死，可解剖而视之。其脏之坚脆，府之大小，谷之多少，脉之长短，血之清浊，气之多少，十二经之多血少气，与其少血多气，与其皆多血气，与其皆少血气，皆有大数。

这里提出了了解人体结构的两种途径：一是对于活体，从外部可以度量；二是对于尸体，可以进行解剖。解剖要了解的内容，包括以下几项：（1）脏器的"坚脆"，（2）腑器的大小和容纳食物的多少，（3）脉的长短和其中血气的清浊、多少。其中脏腑的情况是必须要通过解剖才能知道的。脉的长短，似乎不必通过解剖；脉中所行血气的状况，是解剖也不易甚至是不能知道的。作者把血气的状况也列为解剖的内容之一，不易理解。

《黄帝内经·灵枢·骨度》记载了人体骨头的长短。一个高七尺五寸的人，其身体各部骨头的长短为：

> 头之大骨围二尺六寸，胸围四尺五寸，腰围四尺三寸。发所覆者，颅至项尺二寸，发以下至颐长一尺。……天枢以下至横骨长六寸半，过则回肠广长，不满则狭短。横骨长六寸半，横骨上廉以下至内辅之上廉长一尺八寸。内辅

之上廉以下至下廉长三寸半，内辅下廉下至内踝长一尺三寸。内踝以下至地长三寸，膝腘以下至跗属长一尺六寸。跗属以下至地长三寸，故骨围大则太过，小则不及。

角以下至柱骨长一尺，行腋中不见者长四寸。腋以下至季胁长一尺二寸，季胁以下至髀枢长六寸，髀枢以下至膝中长一尺九寸，膝以下至外踝长一尺六寸，外踝以下至京骨长三寸，京骨以下至地长一寸。耳后当完骨者广九寸，耳前当耳门者广一尺三寸。两颧之间相去七寸，两乳之间广九寸半，两髀之间广六寸半。足长一尺二寸，广四寸半。肩至肘长一尺七寸，肘至腕长一尺二寸半。腕至中指本节长四寸，本节至其末长四寸半。项发以下至背骨长二寸半，膂骨以下至尾骶二十一节，长三尺。上节长一寸四分分之一，奇分在下。故上七节至于膂骨，九寸八分分之七。此众人骨之度也，所以立经脉之长短也。是故视其经脉之在于身也，其见浮而坚，其见明而大者，多血，细而沉者，多气也。

《骨度》提供的数据，曾有不少学者进行过研究，并与现在的尺度比对。共同的结论是，这些数据大体是正确的。

依照《经水》所说，上述数据应该是对活人的测量。通过解剖获得的五脏数据，《黄帝内经》没有记载。但在《难经》中有所记载。其"四十二难"所提供的数据为：

肝重四斤四两，左三叶，右四叶，凡七叶，主藏魂。
心重十二两，中有七孔三毛，盛精汁三合，主藏神。
脾重二斤三两，扁广三寸，长五寸，有散膏半斤，主裹血，温五藏，主藏意。

> 肺重三斤三两，六叶两耳，凡八叶，主藏魄。
>
> 肾有两枚，重一斤二两，主藏志。

据现代的研究，除脾脏外，其他脏器的重量和现代的脏器研究成果，也大体符合。

《难经》反复指出，"五脏各有声色臭味"。据《难经》提供的材料：肝青象木，肺白象金，心色赤，脾色黄，肾色黑。心、肺在膈上，距离小肠、大肠较远。脏器都是一个，只有肾是两个。肝有两叶，每叶又各有三或四叶。如此等等，应该都是在实际解剖的基础上获得的知识。

《难经》还提供了六腑的解剖数据，和《黄帝内经·灵枢·肠胃》等篇的数据一致。和现在的人体解剖数据比照，也相距不远。

《难经》中的文字，许多都来自《黄帝内经》。《黄帝内经·灵枢》虽然提出了解剖以视五脏坚脆的任务，却只有六腑的解剖数据，而没有五脏的解剖数据，很可能是文献佚失的缘故。

为了知晓人体的解剖状况，汉代王莽曾经命令太医和屠夫一起，解剖了起兵反对他的翟义的部将王孙庆，测量五脏。并且"以竹筳导其脉，知所终始，云可以治病"（《汉书·王莽传》）。这个"导其脉"，应当就是用竹条插入血管去探查血管的走向和长度。

《黄帝内经·灵枢》和《难经》所提供的资料说明，汉代医学，实际也包括此前的中国医学，对于人体解剖，是非常重视的。也就是说，中医，在它的理论基础诞生的时代，它的基础文献，都说明它对解剖的重视，说明它和现代医学一样，也迫切要求了解人体的结构。那种认为中医一开始就不重视解剖，仅是采取什么"黑箱"方法的观点，是不正确的。

由此我们还可以推论，中医的五脏功能理论，和现代解剖学的五脏功能不完全符合，甚至离题甚远。这是古人认识水平的限制。

比如肾藏精、主生殖，就是中医解剖一开始就犯下的错误。它看到了肾脏和泌尿的关系，由于泌尿器官和生殖器官接近，从而误认为两个肾一主泌尿，一主生殖，是极易发生的错误。其他功能，比如五脏和五官的联系，也只具有少量的正确内容。至于五脏和精神现象的关系，其正确的成分就更少。

对于解剖学来说，相比之下，器官的形状和大小、颜色，是容易了解的，因为这是通过感官就可以发现的（虽然这个发现也面临许多困难，不然，血液循环就不会在近代才被发现）。但器官的功能，却是难以发现的，因为有些功能是感官所不能发现的。即使那些可以发现的感官功能，在解剖工具落后的情况下，要弄清楚，也有许多困难。这是所有的科学门类发展过程中的必然现象，不单医学如此。

汉代以后，中医解剖学几乎处于停滞状态。不仅现在的医学家，古人对此也有不少议论。明代在音律学上做出了重大贡献的朱载堉，在探讨古今尺度区别的时候，也援引《黄帝内经·灵枢》《难经》的数据作为旁证，并且议论道：

> 太古时，风俗淳朴，死则弃之于野，初无衣衾棺椁之葬，故使为医术者可得剖而视之，亦无所禁。后世圣人，取诸"大过"之象，始制棺椁。由是之后，国有残毁尸体之禁，无敢剖而视之者。以此推之，知彼医经其来之远，

又奚止于三代而已。（朱载堉《乐律全书》卷二十三）

这些说法是有道理的，然而也不是所有的尸体都不能解剖。虽然南北朝时曾经有过遵丈夫遗嘱解剖丈夫尸体而被处死的事件，但在宋代，也有类似王莽解剖王孙庆的事件，即解剖欧希范等人。据《宾退录》卷四，被解剖的共有 56 人：

> 庆历间，广西戮欧希范及其党，凡二日，剖五十有六腹。宜州推官吴简皆详视之，为图以传于世。（赵与时《宾退录》卷四）

解剖的结果被画成图，经由官方广泛流传。据沈括《梦溪笔谈》和医生张杲的《医说》，此图错误地将喉管画成了三个。沈括和张杲都认为喉管只有两个，一个通气，一个通食和水，没有三个。他们的资料从何而来，没有说明。合理的推测，也只能来源于解剖。

据宋代杨介编辑的《存真图》，宋徽宗崇宁五年（1106），泗州太守李夷行，也曾将犯人解剖，并且也请医生画成图。杨介把图和古书进行对照："无少异者。"和"欧希范五脏图"相比，也"过之远矣"（赵希弁《郡斋读书后志》卷二）。而据裴松之《三国志注》，蜀国大将姜维死后也被剖腹，"胆如斗大"。这些事说明，在古代，解剖事件并没有因为禁令而停止，只是进展不大。欧希范事件中，被解剖数十人，结果却是错误很多。这说明通过解剖弄清人体结构，虽然道理上是正确的，但实践中则有许多困难，并不是只要打开人体就可以弄清楚的。

《存真图》说自己远超"欧希范五脏图"，但和古人比较，则"无少异者"。这句话说明，在作者心里，以黄帝命名的《内经》，包括《素问》《灵枢》等，其真理性是不容怀疑的，至少是很难被怀疑的。这恐怕是许多医生，甚至包括一般人的普遍心理。有这样的心理，即使他们发现了《内经》的错误，是否就有勇气进行纠正，也是个问题。所以汉代以后，五脏功能和实际器官功能的距离就愈来愈远，以致今天不少人认为中医的五脏仅仅是个符号，而与实际的五脏无关。甚至把这样的情况说成是中医的本心甚至光荣，不仅有护短之嫌，而且有以错为荣的嫌疑了。

第四节
汉代对于人体的了解（中）
——经络

据《黄帝内经·灵枢》所说，当时对人体结构的了解，不仅有骨度、脏腑，还有"脉度"。

脉，有经脉十二条，络脉十五条，还有奇经八脉，包括任脉、督脉、冲脉等，此外还有孙脉无数。今天人们常说的中医的经络，就是经脉和络脉的通称。那么，什么是脉？也就是什么是经络？自从现代医学进入中国以来，就成为关于中医的一个激烈争论的热门话题。研究者借助各种现代方法和仪器，企图弄清经络的本质，弄清经络在解剖学上有无根据。本书此处只能做些文献学的考察。或许，对于专业的人士，这些考察是多余的，甚至是可笑的。然而对于一般读者来说，可能还是必要的。

《黄帝内经·素问·脉要精微论》:"夫脉者,血之府也。"
《黄帝内经·灵枢·经水》:"经脉者,受血而营之。"《黄帝内
经·灵枢·本脏》:"经脉者,所以行血气而营阴阳、濡筋骨、
利关节者也。"这些说法,使我们可以得出初步结论:脉,就是
古人所认为的血管,所以又称"血脉":

> 帝曰:"候气奈何?"岐伯曰:"夫邪去络,入于经也。
> 舍于血脉之中。"(《黄帝内经·素问·离合真邪论》)
>
> 岐伯对曰:"肺主身之皮毛,心主身之血脉,肝主身之
> 筋膜。"(《黄帝内经·素问·痿论》)
>
> 此上伤厥阴之脉,下伤少阴之络。刺足内踝之下,然
> 骨之前,血脉出血。(《黄帝内经·素问·缪刺论》)
>
> 持针之道,坚者为宝。正指直刺,无针左右。神在秋
> 毫,属意病者,审视血脉者,刺之无殆。(《黄帝内经·灵
> 枢·九针论》)

类似的论述,在《素问》和《灵枢》中还有数十处,不再赘述。
这些论述可以使我们进一步得出结论:脉,就是古人认为的血
管,即血液运行的管道。所以经脉又称"经隧"或"经渠":

> 五脏之道,皆出于经隧,以行血气。血气不和,百病乃
> 变化而生。是故守经隧焉。(《黄帝内经·素问·调经论》)

唐代王冰注:"隧,潜道也。经脉伏行而不见,故谓之经隧焉。
血气者,人之神。邪侵之,则血气不正。血气不正,故变化而
百病乃生矣。然经脉者,所以决死生、处百病、调虚实,故守
经隧焉。"宋代林亿《新校正》:"按:《甲乙经》,'经隧'作

'经渠'，义各通。"

《灵枢》里，称"经脉"为"经隧"的更多。其《脉度》篇在叙述完脉的尺度之后说道："此气之大经隧也。经脉为里，支而横者为络，络之别者为孙络，孙络之盛而血者疾诛之，盛者泻之，虚者饮药以补之。"其《营卫生会》篇道："中焦亦并胃中，出上焦之后。此所受气者，泌糟粕，蒸精液，化为精微，上注于肺脉，乃化而为血，以奉生身，莫贵于此。故独得行于经隧，命曰营气。"其《玉版》篇道："胃之所出气血者，经隧也。经隧者，五藏六府之大络也。"

经脉称隧，因为它"伏而不见"，好像隧道。络脉、孙脉虽然一般不称隧，但性质和经脉是一样的：

> 风雨之伤人也，先客于皮肤，传入于孙脉。孙脉满，则传入于络脉。络脉满，则输于大经脉。（《黄帝内经·素问·调经论》）

> 中焦出气如露，上注溪谷而渗孙脉，津液和调，变化而赤为血，血和则孙脉先满溢，乃注于络脉，络脉皆盈，乃注于经脉。（《黄帝内经·灵枢·痈疽》）

依据这些描述，则孙脉、络脉和经脉的关系，就是溪流、小河和大河的关系，也类似今天将血管分为毛细血管、小动（静）脉、动（静）脉和大动（静）脉的关系。认识到人体血管有小、中、大的区别，主要血管深藏而不见，也是中医在解剖学上的重要成就。

由于前人认为脉是血管，所以把脉比作大地上的河流。《黄帝内经·灵枢·经水》篇道：

足太阳，外合于清水，内属于膀胱，而通水道焉。

足少阳，外合于渭水，内属于胆。

足阳明，外合于海水，内属于胃。

足太阴，外合于湖水，内属于脾。

足少阴，外合于汝水，内属于肾。

足厥阴，外合于渑水，内属于肝。

手太阳，外合于淮水，内属于小肠，而水道出焉。

手少阳，外合于漯水，内属于三焦。

手阳明，外合于江水，内属于大肠。

手太阴，外合于河水，内属于肺。

手少阴，外合于济水，内属于心。

手心主，外合于漳水，内属于心包。

凡此五脏六府十二经水者，外有源泉，而内有所禀。

此皆内外相贯，如环无端。人经亦然。

其中所说"江水"就是长江，"河水"就是黄河。和西方古代不同，中国医学此时就认为血在人体内是"内外相贯，如环无端"的，即处于循环状态中的。古人似乎也发现了心脏在血液循环中的特殊作用，即"心主身之血脉"（《黄帝内经·素问·痿论》），但未能在这个方向上再深入下去。《黄帝内经·灵枢·营卫生会》篇说中焦"化其精微，上注于肺脉，乃化而为血，以奉生身"，似乎也看到了血液在经过肺脏以后对于全身的营养作用。这些发现，都是可贵的。

脉和现代医学所说的血管的不同之处，在于中国古代医学不仅认为脉是血的通道，还是气的通道，和中国古人对于河流的认识一样，河流不仅是水的通道，而且是气的通道。《国语·周语下》：

> 川，气之导也。泽，水之钟也。夫天地成而聚于高，
> 归物于下。疏为川谷，以导其气；陂唐污庳，以钟其美。
> 是故聚不陁崩而物有所归，气不沉滞而亦不散越。

这段"川谷导气"的文字，被后世许多有关河流的著作所引用，成为中国古人对于河流和山谷作用的基本认识之一，也和现代对于川谷的认识相一致。山谷，特别是有河水流经的山谷，的确不仅是水道，也是大气流通的通道。中医把血管比作河流，也把河流的作用搬到了血管上：

> 阳中之阴，本乎营卫。营者阴血，卫者阳气。营行脉
> 中，卫行脉外。脉不自行，随气而至。气动脉应，阴阳之
> 谊。气如橐籥，血如波澜。血脉气息，上下循环。（李时珍
> 《濒湖脉学·四言举要》）

如果说脉中流动的血液中带有阴阳之气是正确的，那么把气和血在脉中的关系，说成像风箱鼓风一样，吹动血液使之流通，却纯粹是想象的产物。然而，在中国古代无法弄清心脏作用的情况下，这也是当时能够找到的唯一合理的解释。

河流有深有浅，有宽有窄。河水深处，水聚集起来，形成潭渊。把这种现象搬到人体，则那些经验中针刺的作用点，就被当作人体中的潭渊。由于这些地方并没有刺出血来，所以仅被当作气的聚集处，称为"气穴"，简称为"穴"。穴被认为是气的聚集处。针刺的调节作用，也被认为是促进该处聚集的气运行，以补充他处的气，或者使该处的气得以排泄，从而达到阴阳平衡、

身体健康的目的。这种情况，和孟子以来认为人体由形、气、神三者构成的传统观念完全一致，因而也得到了广泛认同。

时至今日，经络走向和血管之间的不一致，是尽人皆知且广被讨论的问题。人们用了各种各样的方法，企图寻找经络的实际所在，然而收效甚微。依笔者估计，今后也不可能有大的进展。因为经络本身，并不是人体血管之外独立的气的通道，而是我们的古人对于血管未弄清楚的结果。王莽的医官试图用竹条顺着血管去弄清它的走向，其效果如何，可想而知。后世也没有更好的条件和技术可以弄清这个问题。在王莽之前所知的经络走向，也是在技术条件很差的情况下人们不能准确认识血管的结果。

然而在人们企图弄清人体血管走向之前很久很久，已经用砭石进行治病。随着金属工具的发明，金属针代替了砭石。砭石和针刺，还有艾灸的效果，都是经验的总结。历史的实际应是知道穴位的位置在先，认为砭石或针刺发生作用是由于气血的运动并企图去寻找血管的走向在后，而血管的走向实际上当时又无法弄清，因而不得不迁就穴位的所在，这就造成了经络和血管的脱离。由于血管走向实际上又弄不清楚，实践的经验又难以否定，所以只好把穴位用线条连接起来，认为这就是经络，即理论上的气血通道。

从马王堆帛书出现较为完整的经脉走向图开始，到《黄帝内经·灵枢》，就有所发展或纠正。最明显的是由十一条变为十二条，其走向也有区别。即使《灵枢》本身，对于经脉走向说法也有不同。至于穴位，从古到今，也在不断发展变化。宋代出现的针灸铜人以及相伴随的《铜人针灸经》，纠正了前人的错误。此后出现的《针灸资生经》，又纠正了铜人穴位，包括古人穴位的错误。其纠正的根据，都不是血管的实际走向，而是经验中穴位的实际作用。纠正的结果，就是经络的走向不断变化。这不是人体的血管走向会不断变化，而是医疗经验中穴位的位置在不断变化。穴位之所以会变化，也不是因为人体果然有什么解剖学意义上的经络，而只是疾病与穴位之间有经验性的联系。这些联系，虽然许多是稳定的，但不是都一致的。新的穴位会不断发现，旧的穴位或可能被放弃，或改变位置。至于穴位和疾病之间为什么会发生作用，还应当做持续的理论探索。经络学说发展的历史表明，中医欲了解人体的结构，和其他医学同样地迫切。

第五节
汉代对于人体的了解（下）
——精神和肉体

汉代继承先秦的传统，仍然认为人体有肉体、精神和介于两者之间的气。《淮南子·原道训》：

> 夫形者，生之舍也。气者，生之充也。神者，生之制也。一失位，则三者伤矣。是故圣人使人各处其位，守其职，而不得相干也。

董仲舒《春秋繁露·循天之道》谈养生：

> 故养生之大者，乃在爱气。气从神而成，神从意而出。心之所之谓意。意劳者神扰，神扰者气少，气少者难久

> 矣。……古之道士有言曰："将欲无陵，固守一德。"此言
> 神无离形，则气多内充而忍饥寒也。

也是把人体分为形、神（志、意）和气三个方面。

一般学者的意见，和专门的医书，是一致的。在《黄帝内经》中，除了一般认为人有形体和神或精神两项因素之外，更多篇幅，甚至说主要的篇幅，都用在论述如何调节人体的气使之平衡方面。在《黄帝内经》看来，医学面对的主要对象便是人体的气。气的运行正常，阴阳比例平衡，人的形体就健康，精神就安宁。关于这一方面的论述很多，不再引证。

形体是气的聚合，气是形体的物质基础。《黄帝内经》把与形体的正常运转相关的气分为"营气"和"卫气"两大类。所谓"营气"，也叫"荣气"，是营养身体使之健壮的气；"卫气"，就是保卫身体健康的气，类似现代医学所说的免疫系统。中医对人体的这种认识，其方向是正确的。《黄帝内经·灵枢·营气》篇描述营气的产生和运行状况是：

> 营气之道，内谷为宝。谷入于胃，乃传之肺。流溢于中，布散于外。精专者行于经隧，常营无已……

这就是说，营气产生于入胃的食物，然后传于肺中，再从肺中传布全身。传布的通道，就是经脉。这个认识，大体是正确的。

依《黄帝内经·灵枢》，卫气和营气有不同的运行通道：

> 其浮气之不循经者为卫气，其精气之行于经者为营气。阴阳相随，外内相贯，如环之无端……（《黄帝内经·灵枢·卫气》）

> 卫气之在身也，常然并脉循分肉，行有逆顺……(《黄
> 帝内经·灵枢·胀论》)

卫气的任务，就是保卫身体的健康。从这里的描述看，古人应该是发现了淋巴系统，甚至整个免疫系统的作用。

与疾病有关的气，也有两大类：正气和邪气。正气是保持身体健康的因素，可抵御疾病；邪气是各种致病因素的统称。其详细分类及其作用，将在"病因说"一节介绍。

在形体和气之上，是人的神或称精神。精神是人体的主宰，不仅主宰形，也主宰气。形体和气的变化也会影响精神。在与形、气对立的意义上，《黄帝内经》非常清楚地认识到，神，或精神，是和形与气性质根本不同的东西。但是，如果一定要说出神或精神是什么，《黄帝内经》也只能说，是一种气：

> 神者，正气也。客者，邪气也。(《黄帝内经·灵枢·
> 小针解》)
> 五脏安定，血脉和利，精神乃居。故神者，水谷之精
> 气也。(《黄帝内经·灵枢·平人绝谷》)

神是正气或者精气，也就仍然未能脱出神是气的一种范围。这种认识，直到汉代结束，都未能有根本的改变。

在《黄帝内经》中，神，和魂、魄、意、志等，是同类的，或者是同一等级上的概念。它们分别储藏在五脏之中。其中"心藏神，肺藏魄，肝藏魂，脾藏意，肾藏志"类似的语言，在《黄帝内经》中不止一次地被重复。《黄帝内经·素问·脉要精微论》说"头者，精明之府。头倾视深，精神将夺矣"，似乎

发现了头部和精神现象的关系，但似乎是偶然的触及，而没有深入地探讨和论述。因此，在一般学者的言论里，心，不仅是孟子说的思维器官，而且是精神的储藏所。

《黄帝内经》把气在人体内不断地循环运行称为"升降"，把人体和外界不断进行的气的交换或者交流称为"出入"。普通的气在不断地升降和出入，精神或者魂魄既然也是一种气，自然也有升降和出入，从而为精神或者魂魄可以离开形体而独立行动，提供了理论前提。

《黄帝内经》由于是医书，它关注的是活人的精神现象。人死以后精神现象是否存在？也就是说，灵魂是否不死？该书没有进行讨论。

汉代学者的主流意见，是人死以后魂魄依然存在，它成了鬼神，仍然影响甚至主宰着活人的生活。

王充反对人死为鬼的说法，也认为人的精神是一种气：精气。王充认为，人死以后，精气离开了活人的形体，就不能再有知觉，因而不能为鬼。他把人体比作口袋，把精气比作口袋里的米。形体死亡，精气消散，就像口袋残破，米撒在外。精气可以复归于元气，但不能再有知觉。他把气聚生人的过程比作水的结冰过程。水结为冰，冰融化为水。气包括精气，聚合为人，人体死亡，又散而为气。精气虽然没有消灭，但脱离了活的人体，就不能再有知觉，不能成为鬼神。王充对人体精神现象的解释，在当时，达到了理论的最高水平。

认为人的精神，或者说灵魂，也是一种物质，是人类早期的普遍认识。汉代学者关于精神现象的认识，和其他民族早期的学者们大体处于同一水平。

第六节

第六节

汉代医学的病因说

在医学领域，如何治病可以说是技术问题，但对引起疾病原因的认识，却是纯粹的科学问题。

先秦时期的"天有六气""淫生六疾"，在《黄帝内经》中有了新的发展：

> 帝曰："善。夫百病之生也，皆生于风寒暑湿燥火，以之化之变也。"（《黄帝内经·素问·至真要大论》）

唐代王冰注，认为"风寒暑湿燥火"就是"天之六气"。下面的意思是"静而顺者为化，动而变者为变。故曰'之化之变也'"，把这里的论述和《左传》中"淫生六疾"相结合，就是中医的"六淫"病因说。

六淫之中，风，又是最重要的因素：

> 故风者，百病之始也。清静则肉腠闭拒，虽有大风苛毒，弗之能害。此因时之序也。（《黄帝内经·素问·生气通天论》）

"风为百病之始"的论断，在《黄帝内经》其他篇中，还有多处以不同方式加以论述的文字。

风和寒暑等六种因素，今天看来，都是气候因素。在《黄帝内经》看来，这是致病的外部因素。此外，还有内部的因素：

> 夫百病之始生也，皆生于风雨、寒暑、阴阳、喜怒、

> 饮食、居处、大惊、卒恐，则血气分离，阴阳破散，经络
> 厥绝，脉道不通。阴阳相逆，卫气稽留，经脉虚空，血气
> 不次，乃失其常。(《黄帝内经·灵枢·口问》)

饮食、居处等，是生活方式或生活习惯，喜怒和惊恐是感情因素，也都被认为是疾病的原因。《黄帝内经·素问·玉机真藏论》等篇，还提到忧、悲等感情因素致病。后人总结为"七情"病因说，即喜、怒、忧、思、悲、恐、惊七种感情因素可导致疾病的论断。也有医学家认为七情是指"喜、怒、哀、惧、爱、恶、欲"(刘完素《素问玄机原病式》)，不过不见于《黄帝内经》，也不为多数医家所接受，但在认为感情因素是致病原因方面，则是一致的。

后世把中医的病因说概括为"六淫七情"，然而《黄帝内经·灵枢》中提到的"饮食、居处"，是无法包括在六淫或七情之内的。以后的中国医学，事实上也发现了更多的病因。不过，这种实事求是的认识，往往会遭到理论传统的压制。这是中国古代医学的不幸，也是科学发展中常见的现象。

自从巴斯德发现细菌是许多疾病的致病原因之后，人类的医学又开创了一个新时代。细菌(包括病毒)病因说成为现代医学的标志性建树，数十年后青霉素的发明，使人类的医疗方法也发生了革命性的变化。从此以后，抗生素成了人类最主要的药物，许多过去无法挽救的生命得到了挽救。当现代医学传入中国，在不少现代医学家的眼里，中医的"六淫七情"病因说，几乎成了如果不是近于巫术的东西，也是早已过时的理论。

然而依据细菌病因说，人体携带的病菌、病毒，是多样的。至于哪一种能够致病，还需要其他的条件。在这众多的条

件中，气候的因素、生活方式以及心理的因素，无疑都是使病菌成病的原因。从这个意义上说，中医的"六淫七情"说不仅没有过时，反而是人们应当同样加以重视的病因。

随着检测技术的进步，许多新的病因也被发现或者被探索。遗传性的疾病，难以弄清原因但广泛流行的高血压、糖尿病、各种肿瘤，以及许许多多由于物理的、化学的原因，或者吸烟、酗酒、长时间低头玩手机等不良的生活习惯导致的疾病，正在成为人类新的重大病种。这些疾病，都在细菌病因说范围之外，用抗生素治疗不能奏效。然而由于细菌病因说的广泛影响，使用抗生素成为医生的方便手段，因而也是医生懒惰的手段。由此导致的抗生素滥用给人类健康造成的危害，正日益被医学和社会各界广泛关注。在这种情况下，我们不仅应当给中医的病因说以一定的历史地位，而且应当给以适当的现实地位。

至于中医提到的七情，更是中医对于人类医学的重大贡献。西方医学，特别是西方发展出近代医学以来，感情因素导致的疾病是长期被忽略，至少是不被重视的。然而心理学发展以来，心理疾病成为人类疾病中的一大病种。而由情感变化导致的疾病，不仅有心理的或精神性的，也有生理的、病理的。这种现象，也日益引起国际医学界的严重关注。在这方面，我们不能不说，中国医学早就注意到了这个问题。

以风为最主要病因的六淫致病说认为，所谓风邪，最初仅仅侵入人的皮肤，然后逐渐向里传导，成为严重疾病：

> 是故百病之始生也，必先于皮毛，邪中之则腠理开，开则入客于络脉。留而不去，传入于经。留而不去，传入

于府，廪于肠胃。

　　邪客于皮则腠理开，开则邪入客于络脉。络脉满则注于经脉，经脉满则入舍于府藏也。（《黄帝内经·素问·皮部论》）

《黄帝内经·灵枢·百病始生》更加详细地描述了这个过程：

　　是故虚邪之中人也，始于皮肤。皮肤缓则腠理开，开则邪从毛发入。入则抵深，深则毛发立，毛发立则淅然，故皮肤痛。留而不去，则传舍于络脉。在络之时，痛于肌肉。其病时痛时息，大经乃代。留而不去，传舍于经。在经之时，洒淅喜惊。留而不去，传舍于输。在输之时，六经不通。四肢则肢节痛，腰脊乃强。留而不去，传舍于伏冲之脉。在伏冲之时，体重身痛。留而不去，传舍于肠胃……

凡感冒风寒所导致的疾病，其病理过程，大体上就是这个样子。如果能够及早采取措施，比如适当的休息、一碗热汤，或者少量的药物，都可以缓解风寒效应，阻止疾病的发生。否则，小不舒服就可能会导致严重的疾病。这不仅是中国医学的基本观念，也是一般中国人的常识。这个观念和常识在细节上有许多可以讨论的地方，但其总体思想，是正确的。

　　《黄帝内经·素问·热论》描述疾病传变的情况是：人感冒风寒，一日巨阳受之，二日阳明受之，三日少阳受之……然后依次是太阴、少阴、厥阴。到东汉末年张仲景作《伤寒论》，发挥《热论》的传变理论为完整的"六经传变说"。认为由感冒伤寒引起的疾病，会先发生于居于体表的手足太阳经脉，然后向体内深入，逐渐传输到阳明、少阳以及三阴的经脉。张仲景的"六经传变说"，不谈孙脉和络脉，当是由于他自己的医疗实践。但其认为感冒伤寒一类疾病是由表及里的传输，和《黄帝内经》的思想是一致的。

感冒伤寒类疾病是否就是这样的传导？也不完全如此。所以后世的医家又总结出了所谓"越经"传变、合并传变等。然而注意到感冒伤寒类疾病的由表及里传输，无疑是中医病因论的重要内容。

第七节
五行说与汉代医学

大约从战国末年到汉代，医学通过五脏的味和色，把五行说引入自己的理论体系。首先是《管子·水地》，然后是《黄帝内经》，从两者五脏与五行配属的不同，可以看出五行说在中医理论中的演变，见下表：

《管子》与《黄帝内经》五脏配属五行表

	酸	咸	辛	苦	甘	鼻	目	耳	舌	口	窍	青	赤	黄	白	黑
《管子》	脾	肺	肾	肝	心	脾	肝	肾	○	○	肺	○	○	○	○	○
《黄帝内经》	肝	肾	肺	心	脾	肺	肝	肾	心	脾	○	肝	心	脾	肺	肾

从上表看出，五脏和五味的配属，《黄帝内经》和《管子》完全不同。五脏的出口，《黄帝内经》只有肝和肾与《管子》相同，肺、脾则与《管子》不同。《管子》中没有给心找一个出

口，大约《管子》认为心是没有出口的。五色，是《黄帝内经》五脏和五行配属的重要内容与标志，《管子》中则完全没有。

此外，还有五脏和其他器官的关系。依《管子·水地》篇："脾生隔，肺生骨，肾生脑，肝生革，心生肉。五肉已具，而后发为九窍。"《黄帝内经》则完全不同：肝，"生筋生心"；心，"生血生脾"；脾，"生肉生肺"；肺，"生皮毛生肾"；肾，"生骨髓生肝"。

《黄帝内经》中五行和五脏的配属，主要在《素问》中的《阴阳应象大论》《五运行大论》《五常政大论》等篇。其他篇中也有，其配属关系基本一致。这些配属关系和《白虎通义》所说的配属关系也基本一致。《白虎通义》中，只有心通于耳，肾通于双窍，和《黄帝内经》不同。

检索《吕氏春秋》和《淮南子》，《吕氏春秋》中不讲五行和五脏的配属，《淮南子》讲得很少，而且认为"肺主目，肾主鼻，胆主口，肝主耳"（《淮南子·精神训》），和《管子》《黄帝内经》都不一致。

以上这些资料表明，中医把五脏和五行相配属，曾经历了一个长期的过程。《黄帝内经》中的配属关系，当是在古人看来最为合理的一种。这个过程说明，五行对于中医，本来就是一个外来的理论。而其配属的不能始终如一，说明最后选择的合理性，具有非常相对的意义。

既然把五脏和五行相配属，那么，五脏之间的相互关系也就要遵循五行之间的生克关系。这种生克关系，在《黄帝内经》中被说成"生胜"关系。生胜关系的表现，就是五行之气的传导。其《素问·玉机真藏论》道：

> 东风生于春，病在肝俞，在颈项。南风生于夏，病在心俞，在胸胁。西风生于秋，病在肺俞，在肩背。北风生于冬，病在肾俞，在腰股。中央为土，病在脾俞，在脊。

《素问·金匮真言论》道：

> 故春气者病在头，夏气者病在藏，秋气者病在肩背，冬气者病在四支。故春善病鼽衄，仲夏善病胸胁，长夏善病洞泄寒中，秋善病风疟，冬善病痹厥。

季节不同，多发的疾病也不同，今天仍然是医学理论的重要组成部分。《素问·金匮真言论》所说，当是古人经验的总结。然而在《黄帝内经》中，则被纳入了五行论的解释。《素问·金匮真言论》还说："八风发邪以为经风，触五藏邪气发病，所谓得四时之胜者。春胜长夏，长夏胜冬，冬胜夏，夏胜秋，秋胜春，所谓四时之胜也。"这里的"四时之胜"，显然是五行生克理论的表现。

根据五行生克，《黄帝内经》给出了判断病愈或病死的方法：

> 五行者，金木水火土也。更贵更贱，以知死生，以决成败而定五脏之气。间甚之时，死生之期也。……肝病者，愈在丙丁。丙丁不愈，加于庚辛。庚辛不死，持于壬癸。……病在肺，愈在冬。冬不愈，甚于夏。夏不死，持于长夏。起于秋，禁寒饮食寒衣。肺病者，愈在壬癸。壬癸不愈，加于丙丁。丙丁不死，持于戊己。……肾病者，愈在甲乙。甲乙不愈，甚于戊己。戊己不死，持于庚辛。……（《黄帝内经·素问·脏气法时论》）

肝病愈在丙丁，因为肝属木，在春，丙丁属火，在夏，木生火，所以肝病愈在丙丁。肺病愈在冬，因为肺属金，在秋，冬属水，金生水，所以愈在冬。肾病愈在甲乙，因为肾属水，在冬，甲乙属木，在春，水生木，所以愈在甲乙。其他以此类推。

然而根据五行生克判断死生的理论，一开始就不准确。所谓肝病"丙丁不愈，加于庚辛。庚辛不死，持于壬癸"，等于转了一圈，又到了来年的春天。其他肺病、肾病等，也是如此。这就等于说，以五行生克判断疾病的痊愈还是死亡，是无效的。

气候一年四季不同，每年也不同。为了说明逐年气候变化对人体健康的影响，汉代人创立了"五运六气说"。

所谓"五运"，就是五行之气的运行。"六气"，依《素问·六节脏象论》，指的就是一年中每季度的六个节气："五日谓之候，三候谓之气，六气谓之时，四时谓之岁，而各从其主治焉。"五行六气的循环，也就是一年四季的循环。这个循环影响着人们患病的状况和疾病的变化状况。

《素问》中《五运行大论》等七篇大论是产生于汉代的医学理论。其五运，说的是五行之气的运行；六气，乃是风寒暑（或热）湿燥火。由于这六气和三阳三阴匹配，也可以说是太阳、阳明、少阳、太阴、厥阴和少阴这六气。五行之气和三阴三阳之气不仅每年循环，而且也逐年循环，六十年一周期。每年的五行之气称"运"，六气称"气"。每年的运和气的匹配，决定着该年的患病状况和疾病的变化状况：

> 天以六为节，地以五为制。周天气者，六期为一备。终地纪者，五岁为一周。君火以明，相火以位。五六相

合，而七百二十气为一纪，凡三十岁；千四百四十气，凡六十岁而为一周。不及太过，斯皆见矣。(《黄帝内经·素问·天元纪大论》)

五运和六气的运行，决定着该年的疾病及其痊愈与否。比如该年值太阳之气，"民病寒湿发，肌肉萎，足痿不收，濡泻血溢"；值阳明之气，则"民病欬嗌塞，寒热发暴，振栗癃闷"(《黄帝内经·素问·六元正纪大论》)。五运也是如此，木气之年和火气之年等，都有不同的多发之病。这是正常状况。还有非常状况，比如五运六气的量或过分，或不及，其患病状况又不一样：

　　岁木太过，风气流行，脾土受邪。民病飧泄食减，体重烦冤，肠鸣腹支满。上应岁星。太过，谓岁气有余也。

　　岁火太过，炎暑流行，金肺受邪。民病疟少气，咳喘血溢，血泄注下，嗌燥耳聋，中热，肩背热。

　　岁土太过，雨湿流行，肾水受邪。民病腹痛清，厥意不乐，体重烦冤……(《黄帝内经·素问·气交变大论》)

气候逐年的变化，是客观事实。这种变化是否如"五运六气说"描述的那样规范，不是存疑和可以商榷的问题，而是理论基本不合实际。所以这个理论从一开始就说明了"过"和"不及"的问题，提出了"乘侮"的问题。这些名称本身，都在述说着五行之气或六气逐年的运行状况并没有按照理论推演的那样呈现。

　　然而这是一个探索气候变化规律及其与患病关系的学说。在《黄帝内经》的作者看来，气的运行，是有规律的：

　　苍天之气，不得无常也。气之不袭，是谓非常。非常

则变矣。(《黄帝内经·素问·六节脏象论》)

常，就是规律。今天研究中国传统文化的人们，往往把"道"等同于规律，是不正确的。道，只是指一个主体的行为方式。这个方式可能是合乎规律的，也可能是不合，甚至违反规律的。所以中国传统文化中才有小人之道、不义之道等概念。而常，则是指不断重复出现的现象，如太阳的东升西落、一年的四季交替。所以，常，就是规律。《黄帝内经》的作者认为，气的运行，不可能没有规律。而"五运六气说"，就是对气的运行规律的描述。这个描述由于一开始就硬要把并不规范的气演变状况搭建成一个非常规范的理论框架，其中的正确成分远远低于其中的臆测成分，以致被后人认定为完全荒谬的学说。科学发展到今天，很少有人犯同样的错误，用很少的根据创立很大的理论体系。这是科学的进步。使科学有这种进步的，不仅有成功的经验，更有失败的教训。

历代都有人怀疑五运六气说是否创立于汉代。然而在王充的《论衡》中，不止一次地提到运气，提到"岁直其运，气当其世"(《论衡·明雩》篇)。这可以作为五运六气说产生于汉代的旁证。

王充非常推崇运气说。在他看来，旱涝是有一定规律的，所以他反对求雨，认为求雨是无效的行为。但是汉代的医家，似乎并不热衷于五行说，更不热衷于运气说。证据就是张仲景的《伤寒论》。有的医学史家甚至认为张仲景根本不提五行说。事实上，《伤寒论》也提到了五行说。其卷一《平脉法》道：

师曰：水行乘火，金行乘木，名曰纵。火行乘水，木行乘金，名曰横。水行乘金，火行乘木，名曰逆。金行乘

水，木行乘火，名曰顺也。……二月肝用事。肝脉属木，
应濡弱反得毛浮者，是肺脉也。肺属金，金来克木，故知
至秋死。他皆仿此。

然而《伤寒论》的生理、病理说，主要是以六条经脉为基础，
由此创立了被后世称为"六经辨证"的学说。虽然该书不否认
五行说，但五行说在该书中的地位，是很低的。

汉代其他医家的材料，很少流传下来。但从《黄帝内经》
看来，五行说也只是它的理论建树之一，并且是距离医疗实践
较远的一种建树，而不是它的基本理论。六淫七情的病因说、
关于骨度和经络的解剖学、患病与四季气候变迁的关系、疾病
由表及里的传变，才是它的基本理论建树。五行所关，只是五
脏，而不及六腑。对于人体的内脏，也就只顾及了一半。以五
行为基础的五脏之间生理和病理理论，就带着极大的不确定性。
至于进一步建立的与气候，特别是逐年气候变化的五运六气说，
更是远离医疗实践、可有可无的学说。五行说特别突出，以致
今天认为离开五行就没有中医，一则是后世造成的错觉，二则
是对于中医的误解。

第八节
汉代理论医学和实践医学（上）

《汉书·艺文志》记载的医学著作有两种。一种是"医
经"，包括《黄帝内经》18卷，《（黄帝）外经》37卷；《扁鹊

内经》9卷,《(扁鹊)外经》12卷等。另一种是"经方",包括"五脏六腑"、痹、疝、瘅病方各数十卷,风寒热病方,狂颠病方,妇人、婴儿病方各十数卷等。此外,还有"房中"书八家,完全是为富人、贵人节制性欲而作,后来多被求道修仙者继承,脱离了医疗领域。"神仙"十家,有"按摩""芝菌"等内容,可以说明当时的所谓求仙运动就是由医学发展而来,而《艺文志》的作者也是这么认为,所以把这类书和"医经""经方"放在一类,统称"方技"。

《艺文志》对"医经"是这样介绍的:

> 医经者,原人血脉经络骨髓阴阳表里,以起百病之本,死生之分,而用度针石汤火所施,调百药齐和之所宜。至齐之得,犹慈石取铁,以物相使。拙者失理,以愈为剧,以生为死。

原,推究、考察的意思。"血脉经络骨髓阴阳表里,以起百病之本,死生之分",这讲的是生理、病理问题;"用度针石汤火所施,调百药齐和之所宜",是药理。两方面都弄清楚了,治病用药,就像磁石吸铁一样,药到病除。当然,"拙者"弄不好,也会适得其反,把事情搞砸了。根据《艺文志》的介绍,医经,可以说,是汉代,或者更准确地说,是西汉时期的医学理论著作,或者叫"理论医学"。

对于"经方",《艺文志》则是这样介绍的:

> 经方者,本草石之寒温,量疾病之浅深,假药味之滋,因气感之宜,辩五苦六辛,致水火之齐,以通闭解结,反

之于平。及失其宜者，以热益热，以寒增寒，精气内伤，不见于外，是所独失也。故谚曰："有病不治，常得中医。"（《汉书·艺文志》）

本，根据；寒温，是药的基本性质；气感，是病的主要原因。上述说法出自历史学家之口，当是汉代人有关医药的基本常识。"反之于平"，即恢复身体原来各种因素的平衡，特别是阴阳的平衡状态。这也当是汉代人的基本医学常识。病，是体内各种因素的平衡遭到了破坏；痊愈，就是平衡得到了恢复。当然，也有弄不好的，"以热益热，以寒增寒"，遇到这样的医生，还不如不去治疗："有病不治，常得中医"，是说有病不去治疗，相当于找到了中等的医生。经方是直接治病的，所以经方类医书，是医学的实践部分，可以称为"实践医学"。

《艺文志》"医经"部分，标明"黄帝""扁鹊"等书的，不仅有"内经"，还有"外经"，而且外经比内经篇幅要多。

汉代以前的书籍，经过秦始皇的焚书、项羽的纵火，能完整传下来的，极其稀少。现存的先秦典籍，大多是汉代鼓励献书时朝廷从民间收集，又经过刘向、刘歆等人整理过的。同一种书，由于篇幅众多，整理者往往把一部分称为"内篇"，其他的则称为"外篇"。依据后人的研究，内篇与外篇的区别，是"内篇论道，外篇杂说"（颜师古《汉书注·艺文志》），"内则谈于理本，外则语其事迹"（成玄英《庄子疏·序》）。医学著作的整理，也采取这样的方式，多分内篇和外篇，或内经和外经。依现代中医专家的研究，则"内讲理论，外讲方法"（柳长华《山东中医药大学学报》1999 年第 2 期）。也就是说，虽然医经总体上是理论部分，但就其理论的深度、完整性或系统性而言，似乎外经又稍逊于内经，也可说是对于医疗实践经验的初步总结。在实践方面，外经下连着经方；理论方面，外经上连着经论。外经应当是处于经论和经方之间的中间环节。

后人的研究，一般认为现存的《素问》和《灵枢》，就是《汉书·艺文志》中的《黄帝内经》十八篇。而《难经》，也是三国以前的著作，是汉代人对于《素问》和《灵枢》的解说和发挥。从表面上看，《汉书·艺文志》著录的"医经"中的外经，还有"经方"，都未能流传下来。流传下来的汉代医书，只有《黄帝内经》的《素问》《灵枢》和被认为是秦越人著作的《难经》。

也有人认为，那些所谓没有流传下来的医经，很可能就在民间流传。比如《隋书·经籍志》、《新唐书》和《旧唐书》著录的、书名带有"黄帝""扁鹊""明堂"的医书，有人认为很可能就是民间流传的那些"外经"。

笔者赞同这个判断，并且认为，《汉书·艺文志》所载"经方"类著作，也不可能完全失传。魏晋南北朝时期出现的许多"经方"书，如今天特别知名的、葛洪的《肘后方》，就不可能完全是凭一己之经验收集的药方，一定有先前流传下来的验方。

这样，从汉代流传下来的中国医学，其内容大体就包含着两个部分：一是医经，一是经方。我们称之为"理论医学"和"实践医学"。经方经过初步理论化，形成医经外经的内容。外经再进一步理论化，就是"内经"，即流传到今天的《黄帝内经·素问》《黄帝内经·灵枢》和《难经》。这三部经相比较，则《黄帝内经·素问》的理论化程度又不及《黄帝内经·灵枢》和《难经》。比如，人体的结构，在《黄帝内经·素问》中还有"十二脏"之说："黄帝问曰：愿闻十二脏之相使贵贱何如？"（《黄帝内经·素问·灵台秘典论》）。隋代全元越（起）注《黄帝内经·素问》，这一篇则直名《十二脏相使》。而《五脏别论》还在讨论脑髓、肠胃，是脏，还是府。《六节脏象论》还有"十一脏"之说："凡十一脏，取决于胆也。"据王冰注，从心脏至胆，为十一脏。而在《灵枢》和《难经》中，则五脏六腑十分明确，再无含糊和可商榷之处。从宋代开始，医学家们就认为："《灵枢》不及《素问》之古。"（《四库全书提要·灵枢》），也就是说，比起《素问》，《灵枢》是理论化程度更高的医经。

用针灸、汤液治病，把经验积累起来成为经方，对经方进行分类整理加工，总结出普遍性的内涵，是科学上由实践到理论的一般步骤。这一步，从哲学上说，就是毛泽东主席在《实践论》中所说的"飞跃"。然而飞跃就像鲤鱼跳龙门，可能成为龙，可能更加深刻地反映了对象的本质和普遍性特点，成为以后实践的指导。也可能跳不过去，甚至受伤或者摔死。也就是说，总结出的理论也可能偏离实践，甚至发生完全的错误。如果说对经方的初步加工是第一次飞跃，那么，以后每加工一次，就飞跃一次，理论就会更加深刻、更加具有普遍性，同时，也更可能出现偏差甚至错误。

今天我们在汉代传下来的医经中，已经看不到那些作为初步整理总结成理论的"外经"。虽然有人认为《隋书》、《旧唐书》和《新唐书》记载的"黄帝""明堂"类医书很可能就是这部分的遗存，但不敢引为根据。不过，在我们所说的"内经"部分，即《素问》《灵枢》等内容里，仍然可以发现当时的医学理论所联系的某些实践内容的影子。

前面我们已经介绍了《灵枢》《难经》中对于人体结构的认识水平，这个认识是不容易的。整个古代，中国传统医学都没有把人体各个器官的结构搞准确。这不仅遭到现代医学，也就是所谓"西医"的批评，而且在西医批评之前，中国的医生王清任也已经对此进行了严厉的批评。这些内容，我们将在清代医学部分加以介绍。

第九节
汉代理论医学和实践医学（中）

然而更难以认识的，是各个器官的功能。据《素问》记载，心，是"合脉也"（《黄帝内经·素问·五脏生成》）。也就是说，心和血液的流动有关。"肺者，气之本"，即肺是呼吸器官。肝，"以生血气"，即肝是造血的器官。"脾、胃、大肠、小肠、三焦、膀胱者，仓廪之本，营之居也"（《黄帝内经·素问·六节脏象论》）这些都属于消化系统，如同人体的粮仓。"营之居"，即营气，营养身体的物质来源。这些认识，大体上都是正确的。

关于人体呼吸，《素问·平人气象论》载："人一呼脉再动，一吸脉亦再动。呼吸、定息脉五动，闰以太息。"这是人的正常状态。这样的人，称为"平人"，即无病的人。假如跳动快了或是慢了，就是不正常。不正常，就可能是病态。这个数值和现代医学认为每分钟呼吸 18—20 次，每呼吸一次脉搏跳动约 4 次的数值，也大体一致。然而若遇到"动静、勇怯"或者

"惊恐、恚劳",脉搏的跳动都会发生变化:"皆为变也。"(《黄帝内经·素问·经脉别论》)这些都说明,《素问》对于人体的呼吸,曾经进行了认真的考察,并且得出了大体正确的结论。

依《素问》,维持人体健康的,有两种因素。一种是营气,也称"荣气",是营养身体、使身体如同草木旺盛繁荣的气。这种气,是由食物产生的:

> 荣者,水谷之精气也。和调于五脏,洒陈于六府,乃能入于脉也。故循脉上下,贯五脏、络六府也。(《黄帝内经·素问·痹论》)

也就是说,通过脉,即血管,把营养送到身体各个部位。第二种是卫气:

> 卫者,水谷之悍气也。其气慓疾滑利,不能入于脉也。故循皮肤之中,分肉之间,熏于肓膜,散于胸腹。逆其气则病,从其气则愈。(《黄帝内经·素问·痹论》)

这是对人体免疫系统的认识。

使人得病的因素,被称为"邪气"。与邪气相对的气,是正气、精气、荣气、卫气等维持人体健康的因素。如果仅仅谈到与疾病相关,则精气、荣气(营气)、卫气等,也都可以统称为正气。宋代问世的《素问》遗篇《刺法论》有"正气存内,邪不可干"的话。虽然有人怀疑宋代才问世的《刺法论》是否就是《素问》中的原文,但"正气存内,邪不可干"倒是精练地概括了《素问》对于健康和疾病之间关系的认识,所以也得到不少医家的赞同。

当然，所谓"正气存内"，不仅仅是"存"而已，因为人体任何时候都不会没有正气。这句话的实际意思是，假如正气出了问题，邪气就会乘虚而入，使人患病。而所谓正气出了问题，当时能够认知的，主要就是所谓"虚实"之间：

> 故曰：不知年之所加，气之盛衰虚实之所起，不可以为工矣。(《黄帝内经·素问·六节脏象论》)

所谓"不可以为工"，就是说，不可以做医生，或者不能够做一个好医生。因为医生治病的手段，就是调节气的虚实：

> 黄帝曰：余闻虚实以决死生。(《黄帝内经·素问·玉机真藏论》)
>
> (岐伯曰)故人有三部，部有三候，以决死生，以处百病，以调虚实，而除邪疾。(《黄帝内经·素问·三部九候论》)

三部，指人体上、中、下三个部分。每部三候，即三个候气，亦指诊病的部位。全身总共有九个用于候气诊病的部位，所以是"三部九候"。通过这些部位的诊断，可以察知人的病情，判断人的死生。但要治疗，还是通过调节虚实，来除掉"邪疾"。

这是来自实践的经验总结，也是当时的医学能够达到的最高水平的，对于生理、病理的认识。

《素问》还发现，人体疾病的病理，不仅是正气的虚实问题。在健康和疾病各种因素之间，还存在着一种"胜复"的关系：

> 气有胜复。胜复之作，有德有化，有用有变。变，则邪气居之。……夫物之生，从于化；物之极，由乎变。变化之

相薄，成败之所由也。(《黄帝内经·素问·六微旨大论》)

也就是说，气的胜复，与邪气的是否入侵、健康的是否保持("成败")密切相关。什么叫胜复?《素问》的解释是：

> 夫气之胜也，微者随之，甚者制之。气之复也，和者平之，暴者夺之，皆随胜气安其屈伏。无问其数，以平为期。(《黄帝内经·素问·至真要大论》)

所谓"气有胜复"，译成现在的语言，就是有关健康和疾病的诸种物质因素之间，不停地发生着相互作用。在这相互作用中，某些因素有时强胜了，其他因素或是跟随，或是被制约。不过，这种状态不是永恒的，有可能恢复。恢复到正常状态时，那"强暴"的因素会被消除。只是什么时候会被消除，则没有一定："胜至则复，无常数也。"(《黄帝内经·素问·至真要大论》)

到此为止，可以说，这仅仅是对医学实践经验事实的理论升华。自从医和首先讲出"天有六气，降生五味"开始，体内、体外物质因素的相互作用以及与疾病和健康的关系，不仅是医生，甚至肯留心的普通人，也能感受到。据医和说，这天之六气，"淫生六疾"。也就是说，过分了，就会导致疾病。淫，是过分、过度的意思，也是胜的一种。在当时的思想氛围中，这种种物质因素，也都有一个共同的名字：气。所谓气的胜复，也就是各种物质因素的相互作用及其后果。

对各种物质因素的分类，汉代的哲学已经概括为阴阳五行体系，并且得到了社会主流意识的承认。说到气的胜复，更不能不使人联想到五行的生克。于是就有了进一步的理论升华，这就是张仲景《伤寒论·序》中提到的《阴阳大论》。

《阴阳大论》不仅把五脏配五行，而且把声、色、臭、味，甚至神志性情、虫鱼草木等，都配在一个系统之内，认为它们之间存在着生克、传变关系，直到演变为六十年一甲子的五运六气理论等。而这升华了的五行理论，也就离医学实际更远了。在那没有经验事实支持的地方，就只好靠臆测来填补。这也就是今天的所谓西医专家，以及许多中医专家认为的应该改进甚至应该抛弃的部分。《阴阳大论》后来被唐代王冰补入《素问》，成为经典的一部分。这一部分曾在宋代风行一时，后来也遭到不少医学家的批评和否定。

至此为止，我们看到，汉代的医学家怎样由对脏腑、病因的认识，一步步理论升华到脱离实际甚至虚构的地步。然而就在这样的虚构理论中，我们也看到了合理的思想。那就是人与自然界是一个整体。人，是自然界的一部分。所以讲医论病，首先要讲讲自然界。

在中国古人的眼里，自然界就是指人以外的天地万物，或者简称为天。天，是物质的气的凝聚。气分阴阳两类。轻清的是阳，上升凝聚为天；重浊的是阴，下降为地。人，也是气的凝聚，人体中也存在着阴阳两种气，或者两种互相对立的因素。无论在自然界还是人体，阴阳二气的平衡状态才是正常的状态。平衡被破坏，在天地万物，就是灾害；在人体，就是疾病。这样的认识，应该说是合理的。

不过，阴阳两种气并不是真有明确界限的两种物质，而是因时因地对于两种对立因素的划分。所以《素问》中又讲阴中有阳，阳中有阴，阴可转化为阳，阳也可转化为阴。情况究竟如何，要具体情况具体分析。但始终存在着两种对立因素，则是可以感觉到的事实。

人生活于自然界中，自然界诸因素的影响，是疾病的外因。自然界中，或者说天地之间，山河大地是不能动的，但是充满着气。气的流动就是风。风的形成，与温度相关。在古代取暖、保暖条件都非常有限的情况下，与温度相关的气的流动，风，就成为疾病的起始原因或主要原因："风者百病之始"（《黄帝内经·素问·骨空论》），"风者百病之长"（《黄帝内经·素问·风论篇》）。实际上，所谓风为"百病之始"或"百病之长"，指的是寒。温暖、和煦的春风，不会使人得病，至少不是百病之始。所以被尊为中医临床医学鼻祖的张仲景，把自己主要致力于临床治病的著作命名为《伤寒论》。而通常所认为的中医病因的"六因论"："百病之生也，皆生于风寒暑湿燥火"（《黄帝内经·素问·至真要大论》），就是以"风寒"为首。人感受风寒得病，中医称之为"感冒"。感冒的意思，就是感受了风寒。

在细菌病因说已被广泛接受的时代，说感冒是因为风寒，在一些人看来简直是迷信！然而只要想想古代的生活条件，就不会嘲笑中医的这个结论。即使现在，感冒病毒要想肆虐，也必有相应的自然条件。想一想为什么秋冬季是感冒病的高发期，就不会轻薄中国古人的结论。

当然，致人疾病的气候因素不仅是风寒。风寒不过是"始"，是"长"。此外，还有"暑湿燥火"，也就是天气太热、太湿或者太干燥等，也会致人生病。这是常识，也确实是致病的因素。

依《黄帝内经》，风寒的侵袭，先由皮肤，然后向里。如不及时采取措施，就会由小感冒发展成为大病甚至死亡。于是有了所谓"传变"、生克等理论建树。疾病的传变，是否就像经文说得那么规范？恐怕稍微有点独立思考精神的医生都不会那么教条。但病情有个发展过程，则不仅仅是医生也知道的道理。

气候的变化，最明显的就是一年四季："夫四时阴阳者，万物之根本也。"（《黄帝内经·素问·四气调神大论》）因此，无论是诊断还是治疗，也都必须考虑四季气候不同这个因素。当时的哲学、科学理论都认为一年四季是由阴阳五行之气的运转造成的。由这里出发，理论家们也就不得不将医学理论上升到阴阳五行。于是医学理论又缥缈起来。然而四季气候不同，疾病的发生也有区别；不仅是四季变化，还包括白天和黑夜，气候状况不同，人们发病的情况也有所不同；还有地区的差别。依《黄帝内经》，海边和西北缺水的地区，人们得病的情况不同，诊断、治疗也应有所区别。虽然在这些地方，都不必恪守教条主义，但原则上，也是不错的。在今天，则更应该扩大范围，中国和外国的情况不同、外国各个国家的情况不同，诊断、治疗也应有所区别。在如今，这或许是医生们的常识，但在两千年前的医学著作中提出，就不是那么容易的事。

依《黄帝内经》，由于四季寒暑不同、地区不同，白天、黑夜不同，诊断、治疗也应有所区别。而且从古到今，人们的生活情况不同，诊断和治疗的方法也应有所不同：

> 往古人居禽兽之间，动作以避寒，阴居以避暑。内无眷慕之累，外无伸宦之形。此恬惔之世，邪不能深入也。故毒药不能治其内，针石不能治其外，故可移精变气，祝由而已。（《黄帝内经·素问·移精变气论》）

但是现在不同了："当今之世不然。忧患缘其内，苦形伤其外。又失四时之从，逆寒暑之宜。贼风数至，虚邪朝夕内至五藏骨髓，外伤空窍肌肤，所以小病必甚，大病必死，故祝由不能已也。"（《黄帝内经·素问·移精变气论》）这就不仅曲折地说出了医和巫的分离过程，还说出了针灸、汤药等的出现也有个历史过程。那么，以后的情况会有什么变化吗？《素问》没有回答这样的问题。

这样，从人体到天地阴阳，又从天地阴阳回到人体，我们发现，《黄帝内经》中真正作为中医基础、支撑起整个中医理论的东西，不是高高在上的阴阳五行理论，特别不是五行理论，而是从医疗实践中生长出来的虚实寒热、荣卫正邪理论，也就是《汉书·艺文志》所说的"血脉经络骨髓阴阳表里"，"草石之寒温"，"气感之宜"。

至此为止，我们讲到的，还是医治的一般原则。如果我们把眼光再往下沉，还可以看到《黄帝内经》更深刻的根基。

第十节
汉代理论医学和实践医学（下）

《黄帝内经·素问·热论》："今夫热病者，皆伤寒之类也。"虽然有人感冒未必发烧，但感冒多有发烧，而且"感冒发烧"常常被人们连在一起使用。不过发烧的情况，往往各不相同。《黄帝内经·素问·逆调论》道："人有四支热，逢风寒如炙如火"，"人有身寒，汤火不能热，厚衣不能温，然不冻栗"，如此等等。这些症状，一定是对病情的认识有了长期的积累。

《黄帝内经·素问·疟论》谈到疟。虽然认为"夫痎疟皆生于风"，但是进一步又说："此皆得之夏伤于暑。热气盛，藏于皮肤之内，肠胃之外。"并且是"间日而作"。夏天是蚊子活动猖獗的时期，这就离发现真正的病源不远了。并且，作者似乎也发现了疟与风的区别："夫风之与疟也，相似同类。而风独常在，疟得有时而休者，何也?"这就是说，疟，不是一般的风，需要继续深入的研究。然后，该篇区别了寒疟、温疟、瘅疟的不同。说明医生们在这个问题上，并没有死守"风为百病长"的经文，并且不断深入地观察着疟的表现。

《黄帝内经·素问·咳论》论的是咳嗽。咳嗽是肺的系统出了问题，当然不错，不过那只是一般情况。该篇发现："五脏六府皆令人咳，非独肺也。"可能是胃："其寒饮食入胃，从肺脉上至于肺，则肺寒……"也就是说，是胃出了问题，影响到肺，引起咳嗽。还有所谓的"心咳"："心咳之状，咳则心痛，喉中介介如梗状，甚则咽肿喉痹。"这可能与咽喉相关。这些认识，都不仅是泛泛之论，而且有深厚的现实医治基础。

疼痛，是人类较为普遍的疾病，或者说是疾病最常有的感觉。《黄帝内经·素问·举痛论》将其归结到"寒气入经而稽，迟泣而不行"。对于这种解释，我们今天当然不必过于认真。但该论指出其疼痛方式，则有十数种之多：

> 其痛或卒然而止者，或痛甚不休者，或痛甚不可按者，或按之而痛止者，或按之无益者，或喘动应手者，或心与背相引而痛者，或胁肋与少腹相引而痛者，或腹痛引阴股

> 者，或痛宿昔而成积者，或卒然痛死不知人有少间复生者，或痛而呕者，或腹痛而后泄者，或痛而闭不通者。

不同的疼痛，当然预示着不同的疾病和治疗方式。在这些不同的疼痛方式背后，一定有着长期而认真的治疗经验的积累。

类似的情况还有风，中风。依当时的解释，中风，当然是风寒侵入。但症候不同：

> 风之伤人也，或为寒热，或为热中，或为寒中，或为疠风，或为偏枯，或为风也，其病各异，其名不同。（《黄帝内经·素问·风论》）

"偏枯"，也就是今天所说的心血管疾病症状的一种。此类疾病也被认为是"中风"，很可能是它引起的嘴歪眼斜、半边瘫痪的后果，和因为感冒风寒导致的面部神经麻痹症状类似。到了金元时期，就有医生揭示说，所谓"中风偏枯"，并不是外来的风邪，而是"心火暴甚"（张元素《保命集》卷上）。不过，《素问》中也发现，此类中风，往往和其他因素相关，比如饮酒、入房：

> 饮酒中风则为漏风，入房汗出中风则为内风，新沐中风则为首风，久风入中则为肠风。（《黄帝内经·素问·风论》）

入房，也就是"入房汗出"。入房以后如何汗出？当与性行为相关。这和饮酒一样，也都是诱发心血管疾病的重要因素。

《素问》还讨论了痹（麻痹）、痿（功能丧失）、厥（昏厥）

等，认为痹是因为"风寒湿杂至"，病者"或痛，或不仁，或寒，或热，或燥，或湿"（《黄帝内经·素问·痹论》）。痿，特别是阳痿，就不是风引起的，而是"思想无穷，所愿不得，意淫于外，入房太甚，宗筋弛纵，发为筋痿，及为白淫"（《黄帝内经·素问·痿论》）。厥，比如"热厥"："此人必数醉若饱，以入房。气聚于脾中不得散，酒气与谷气相薄，热盛于中，故热遍于身，内热而溺赤也。夫酒气盛而慓悍，肾气有衰，阳气独胜，故手足为之热也。"（《黄帝内经·素问·厥论》）也就是说，这类昏厥，与酒醉和性行为相关。《素问》对这些疾病病因的说明，并没有完全拘泥于风寒，甚至也没有拘泥于七情六淫，而是实事求是的、依当时的医疗实践，寻求病因和治疗的办法。

还有疑难杂症，《素问》中称为"奇病"，其中一种"有病癫疾"，应该是今天所说的癫痫。《黄帝内经·素问·奇病论》认为："病名为胎病。此得之在母腹中时，其母有所大惊，气上而不下，精气并居，故令子发为癫疾也。"在这里，批评《素问》的荒唐是容易的，但它至少说出了这种病与遗传相关，则是一个高明的见解。

至此为止，可以得出结论，也就是汉代的医学，存在着两种传统。一种是理论的传统。这种传统在张仲景的《伤寒论·序》提到的《阴阳大论》中达到了顶点。这篇大论被唐代王冰补入《黄帝内经》，遂成为中医医经的正式内容。这篇大论有许多臆测的主观内容，因而受到后来不少医家的批评，特别是近代医学家的批评。然而这种理论认为，人是自然界的一部分，其不论是健康还是疾病，都受着自然界气候变化的深刻影响，而自然界的气候变化是有规律的。这样的思想，也使得后世的医家难以舍弃。至于比较接近医疗实践的理论部分，所谓虚实寒热、荣卫正邪、经络表里、草石温凉等理论建树，则深深植根于长期的医疗实践之中，是中医理论的真正基石，想割舍也割舍不掉。至于那些经方，则在后世的医疗实践中不断接受着检验。在长期医疗实践的筛选中，有用的被保留下来，同时也不断创造着新的经方；无用的则被淘汰，不再提起。这种在实践中筛选的过程，曾经付出了多少汗水甚至生命的代价是无法统计的。我们慨叹这种代价太大，但无法否认这种代价的成果，也是科学的成果。

《汉书·艺文志》还有"神仙十家"，和医经、经方一起，都列于"方技类"。很明显，在《汉书》作者看来，这些教人成仙的著作，乃是医学的延伸。延伸的结果，不仅使中国古人走上了错误的道路，甚至有些所谓神仙家著作干脆就是所谓"诞欺怪迂之文"（《汉书·艺文志》）。由于它的基础也在医学，所以本书也予以介绍。

第十一节
养生、成仙和化学

医学是治病，养生是防病。养生，是医学的延伸。《黄帝内经·素问·四气调神大论》中，就提出了"治未病"：

> 是故圣人不治已病，治未病。

治未病，就是保持健康，也就是今天常说的"养生"。

　　养生，可以定义为保养生命，使人健康长寿。直到今天，保养生命的办法，无非是两种。一种是服食，即吃东西、吃药、吃保健品，或者保持良好的饮食习惯。一种是自我锻炼，包括今天所说的体育锻炼以及调整作息起居等。这两种方式，在先秦文献中都已有了记载。《周礼》中所谓"食医掌和王之六食、六饮、六膳、百羞、百酱、八珍之齐"，就是通过饮食保养健康。《吕氏春秋》所说的春季"食麦与羊"，夏季"食菽与鸡"，也是同类性质。至于自我锻炼，在"先秦医学"那章中我们已经有所介绍，不再赘述。

　　这些方法能对健康起多大作用？难以说清。不仅当时所用方法的效果难以说清，即使今天，那些保养生命的方法，究竟能对身体健康起多大作用？也是个说不清的问题。因而在这个领域，也就出现了大量的、至今难以根本杜绝的、以后相当长的时间恐怕也难以杜绝的骗局。不过，作为人类对保持健康认识状况的一个阶段，中国古代的养生情况，值得做一介绍，经验和教训都值得今天的人们借鉴。

　　和其他方面的历史发展不一样，在养生方面，人们不久就把那些手段的效能推到了极端，至少从文献上，看不出其思想或手段有过漫长的发展过程。

　　在《庄子》一书中，我们看到了有以"熊经鸟伸""吹呴呼吸"保养身体的"寿考之士"，有"岩居而水饮"以至"行年七十而犹有婴儿之色"的例子，但没有记载是用这些手段达到长生不死的。而在《韩非子》中，就出现了教授"不死之道"的人物。这个被认为可教可学的不死之道，当就是自我锻炼一类。

汉朝初年，出现了大量这样的人物。他们跑到山里，企图依靠自我锻炼的手段，达到长生不死。大约已经形成了强大的潮流，以致陆贾在他的《新语》中给以严厉的批判。到《淮南子》，又提出了"食气者神明而寿"的判断。高诱注认为，这就是指"仙人松乔之属"。所谓"食气者"，我们没有归入服食一类，因为它指的是《庄子》所说的"吹呴呼吸"、今天被称为"气功"的活动。这就为通过自我锻炼可以成为不死仙人，提供了理论的支持。

西汉末年，儒者刘向撰写了《列仙传》，不仅为神仙的存在提供了证据，也为这两种成仙的手段提供了支持。到东汉，自我锻炼的方式已经发展为多种。东汉成书的《周易参同契》，列举了其中一些：

> 是非历藏法，内视有所思。履斗步斗宿，六甲以日辰。
> 阴道厌九一，浊乱弄元胞。食气鸣肠胃，吐正吸外邪……

这些方式的具体内容如何，今天已经不易弄清了，也没有弄清的必要。但大体明白：作为自我保健的手段，都发展成了追求成仙不死的手段。这里所列的，仅仅是其中个别几种。据后来的一些道教的书籍记载，类似的方法有三千六百门。这也不过是极力形容其多。至于究竟有多少，是个永远无法弄清的问题。其中有些手段，现在仍然在用，比如按摩术。不过，今天没有谁认为依靠这些手段可以达到长生不死了。

《周易参同契》列举了一些自我锻炼的方法，目的是抨击这些方法，认为依靠这些方法根本不可能长生不死，甚至还会导致疾病。但是《周易参同契》不是否认长生不死。它认为应该用别的方法去追求，那就是服食药物：

> 巨胜尚延年，还丹可入口。金性不败朽，故为万物宝。
> 术士服食之，寿命得长久。
> ……
> 金砂入五内，雾散若风雨。薰蒸达四肢，颜色悦泽好。
> 发白皆变黑，齿落生旧所。老翁复丁壮，耆妪成姹女。改
> 形免世厄，号之曰真人。

巨胜，注者说是"胡麻"，也就是芝麻。也有人认为不是所有的芝麻，而仅仅是黑芝麻。这种食物被认为是可以延年益寿的保健品，但是不能长生不死。要长生不死，需要服食"金砂"。金砂，可以理解为黄金和丹砂。

认为服食药物可以长生不死的说法，开始于战国时期。《韩非子》载"有献不死之药于荆王者"，就是证明。而秦始皇倾全国之力去寻找不死药，就是这种服食求仙法的发展。到汉武帝时，寻仙求药有了更大的规模。

用服药的办法求仙，应当开始于医学的发展。春秋战国时期，医学的发展甚至有起死回生之效，名医扁鹊使假死的虢国太子复活的事件广泛流传。迄今为止，人们的死亡，主要还是由于疾病，几乎不存在真正因老而死，或者无疾而终的现象。所以迄今人们还在讨论，人类的自然寿命究竟有多长。

于是就引出一个问题：假如人不得病，就不会死亡。要不得病，就需要服药。当然，这不是一般的药，而是特殊的好药：不死药。不死药在哪里？顺理成章的推论就是，在神仙那里。那么第一批神仙是怎么来的？求仙的人们没有说明。事实上，

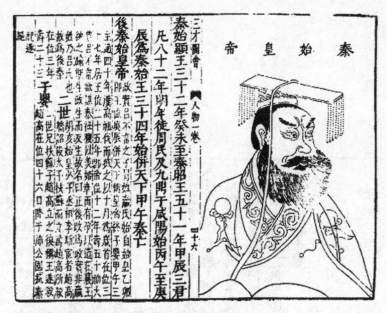

图 3-1　秦始皇像（王圻《三才图会》，明万历三十五年 [1607] 刻本）

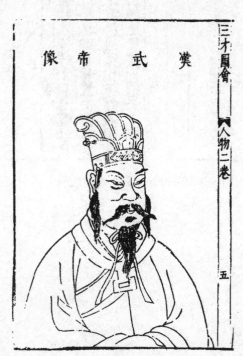

图 3-2　汉武帝像（王圻《三才图会》，明万历三十五年 [1607] 刻本）

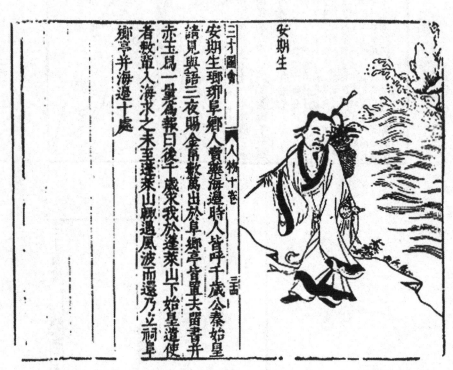

图 3-3　安期生像（王圻《三才图会》，明万历三十五年［1607］刻本）

这类事情也用不着说明。只要人们有了强烈而普遍的愿望，就会创造出这样的神仙出来。

不死药是什么类型的药？依照事物的逻辑发展，最早的不死药一定是草木药，至少主要是草木药。因为当时医学用以治病的药，就主要是草木药。

然而求仙运动失败了。秦始皇失败了，汉武帝也失败了。药没有求来，反而因为过于费心劳神而早死。至少秦始皇可以说是早死，因为他死的时候仅仅五十多岁。

可能是为求仙药的失败而解嘲，也可能真的有人服用过草木药而没有效果，从汉代开始，就否定了草木药的长生不死效能。被认为成书于两汉之际的《黄帝九鼎神丹经》道：

> 草木药埋之即朽，煮之即烂，烧之即焦，不能自生，焉能生人？

也就是说，能够使人长生的药，自己必须具有长生的性质。这样的药物当中，首先被注意到的，就是黄金。所谓"金性不败朽，故为万物宝。术士服食之，寿命得长久"（《周易参同契》），就是在这样的情况下所得出的结论。

不过，据史料记载，一个叫李少君的方士对汉武帝说，用其他药物可以炼出黄金。用黄金做餐具，可以长生不死。直接服食黄金，应当是以后的事。不过，时间好像不是太久。汉武帝死后出现的《盐铁论》，就出现了燕齐方士"仙人食金饮珠"的传说。《黄帝九鼎神丹经》记载的九种丹，有四种都被认为可以再转炼成黄金，说明服食黄金已经成为重要的求仙手段。

与黄金类似的，就是玉。《淮南子·俶真训》："钟山之玉，炊以炉炭，三日三夜而色泽不变，则至德天地之精也。"于是时人认为，当人们服食以后，玉也会把这种不朽的，甚至不怕火烧的性质转移到人体，使人长生。在《山海经》中，就有黄帝和天地鬼神服食玉膏的说法。这大约是方士们添加的内容。与玉类似的，还有石英、云母之类性质比较稳定的矿物。据说汉代问世的《神农本草经》就认为，服食它们可以轻身延年，甚至可以成为神仙。

这种观念也没有持续多久，一种更新的仙药被发现了，这就是丹砂或者水银。《黄帝九鼎神丹经》所要炼的，主要是丹，也就是丹砂。而在《神农本草经》中，丹砂居于上品药物之首，被认为可以使人通神明，做神仙。到汉末魏伯阳的《周易参同契》，所要炼制的仙药就主要是还丹了。到晋代葛洪的《抱朴子内篇》，丹砂就正式居于仙药之首，黄金只是第二位的了。因为丹砂不仅不败朽，而且能够变化：

> 夫金丹之为物，烧之愈久，变化愈妙。
> 丹砂，烧之成水银，积变又还成丹砂。其去凡草木亦远矣，故能令人长生神仙。（《抱朴子内篇·金丹》）

这样，人们从丹砂中所得到的，就不仅是不败朽的性质，还有可变化的性质。这正是求仙的人们所追求的。

丹砂，就是朱砂，化学成分是硫化汞（HgS）。天然的硫化汞加热后可以分解出汞，即水银；汞与硫黄一起加热，又可再化合为硫化汞；汞单独加热，也可生成红色的、与硫化汞颜色相近的氧化汞。这种变化，在古人看来是非常玄妙的。把它作为仙药之首，为的就是吸取丹砂这样的性质。天然的朱砂只是丹砂，含有杂质，需要冶炼。经过冶炼产生的丹砂，称为"还丹"，即归还或者复原了原来的状态。炼制一次，称为一"转"。炼制九次，称为九"转"。由于九转还丹经历了较多的转换过程，被认为自身具有了较多的变化性质，因此被认为是最好的还丹，也是能使人最快成仙的还丹。据葛洪《抱朴子内篇》，一转的还丹，服后需要三年才能成仙。而九转的还丹，服后三天就可以成仙。

支持这种观点的，是认为人服食的食物或者药物，能把它的性质转移到人的身上。无论这种结论多么荒谬，它都是一种古代的科学理论，是古人对物质性质和人体关系的认识。这种认识也难说完全是荒谬的。"以脏补脏"的医学理论虽然并不正确，但也不是全无道理。问题在于，持这种主张的人不知道，黄金不败朽的性质不仅不能转移到人体，反而要致人死亡。

从它实际的过程看来，中国古代历时长久的以自我锻炼和服食药物为主要手段的求仙运动，是一次历时最为长久、代价最为昂贵的科学实验。这个实验在付出了难以数计的生命和财产的代价之后，宣布失败。从它的目的看来，求仙乃是一种宗教活动。科学活动和宗教活动，在古代常常是二而一、一而二的共存或者并存的关系。这种科学和宗教二而一、一而二的结合，其基础乃是一种错误的认识。

从科学的意义上说，《黄帝九鼎神丹经》和《周易参同契》乃是汉代两部成形的化学著作。《黄帝九鼎神丹经》记载了具体的炼丹技术，以及药物的名称、数量、炼制的方法。由此看出，当时已经知道汞和硫化汞可以互相转换，而且知道铅也可以和白色的胡粉或黄色的铅粉互相转换；知道铅和汞的活泼性

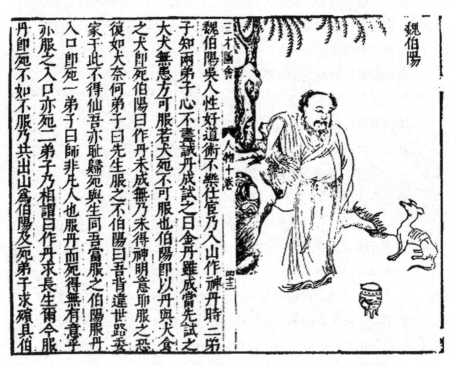

图 3-4　魏伯阳像（王圻《三才图会》，明万历三十五年［1607］刻本）

质，所以要用特制的"六一泥"将炼丹的器具密封。而所谓的还丹，除了丹砂之外，还有所谓的"铅华"，即铅中的精华，也称为"铅丹"。

《周易参同契》是一本理论著作。它指出，物质的化学性质是可变的。特定的物质在一起加热，可以炼制出新的特定的物质。这个过程，和"皮革煮为胶，曲糵化为酒"等过程一样，是纯粹的自然过程。在这个过程中，没有任何的所谓"邪伪道"，即没有任何附加的人为因素。只要按照一定量的配比，掌握好加热的温度，遵守一定的操作规程，就一定可以达到目的。由铅和汞（或丹砂）为主要原料炼制而成的还丹，进入人体，会像雾一样散开，把自己不败朽且会变化的性质，转移到人体，使人长生不死。

我们可以批评这个理论的粗疏和荒谬，但不能说它不是古代的化学理论。同样，我们不得不承认这是古代的化学理论，也不得不指出它的荒谬，这是在一种强烈私欲刺激下而不顾反对意见、在屡次失败情况下仍然一意孤行的荒谬。

第四章
魏晋南北朝医学

汉魏之际的科学发现和科学思想的转变

以天人感应为基础的宗教—哲学思想，是汉代的统治思想。天人感应的基础和中介是气，气分阴阳五行，因此，阴阳五行理论就成为天人感应思想的具体表现，并且渗透到自然科学的各个领域。先秦时期曾经流行一时的天道自然思想失去了自己的根据，遭到了否定。

汉魏之际，政治宗教思想和科学思想都发生了重大变化。汉朝政权的灭亡，使人们对这个政权所依据的以天人感应思想为核心的宗教神学观念发生了怀疑，以致虽然早就著成但一直默默无闻的《论衡》流传开来。《论衡》的核心思想，归结到一点，就是"天道自然"。

天人感应观念认为，事物的运动都是它物影响的结果，因而都是有原因的，尤其是上天对于人事的反应。为了深入认识运动的原因，汉代儒者创造了以阴阳五行为代表的理论体系。这个体系，既是对事物运动原因的分类，也是对运动原因的说明。

天道自然观念首先是老子和庄子学派的主张。但魏晋时期天道自然观念的流行，其根源则是王充的《论衡》。王充考察了那些有代表性的天人感应事件，发现天人感应理论是错误的，而天道自然观念才是正确的。王充很清楚，天道自然是黄老道家的主张，而自己是个儒生。在这个有关大是大非的问题上，他毅然赞同了正确的主张。但是他批评传统的道家"不知引物事以验其言行"(《论衡·自然》),以致天道自然的观念不能取信于人。他的《论衡》,通过对一件一件物事的考察,把天道自然观念奠定于可靠的科学基础之上。

科学的是非可以通过事实、实验和逻辑推理加以认定和证明,至于这个被证明的真理能否被社会普遍接受,就不是科学自身能够解决的事。王充是东汉初年人,他的《论衡》,和官方的《白虎通义》是同一时代的著作,《白虎通义》是钦定的官方读本,《论衡》则一直默默无闻。东汉末年,政权日渐衰落,天人感应理论也暴露出越来越多的漏洞和谬误,《论衡》获得了适宜的气候和土壤,广泛流传开来。

最早传播《论衡》的人物有两个,一个是蔡邕,一个是王朗。蔡邕是东汉末年的儒宗和文坛领袖,常常车马填巷、宾客盈门,是一位在文学、艺术、史学和科学上都堪称为巨匠的人物。王朗晚于蔡邕,儒学造诣高深,有多种儒经注释著作。他曾为会稽太守,后来做到曹魏政权的司徒,即宰相。

据有关文献记载,两人传播《论衡》的方式大同小异,都从会稽回京,蔡邕、王朗两人的谈吐大有长进。友人认为他们不是碰到了高人,就是得到了奇书。于是在他们的卧室中翻找,找到了《论衡》。这个故事说明,《论衡》的理论,乃是当时思想领域备受欢迎的一股新鲜空气,而《论衡》也就借助当时作为思想领袖的人物,广泛传播开来。

伴随着天道自然观念的广泛传播,与天人感应相匹配的五行理论也遭到了怀疑。事情起因于一个科学事件,即火浣布(石棉布)的发现。

火浣布,即用火可以洗涤的布。传说汉武帝时,西域曾贡献火浣布和切玉刀，更有传说周代就有火浣布，但当时似乎没有引起人们注意。后来传说东汉大将军梁冀在宴会上，故意把衣服弄脏后丢到火里，结果衣服不但不坏，反而像被洗过一样鲜亮。布竟然可以经火烧而不坏，这和五行理论互相抵触。布在五行体系中属木。虽然依五行相克，火克金，而未说火克木，但木能被火烧成灰烬，则是人人共见的事实。因此，要说有不怕火烧的布，就阴阳五行的思想体系来说，是绝对不可相信的。

所以魏文帝曹丕不信此事。他曾著《典论》，认为"火性酷烈，无含生之气"，可用火洗的布是不存在的。他的儿子魏明帝曹叡认为《典论》是真理，把它刻成石碑，立在太庙门口。然而不久以后，西域就有人来献上火浣布，在朝廷上当众实验，果然火烧不坏。于是又有传言说，那块刻着《典论》的石碑就被推倒了。

刻着《典论》的石碑并没有被推倒，只是由于晋朝代魏，沿用魏的太庙，这块石碑就由庙门口被移到了太学，和儒学的石经立在一起。然而有刻着《典论》的石碑被推倒的传说，说明此事影响深远。当时的许多著作，包括葛洪的《抱朴子内篇》，几乎都谈到火浣布，并且生出各种各样的猜测。有的说是南方炎热地带有可以生存于火中的树，用它的皮制成的布，不怕火烧。有的说是昆仑山上有一种火山，山上的草木鸟兽都不怕火烧。有的说是一种生活于火林中的老鼠，用它的毛制成的布，不怕火烧。直到很晚以后，中国古人才知道，这乃是一种石头纤维，所以不怕火烧。

如果没有五行理论的广泛普及，火浣布不过仅仅是一种奇异事物罢了。火浣布事件的广泛影响，主要是它的出现否定了五行理论关于火和木的性质的论述，并且使整个五行理论遭到了怀疑。

怀疑或者不信任五行理论，不以火浣布的出现为始。汉代把所有物质按五行分类，并记载天人感应事件，王充批驳了天人感应，也同时批驳了五行说。而王充又有专门批驳把动物按五行分类以说明它们相互关系的理论。这些理论活动，都在某种程度上降低了五行说的可信程度。火浣布的出现，使对五行说的否定得到了更加有力的支持。

火浣布的出现同时也加强了天道自然的结论。它使人们知道，世界之大，无奇不有。人们所不知道的事物，甚至比知道的还要多。这样的观念促使人们广泛搜罗那些奇物异事，于是在中国科学领域，出现了一股被称为"博物学"的思潮。大量的被称为"好奇徇异"的著作，记载着作者广泛搜集来的奇闻异事，构成了中国科学史上一道奇异的风景。

天道自然观念的流行，对于五行说等理论框架的怀疑甚至否定，也影响着当时中医理论的发展。

第二节
魏晋南北朝医学的概况

魏晋南北朝的医学，直接承继东汉末年医学而来。名医华佗，至今仍是家喻户晓的人物。《三国志》和《后汉书》都有华佗的传记。据《洛阳伽蓝记》，北魏时宋云和僧人惠生到西域取经，他们向乌场国国王介绍中华的人物，除周公、孔子、老子、庄子以外，就是管辂的善卜、华佗的医术和左慈的方术。这说明在当时人们的心目中，华佗是最高明的医生。

据《三国志》和《后汉书》本传，华佗医术高明，一副汤药不过少数几种药物，针刺、艾灸不过一两处穴位，往往手到病除。记他医病的案例，往往带有强烈的传奇色彩。其中最为后世称道的，是他能用麻沸散对病人进行麻醉，随后实行腹部手术。

华佗本是儒者，"兼通数经"。官府一再征召，都不应聘，说明他有更高的志向。虽然医术高明，但他常常为以医闻名而感到耻辱。终于因为恃才自傲，为曹操所杀。死前他曾把自己的著作交给狱吏，狱吏害怕惹祸，没有接受，华佗就把自己的著作烧掉了。虽然他的学生吴普按照他的方法治病，挽救了许多人，他的著作却未能流传下来。

和华佗同时的张机，字仲景，正史无传，但是他留下了两部重要的医学著作：《伤寒论》和《金匮要略论》，后来由晋代太医令王叔和编纂成书，被人誉为临床医学的祖师。王叔和则被认为是阐发和继承张仲景的名医。

据《黄帝内经》记载，疾病的外部原因，是风寒暑湿燥火六种气的作用，其中风为百病之长。张仲景认为，六气中最重要的是寒：

> 其伤于四时之气，皆能为病。以伤寒为毒者，以其最成杀厉之气也。中而即病者，名曰伤寒。（《伤寒论》卷二）

不过所谓伤寒，又往往是指风寒："凡伤寒之病，多从风寒得之。始表中风寒，入里则不消矣。"（《伤寒论》卷二）和《黄帝内经》似乎并无矛盾，但实际上，则是把风也归结为寒，因而张仲景对病因的认识，应该认为是在《黄帝内经》基础上的发展，至少是他认识到这两种因素，其实本质是一个。

《伤寒论》从讨论脉象开始，论述脉象和疾病的关系，再接着讨论疾病。作者把疾病分为太阳、阳明、少阳和太阴、厥阴、少阴六大类，分别讨论它们的症状和治疗方法，后世称为"六经辨证"。依作者的描述，凡是由伤寒所得的疾病，首先是太阳经受病，然后可能传输到阳明或少阳经，成为阳明病或少阳病。如果再传到三阴经，就是太阴病、厥阴病或少阴病。当然，如果能够得到及时治疗，或者病人身体状况较好，病也可能就停止于某一经，而不再下传。由于太阳经在体表，因而这是一个由表及里的疾病传变过程。这个过程，对于感冒风寒类疾病的发生和发展过程，其描述是大体正确的。

由于古代生活条件的艰苦，通常情况下，影响人体健康的各种气候因素中，风寒往往是最重要的。在所有的疾病中，伤寒类的疾病也最多。张仲景基于自己的医疗实践，对于伤寒病进行了专门的研究，并且提供了具体的治疗方法，也就是为古代所知的最大多数的疾病提供了治疗的理论和具体方法，因而他的《伤寒论》也受到后世医生的特别重视。

《伤寒论》把以前的治疗方法归结为汗、下、吐三种，即促使病人发汗、呕吐和下泄。并且讨论了这些方法在什么情况下可用，什么情况下不可用，如何应用，等等。对于治疗方法这样的归纳，也对此后的中国医学影响深远。直到现在，当感冒风寒身体不适时，无论城市还是乡村，不少人还是常常用多喝开水，或喝姜汤，或用药物及其他方法促使发汗来进行治疗。

《伤寒论》对于病因、病理和治疗方法，都有自己完整的建树。张仲景根据自己的医疗实践，发展了《黄帝内经》关于伤寒类疾病的理论和治疗方法，同时也摒弃了那些他认为无用的，或者错误的理论，比如五行说，该书就很少提及。这种状况，应当是当时医生们实际行医过程的真实写照。

《伤寒论》讲的是通常情况下人们所患的主要病症，《金匮要略论》论的主要是非伤寒所患的各种杂病。所有疾病的原因，被作者归为三条：

> 一者经络受邪入脏腑，为内所因也。二者四肢九窍血脉相传，壅塞不通，为外皮肤所中也。三者房室金刃虫兽所伤。(《金匮要略论》卷一)

实际上，病因又不止以上三种。比如疟，还有黄疸、蛔虫、疮痈、肠痈等，作者就没有指出病因。肺痿咳嗽，作者认为是："或从汗出，或从呕吐，或从消渴小便利数，或从便难，又被快药，下利重，亡津液，故得之。"(《金匮要略论》卷七) 浮肿，作者分为风水、皮水、正水、石水、黄汗五种。风水，就是风所引起的水肿；皮水，也与风有关。其他三种，据徐彬《金匮要略论注》，则与风并无关系。究竟什么原因，作者没有说明。还有气"从少腹起上冲咽喉"的"奔豚"病，和吐脓、惊怖、火邪，作者认为都是从惊恐所得。血痹虚劳，则是那些"尊荣"者由于"骨弱，肌肤盛重"，加之疲劳汗出，喜欢卧床，又不经常活动，有点微风就会患上的疾病。对病因的这些探讨，许多已经超出所谓"七情六淫"的范围。

《金匮要略论》的单独成书说明，作者已经认识到，在七情六淫之外，还有许多致病的因素。

　　至于那些暂时尚不能找出病因的疾病，如黄疸、疟疾等，作者也没有强行将其纳入病因探讨的范围。这说明作者的态度是实事求是的。而中医的发展，就是由于许多这样认真的医生，在一点一滴地积累着对于病因病理的认识。

　　医学著作，在《隋书·经籍志》中被归入"医方类"，不像《汉书·艺文志》称为"医经"。名称的不同，反映着各时代人们对于医的认识和当时医学的基本面貌，即魏晋南北朝时期，重视的是"医方"，而不是医学的理论问题。至于五行，《汉书·艺文志》作为占卜术的一种，被归入"术数类"。而在《隋书·经籍志》中，除天文和兵法中的占卜以外，几乎所有的占卜类书籍，包括风角、遁甲、《周易》占等，都被归入"五行类"。这样的图书分类，也说明了当时五行学说与医学的疏远关系。

　　《隋书·经籍志》"医方类"书籍共256部，4 510卷，其中大部分都是魏晋南北朝时期的医书，但流传到后世的很少。那些能够留下来的，质量都很高，比如《脉经》，成为后来宋代医学学生的必读著作；皇甫谧的《针灸甲乙经》、葛洪的《肘后卒救方》，也都影响深远。

　　张仲景的《伤寒论》，第一卷讨论的主要就是各种脉象及其与疾病的关系。在《黄帝内经》和张仲景脉象理论基础上，《脉经》把脉象分为浮、沉、迟、数、滑、涩、虚、实等二十四种，并逐一说明它们的特征。比如浮脉，其特征是"举之有余，按之不足"。迟脉是"一息三至，去来极慢"，而数脉则是"一息六至"等。对于那些不易直接描述的特征，《脉经》往往使用比喻让人明白。比如濡脉："如帛衣在水中。帛漫在水，虚浮见于水面。若用指按之，则随手而软散，不与手应。此濡脉之状也。"① 对脉象的认识，也是中国医学认识人体的基本成果之一。由于这种认识给其他医生提供了诊病的脉象指南，所以为历代医生所重视。

诊脉的目的是认识病情。《脉经》描述脉象特征，就是用来说明脉象和疾病的关系。在长时间里，《脉经》所描述的脉象和疾病的关系，对于医生来说，起着类似标准图谱的作用。后来有人把《脉经》改写为通俗歌诀，由于准确性差，受到医学界的强烈批评。在前人的基础上，李时珍根据自家世代行医的经验，对《脉经》进一步明确和简化，著成《濒湖脉学》，为医生所遵循，《脉经》才逐渐退出了历史舞台。

中医诊脉，和现代医学用听诊器一样，都是试图了解人体内部的健康状况而采取的手段。不同仅仅在于，诊脉是通过触觉去感知身体内部的状况，听诊器则是通过听觉去感知。诊脉这种感知是有限的，比如《脉经》的脉象二十四种，但疾病却远远不止二十四种。不过，听诊也存在这样的问题。在这里，主张诊脉应与其他手段相结合才能较为准确地认识病情，这是正确的。如果否认这种方法以及认识成果的科学性，则是错误的。现代各种化验和透视手段，提高的仅仅是认识的精确程度，并没有改变通过技术手段了解人体内部状况的基本方向。

《脉经》和魏晋南北朝时期其他医学著作的显著特点，是重视实用而轻视理论。比如皇甫谧的《针灸甲乙经》，是摘录《黄帝内经》的内容而成。但他公开批评《黄帝内经》，认为其

---

① 本书所引《脉经》，均引自元代戴启宗《脉诀刊误》和明代李时珍《濒湖脉学》。

空论太多，不切实用："其论遐远，然称述多而切事少。"并且认为其编排也很杂乱。于是他重新编排，"使事类相从，删其浮辞，除其重复，论其精要，至为十二卷"。删除的内容，包括大部分讲阴阳五行而不涉及具体病理或病因的章节。

《针灸甲乙经》的编排，从精神、五脏、五官开始，然后讲到十二经脉、络脉以及气血的运行、骨度的长短等，再后就是穴位的位置和作用，和现代医学首重解剖，是同一种思想。在讲述一般的解剖学以及中医特有的解剖学之后，是讲述针灸过程中遇到的种种问题。从第七卷开始，着重讲述生理病理问题。而有关人体的生理病理的理论，也仅仅是讲人体和自然环境、气候以及人体各部器官之间的关系，几乎不涉及五行理论。

《肘后卒（猝）救方》现名《肘后备急方》（以下简称《肘后方》），为葛洪所作。和《针灸甲乙经》相比，《肘后方》几乎完全不讲理论，只有七十类医方，从"救卒中恶死方"开始，到"治牛马六畜水谷疫疠诸病方"为止。该书是为救急而作，所以首先是各种治疗"卒病""卒死"的药方，比如"卒死尸蹶""卒客忤死""卒得鬼击""卒魔寐不寤"等，普通疾病的治疗药方反而一般不予列入。七十类药方之上，作者没有再进行归类的意图；从它们的排列上看，也没有归类的迹象。各种"卒病"急救方之后，是治疗时气温病、瘴气、疟疾、癫狂、中风、咳嗽、水肿、各种肠胃疾病、黄疸等，相互之间，无论是从当时的医学还是现代的医学来看，几乎没有任何内在的关联。

该书内容广泛，不仅包括内外科范围需要急救的疾病，也包括"虚损羸瘦"之类的贵族疾病，还包括疮疖痈肿、癫疠、鼠瘘等主要由卫生状况不佳引起的疾病。男女生殖器疾病也单列一类。吃饭时骨头卡了喉咙，以及误吞金属等异物之类，无论古今一般医书都不载的内容，也是该书关注的对象。至于治疗面部粉刺、疱疮、秃发、狐臭，使皮肤变白、白发变黑等内容，在今天，则一般归入美容范围。被各种野兽伤害，从虎狼到蜈蚣、蜂毒，现在非常罕见的情况，当时大约比较常见，其急救药方被单独开列。最后是治疗牛马六畜的药方。这种状况说明，这些药方不仅基本与阴阳五行理论少有关联，也与七情六淫关联不大，几乎全是对医疗实践经验的初步总结和提炼。这是中国古代医学的真正基础。

作为当时时代特征的，是治疗服散的药方——"治服散猝发动困笃方"。服用"寒食散"或称"五石散"，包括服用钟乳石，是魏晋时代贵族的时尚。服药后一般情况下身体会强烈发热。其治疗的办法，也以降低体温为主，比如用冷水反复冲洗。如果有畏寒等症状的，要服用一些温酒和米粥，同时用大黄、甘草使病人下泄。这些药方提醒我们，虽然医学的对象都是人，但不同时代或者同一时代的不同人群，其疾病状况并不完全一样。

引起医学史研究者关注的、此一时期医学的重要发展，是治疗脚气的药方。《肘后方》特别描述了该病的症状：

> 脚气之病，先起岭南，稍来江东。得之无渐。或微觉疼痹，或两胫小满，或行起忽弱，或小腹不仁，或时冷时热，皆其候也。(《肘后方》卷三《治风毒脚弱痹满上气方》)

假如不及时治疗，则"转上入腹，便发气，则杀人"(《肘后方》卷三《治风毒脚弱痹满上气方》)。该书提供了数种治疗药方，为脚气病的治疗做出了贡献。

由于魏晋南北朝时期战争频繁，逃难成为人们生活中经常发生的事情，所以《肘后方》特别开列了在绝粮情况下如何保存生命的急救方法："治卒绝粮失食饥惫欲死方"。该书提供的简易方法是：假如流落在无人的荒野，或者坠入深谷、深井和深冢之中，闭口，用舌舔上下牙齿，促使唾液分泌，下咽。一天咽三百六十次。经常练习，可以达到一千余次，这样就可以自然不饥。经三五天之后，饥饿感就会逐渐消失。如果走到山涧水旁，可以取食松柏叶和茅草根。同时，该书也介绍了一些用较少的粮食制作可供较长时间食用的食物的方法。

从作者提供的方法看，他显然不大懂得野菜甚至野草充饥的方法，因而这些备急的方法主要也是给贵族提供的。不过，他开始注意到了这个问题，也是医学适应实际需要的重要尝试。他提供的取唾液下咽以维持生命的方法，在处于绝境无法可施的时候，也不失为自救的方式之一。

《金匮要略论》和《肘后方》都有一些"不可食用"的警告。如"凡肝脏自不可轻吃，自死者弥甚"（《金匮要略论》），《肘后方》重申了这一条，并加上"生食肝中毒"的内容。《金匮要略论》有"六畜自死皆疫死，则有毒，不可食之"的内容。《肘后方》又加上"食之洞下，亦致坚积，并宜以痢丸下之"的内容。这说明当时对于食品安全已经积累了相当多的知识。《金匮要略论》指出"肉中有如朱点者不可食之"，当是对绦虫及其传播的初步认识。在这些知识中，有些在今天看来显然是一种迷信。比如"凡心皆为神识所舍，勿食之，使人来生复其报对矣"（《金匮要略论》）；至于"妇人妊娠不可食兔肉、山羊肉及鳖、鸡、鸭，令子无声音"，也是根据不足。医学的知识，和人类其他认识一样，不仅进行着点滴的积累，也经历着曲折的道路。

至迟在晋朝初年，人们已经积累了一些防疫知识。知道疫病能够互相传染，所以要躲避或隔离病人。葛洪著《抱朴子内篇·至理》道：

> 善行气者，内以养身，外以却恶。……知之者，可以入大疫之中，与病人同床而已不染。

"善行气者"是不是和病人同床能够"不染"，不必讨论。但这个记载说明，当时已经知道疫病可以人传人，并且实际上开始躲避病人或者和病人隔离。这样的情况见于正史：

> 永和末，多疾疫。旧制，朝臣家有时疾，染易三人以上者，身虽无病，百日不得入宫。(《晋书·王彪传》)

永和是晋穆帝的年号，345—356 年。这里所说"旧制"，可能是从晋朝初年就已经形成的制度。

这个制度，不仅行于朝廷，而且民众中间已经形成习惯：

> 咸宁中，大疫，二兄俱亡，次兄毗复殆，疠气方炽，父母诸弟皆出次于外，衮独留不去。诸父兄强之，乃曰："衮性不畏病。"遂亲自扶侍，昼夜不眠，其间复抚柩哀临不辍。如此十有余旬，疫势既歇，家人乃反，毗病得差，衮亦无恙。(《晋书·庾衮传》)

这是个孝悌的故事。这个故事说明，躲避病人或者与病人隔离，已经是民间的常识。而类似的孝悌故事，以后的正史上也是史不绝书。

迄今为止，人类对付传染病，还做不到药到病除。而躲避、隔离的方式，仍然是对付传染病的基本方式，也是中国医学对于人类健康的贡献。

第三节
魏晋南北朝医学与对精神现象的认知

以《黄帝内经》(包括《素问》和《灵枢》) 为代表的汉代医学，认为人的精神现象乃是一种气。做梦，乃是正气或邪气从外部侵袭的结果。《黄帝内经·灵枢·淫邪发梦》：

> 正邪从外袭内，而未有定舍，反淫于藏，不得定处，与营卫俱行，而与魂魄飞扬，使人卧不得安而喜梦。气淫于府，则有余于外，不足于内。气淫于藏，则有余于内，不足于外。

侵袭的部位不同，梦境也就不同。比如："厥气客于心则梦见丘山烟火，客于肺则梦飞扬、见金铁之奇物，客于肝则梦山林树木，客于脾则梦见丘陵大泽、坏屋风雨，客于肾则梦临渊没居水中，客于膀胱则梦游行，客于胃则梦饮食，客于大肠则梦田野，客于小肠则梦聚邑冲衢，客于胆则梦斗讼自刳，客于阴器则梦接内，客于项则梦斩首，客于胫则梦行走而不能前及居深地窌苑中，客于股肱则梦礼节拜起，客于胞殖则梦溲便。"(《黄帝内经·灵枢·淫邪发梦》) 如果把气的侵袭理解为物质因素的刺激，上述说法虽不能说完全正确，但也具有相当的道理。

做梦者自身的身体状况，也是做梦的原因：

> 是知阴盛则梦涉大水恐惧，阳盛则梦大火燔灼，阴阳
> 俱盛则梦相杀毁伤。上盛则梦飞，下盛则梦堕。甚饱则梦
> 予，甚饥则梦取。肝气盛则梦怒，肺气盛则梦哭……（《黄
> 帝内经·素问·脉要精微论》）

这里讲述的内容与《黄帝内经·灵枢·淫邪发梦》大体相同。

与气盛相对，气虚也是做梦的原因：

> 肺气虚则使人梦见白物……肾气虚则使人梦见舟船溺
> 人……肝气虚则梦见菌香生草……心气虚则梦救火阳物……
> 脾气虚则梦饮食不足……（《黄帝内经·素问·方盛衰论》）

认为做梦是身体受到某种物质刺激的结果，至今仍然有不少人认
同。对梦境的这种说明，摒弃了梦预示吉凶的迷信，是医学家实
事求是态度的表现。但是这种解释完全抛弃了《周礼》中所说的
"思梦""喜梦""惧梦"等起梦的精神因素，则是严重的疏漏。

当代对梦境的解释，影响最大的当属弗洛伊德（Sigmund
Freud，1856—1939）的"潜意识"学说。潜意识被认为是非
理性思维的意识，因而它对外部刺激的反应也是不经过理性思
维的本能反应。在中国古代，这种梦被归结为由人体三个组成
部分中（形、气、神）的气所产生的反应。其特点是"一义性"
的，就像磁石见铁必然吸引一样，见美食就食，见异性就搂，
如同比较低级的动物。人在社会交往中之所以在多数情况下不
是如此，乃是因为经过理性思维对于利害关系的衡量和道德规

范的约束。潜意识学说把梦境过多地归结为性本能引起的快感，主要是反映了已经饱暖的欧美社会人们做梦的原因。一个长期受饥饿折磨者的梦境，对食物的渴望一定高于对性的渴望。对比《黄帝内经》关于梦境的认识，可以看出，科学的发展，不仅是积累的过程，也是曲折发展的过程。

伴随着对梦境的认识，《黄帝内经》认为精神疾病也是物质的气引起的：

> 帝曰：善。病甚则弃衣而走，登高而歌，或至不食数日，逾垣上屋，所上之处，皆非其素所能也。病反能者，何也？
>
> 岐伯曰：四肢者，诸阳之本也。阳盛则四肢实，实则能登高也。
>
> 帝曰：其弃衣而走者，何也？
>
> 岐伯曰：热盛于身，故弃衣欲走也。
>
> 帝曰：其妄言骂詈，不避亲疏而歌者，何也？
>
> 岐伯曰：阳盛，则使人妄言骂詈，不避亲疏而不欲食。
>
> 不欲食，故妄走也。(《黄帝内经·素问·阳明脉解》)

或者是阴阳不调引起的："所谓甚则狂癫疾者，阳尽在上，而阴气从下。下虚上实，故狂癫疾也。"(《黄帝内经·素问·脉解》)虽然有时也提到"狂言者是失志"(《黄帝内经·素问·评热病论》)，或者得之忧饥、大恐、大喜（见《黄帝内经·灵枢·癫狂》)，然而忧喜悲恐，也是气的作用。因为在《黄帝内经》看来，人的精神，归根到底也是一种气："神者，正气也。"(《黄帝内经·灵枢·小针解》)"五脏安定，血脉和利，精神乃居。

故神者，水谷之精气也。"(《黄帝内经·灵枢·平人绝谷》)而气的特征，是不断运动。人体的气，其运动就是在体内外不停地升降出入：

> 岐伯曰：出入废则神机化灭，升降息则气立孤危。故非出入，则无以生长壮老已。非升降，则无以生长化收藏。是以升降出入，无器不有。(《黄帝内经·素问·六微旨大论》)

只有在人死亡的情况下，气的升降出入运动才会停息。由此可以合乎逻辑地得出结论说：人的精神，或者说灵魂，是可以脱离肉体独自运动的。对人的精神现象的这种认识，成为后世解释梦魇现象的理论基础，也成为后世认识人的精神病患的理论基础，并为鬼神说侵入医学提供了理论依据。

在《脉经》中，王叔和就认为：

> 邪哭使魂魄不安者，血气少也。血气少者，属于心。心气虚者，其人即畏（一作衰），合目欲眠，梦远行而精神离散，魂魄妄行。阴气衰者即为癫，阳气衰者即为狂。
>
> 五脏者，魂魄之宅舍，精神之所依托也。魂魄飞扬者，其五脏空虚也，即邪神居之，神灵所使，鬼而下之，脉短而微，其脏不足，则魂魄不安。(《脉经》卷六《心手少阴经病证》)

葛洪的《肘后方》，则更加明确：

> 魇卧寐不寤者，皆魂魄外游，为邪所执录。欲还未得，所忌火照。火照，遂不复入。而有灯光中魇者，是本由明

出，但不反身中故耳。(《肘后方》卷一《治卒魇寐不寤方》)

葛洪的说法，为隋代巢元方的《诸病源候论》、唐代王焘的《外台秘要方》等著名医书广泛引用，成为对梦魇现象的权威观点。

对梦魇现象的这种解释承认了鬼神的存在，并且认为是梦魇的原因。其他疾病，也往往被认为是鬼神的原因。《肘后方》卷一《救卒中恶死方》认为，卒中恶及尸蹶，其病因是"兼有鬼神于其间"。还有旅途中常见的"客忤"病，病者"心腹绞痛胀满，气冲心胸"。这种病，"与卒死鬼击亦相类"(《肘后方》卷一《救卒客忤死方》)。至于"鬼击"，则是专门被讨论的一种疾病，症状是"如人刀刺状。胸胁腹内绞急切痛，不可抑按。或即吐血，或鼻中出血，或下血"，又名"鬼排"，其病因，是被鬼排击所得。为了证明这种病是被鬼排击所致，作者特别指出：

> 今巫实见，人忽有被鬼神所摆拂者。或犯其行伍，或遇相触突，或身神散弱，或愆负所贻。轻者因而获免，重者多见死亡。犹如燕简辈事，非为虚也。(《肘后方》卷一《治卒得鬼击方》)

所谓"燕简辈事"，即《墨子·明鬼篇》所说的周宣王、燕简公等被鬼排击的事。在葛洪看来，这些记载都是真实的。所谓"鬼击"病，就是类似的被鬼排击的病。

"鬼击"病之外，还有"鬼注"病。这种病，有数十种变化，症状不一。还有瘟病，鬼也是病因之一："其年岁中有厉气，兼挟鬼毒相注，名为瘟病。"(《肘后方》卷二《治伤寒时气温病方》)

其治疗，一般使用物质的方法，使用汤药或针刺。因为在葛洪看来，鬼，也是一种邪气或者恶气："鬼，毒厉之气。"（《肘后方》卷一《救卒客忤死方》）既然是气，那么，和一般的邪气也就没有根本区别，因而可以用物质的方法进行治疗。比如其卷二有一"虎头杀鬼方"，是用虎的头骨和雄黄、雌黄、朱砂等药物制成，系于臂上或屋角，或者在庭中焚烧，即可驱鬼甚至杀鬼。

然而鬼气毕竟和一般的邪气不同，治疗也有所区别。比如治疗卒中恶死，既然病因有鬼，就"可以符术而获济"（《肘后方》卷一《救卒中恶死方》）。还有治疗疟疾，《肘后方》介绍了数十种方子。其中有可治一切疟的"乌梅丸"，用甘草、乌梅、人参等制成。也有驱疟鬼的方法：

> 禳一切疟。是日抱雄鸡，一时令作大声，无不差。
>
> 又方未发，头向南卧，五心及额舌七处，闭气书"鬼"字。
>
> 咒法。发日，执一石于水滨，一气咒云：督督圆圆，行路非难。捉取疟鬼，送与河官，急急如律令。投于水，不得回顾。（《肘后方》卷三《治寒热诸疟方》）

在《黄帝内经》成书前后，中国医学在理论上，是排斥鬼神的。直到东汉末年张仲景的《金匮要略论》，仍然把妇人伤寒发烧而谵语好像见鬼，甚至有了精神症状的疾病，认为并非是鬼神致病。就现在所见到的医书而言，《肘后方》是最早承认鬼神致病的中医古籍。

考察《肘后方》中所说的鬼神所致之病，大多是用传统的方法难以奏效的病。如睡眠中突然死亡，急性胸腹疼痛、口鼻出血导致死亡等，还有疟疾，都是用传统的病因说难以解释、用传统的医疗手段难以奏效的。此外就是精神疾病。

《黄帝内经》所说狂癫疾，包含着两种疾病：一种是狂躁型的精神疾病，如善骂詈、自尊贵、自高贤、自辩智等纯粹的精神症状；一种是癫痫，如"呕多沃沫""身倦挛"等（《黄帝内经·灵枢·癫狂》）。《肘后方》也是如此，它把疾发则"仆地"，口"吐涎沫"的癫痫，和"自高贵，称神圣""悲泣呻吟"，都列为"癫狂"一类，并且把鬼神因素作为病因之一：

> 若或悲泣呻吟者，皆为邪魅。（《肘后方》卷三《治卒发癫狂病方》）

治疗的方法，主要还是物质的，针刺或汤药。比如"治卒中邪鬼恍惚振噤方"，就是用艾灸"鼻下人中及两手足大指爪甲"；而"治女人与邪物交通、独言独笑、悲思恍惚者"，则是用雄黄末、松脂和虎爪做成丸，进行熏烧，或服雄黄、人参等，或者使用巫术：

> 师往，以针五枚内头髻中。狂病者则以器贮水，三尺新布覆之，横大刀于上。悉乃矜庄，呼见其人。其人必欲起走，慎勿听。因取水喷之。又呵视三通，乃熟，拭去水。指弹额上近发际，问欲愈乎？其人必不肯答。如此二七弹，乃答。欲因杖针刺鼻下人中……乃具诘问，怜怜醒悟则止矣。（《肘后方》卷三《治卒得惊邪恍惚方》）

这是纯粹的巫术，也是隋唐医学建立咒禁科的前驱。

从对待鬼神的态度而言，《肘后方》把鬼神作为病因之一，并且使用巫术治疗，显然是医学理论的倒退。但这种巫术的治疗，也是一种精神治疗。从用精神的方式治疗精神病患的角度来讲，这又是中国医学的进步。纯粹的物质手段，是不能完全治疗精神疾病的。

用精神的方式治疗精神疾病，说明在《肘后方》的作者看来，精神疾病，和梦魇一样，都是人的魂魄受到鬼神侵袭的结果。认为魂魄能够在人熟睡时外游，乃是基于魂魄是一种气的认识。魏晋时期的医学，未能提供对于精神现象的正确认识。这个认识，是在哲学领域中取得的。

王充在讨论人死能否为鬼的问题时，明确指出人的精神乃是精气。人死，精神将从身体中游离，就像口袋破了米会流出一样。以此推论，应该是灵魂不死。王充之所以认为人死不能为鬼，在于他认为人的精气"有知"的条件，必须是依附于活的人体。活的人体不存在，虽然构成精神现象的精气还在，但不能有知，就像火离开了可以燃烧的木柴就不能燃烧一样。《庄子》书中认为肉体和精神的关系就像薪柴与火，在王充这里得到了新的解释。

魏晋时期，在关于佛教教义的争论中，精神和肉体的关系成了核心问题。反对者认为轮回不可能，一个重要的理由是，精神也是气，而气消散之后，无法完整地重新聚集起来。

为了捍卫轮回学说，中国佛教必须从理论上论证，精神可以离开肉体独立存在，并且有知。高僧慧远首先指出，人的精神，是"精极而为灵"的存在："夫神者何邪？精极而为灵者也。"（慧远《形尽神不灭》）因而人的精神是和物质的气完全不同的存在。至于这个和物质的气完全不同的存在究竟是一种什么样的存在，慧远未能提供说明。

南北朝时期，儒者郑鲜之坚决维护灵魂不死说，他认为"理精于形，神妙于理"（郑鲜之《神不灭论》）。理就是和形体完全不同的东西，至于神相比于理，离形体更远，因而是和构成形体的气完全不同的东西，决不会随着形气的消散而消灭。在这一系列争论的基础上，范缜提出了"形质神用"，即精神是肉体的功能的论断。这使中国古代对于人的精神的认识，达到了新的制高点。

但这种认识是在哲学领域通过逻辑推理得到的，医学没有甚至也无法对认识精神的本质做出重大的贡献。而且，对于精神本质的认识，仅仅是在极少数学者中达到的，并没有成为多数人的意见，更未能成为社会的共识。医学，仍然在把精神或者说是灵魂当成一种精气的情况下，展开着自己理论的和实践的进程。

第四节
炼丹术的理论重建与荒唐的
医学科学实验

追求成仙，是宗教问题，因为仙就是肉体的神。这样的神不仅有着悠久的传统，而且直到现在仍然有人相信它的存在。中国古代《山海经》中的神，古希腊神话中奥林匹斯山上以宙斯为首的诸神，印度轮回教义中的诸天，都被认为是具有肉体的神。秦朝和汉代初期，国家所祭祀的上帝中，最重要的是黄帝。后来汉武帝又听信方士的建议，祭祀太一，并认为太一才是天上最高的神，黄帝等不过是太一的辅佐。到王莽当政，还有人相信，太一和黄帝，都是成仙上天的人。[1] 然而要把寿命不到百年、具有肉体的人变成长生不死，甚至能变化飞升的存在，又是医学科学问题，即通过药物或自我锻炼能否无限地延长人的寿命，甚至使人具有超自然的能力。而在如何才能炼成使人长生不死的丹药这个问题上，又是一个持续上千年的、付出了无数生命，并且最终证明为不可能的医学科学实验。然而失败的实验也是实验，它给人提供的教训同样宝贵。因此，追求成仙的运动，同时也是医学科学问题。而探讨成仙术，特别是炼丹术中的认识问题，则是医学科学史所应该关注的。

秦皇、汉武的求仙运动失败了。在他们前后，也有许多求仙失败的事件，以致"太华之下，白骨狼藉"（《抱朴子内篇·登涉》）。所以东汉末年，社会上对于成仙一事普遍持怀疑甚至否定的态度，流传着"金不可作，世不可度"的谚语。流传广泛的《古诗十九首》中，也有"服食求神仙，多为药所误"（《驱车上东门》）的诗句。为了防止方士眩惑民众甚至图谋不轨，执政的曹操把著名的甘始、左慈等召集到京城，管养起来。

三国曹魏时期，著名的文士嵇康和他的好友向秀之间有一场关于养生效果的争论。向秀不相信用服药或寡欲的方法能够获得数百、上千年的寿命。其最重要的理由是，没见过如此长寿的人。嵇康相信过去仙传上记载的神仙都是真实的，但是认为神仙都是"特受异气"人，普通人是无法成为神仙的。虽然

---

[1] 《汉书·王莽传》："（王莽）乃令太史推三万六千岁历纪，六岁一改元，布天下。下书曰：《紫阁图》曰：太一、黄帝皆仙上天……'"

如此，但是通过服药或寡欲等养生手段，普通人也可以获得数百甚至上千年的寿命。他相信金丹、灵芝等是可以改变人的体质使之长寿的药物，而相信神仙存在的理由是，普通人即使见了神仙或者长寿之人也不认识。也就是说，没有见过，不能说神仙和长寿者就不存在。

嵇康还不敢相信普通人也可以变成神仙。而坚信神仙可成，并且做出了全面论证的，是葛洪和他的《抱朴子内篇》。

《抱朴子内篇》首先赞扬了存在于事物之后，超越乎视听之外的"玄"是如何重要，说明认识玄道者不同于流俗的特点和志向，也就是申明自己的这部著作，乃是不同于甚至是反对流俗之见的著作。接着第二篇就是《论仙》，其中明确肯定神仙的存在，并且由此开始，从哲学上，也从科学上，以他当时能够得到的几乎是全部的知识论证，神仙是存在的，人是可以变成神仙的。

最常见的、怀疑甚至否定神仙的第一个理由，也是嵇康和向秀讨论的核心问题，即从来没有人见过神仙，因而神仙是不存在的。

葛洪反驳说，人们见过的，总是不如没见的多，甚至像大禹那样聪明的人也是如此。况且神仙常不在人间，如何能够见到？即使到人间，假如不是骑白鹤、驾金车，又有谁能够认识。因此，没见过，不能说明神仙不存在。

葛洪举出人们所见少而所怪多的重大事例，第一就是火浣布。曹丕否认它的存在，后来证明是真实的。第二是用五种灰做水晶碗。这当是玻璃制品。依葛洪说，起初人们也不相信，后来证明确有其事。此外还有马驴生骡，用铅制做"胡粉"，等等，也有很多人不相信。因为人们通常见到的铅是黑色的，而胡粉，则是白的，并且非常白。所以古代妇女才用它来美容。葛洪说，这些都是真实存在的事实。所以，葛洪得出结论，不要因自己没见过就否定神仙的存在。

这是对否认成仙说的有力反驳，也是对成仙说的有力辩护。然而同样正确的是，从成仙说产生以后，没有一个人见过神仙，说明神仙可能就是不存在的，虽然任何人都是所知的不如所未知的。

因此，在这个问题上，关于归纳法的逻辑争论是难分胜负的。如果要证明神仙的存在，最可靠的办法，就是拿出一个确实存在的神仙来，或者神仙们为了反驳世人的诬蔑，就应该骑着白鹤、驾着金车到人间走上一圈。但是葛洪拿不出确实的证据，神仙们也没有出现过。

第二个问题是，人们从大量实践材料中得出逻辑结论：有始者必有终，有生者必有死。这个结论，直到今天，仍然被认为是正确的结论。由此进一步推论，就是人不可能不死，成仙是不可能的。

葛洪反驳说，这不可一概而论，特殊的情况到处存在。说春生夏长，但麦子却是夏天收割；说秋收冬藏，竹子、松柏却是冬天茂盛；说有始必有终，天地可是有始而无终；说有生必有死，乌龟和仙鹤却是"长存"的；说水是寒的，但是有温泉；说地是静的，却有地震。同样是人，差别也非常大，怎能断定没有人能够超出常规而修成神仙呢？

如果说在第一个问题的驳论中，葛洪援引的科学知识还是可靠的，其错误只是逻辑上的，那么，在第二个问题上，错误首先出现在葛洪所援引的知识并不都是正确的。比如水是寒的、地是静的等，都是似是而非，甚至错误的。至于龟鹤长存，也有人提出疑义：人寿命短促，如何知道龟鹤长存？在这里，葛洪只是援引过去的记载。而这些记载本身是否可靠，就值得怀疑。比如东汉末年陈寔《异闻记》中的那个小女孩仅仅依靠学乌龟吞气，活了三年。葛洪认为陈寔为人高尚，不会妄说。然而高尚的人不会妄说，却未必不会轻信。葛洪所举的这个论据是无力的。其次，从逻辑上讲，葛洪的论证也是不严密的。龟鹤即使不死，那些例外即使确实，怎么就能由此推出人可能不死呢？

援引难以考证，甚至根本无法考证的"证据"去证明自己论断的做法，是神学论证神迹的基本方法，特别表现于基督教的所谓"见证"之中，即依靠当事人的述说，证明神迹的存在。这样的证明方法，至今仍为神学所广泛应用，并且为许多人所轻信。但对于科学来说，这是一种最不可靠，也最不可信的证明方法。为获得可靠的知识，人类发明了许许多多检验其可靠性的方法，并使科学和神学逐渐分道扬镳。

第三个问题，就是"受气"是否一成不变。也就是说，有生有死的人能否变成不死的神仙。在这个问题上，中国自古以来"鹰化为鸠""雀入海为蛤"之类的知识，《诗经》中关于螟蛉的诗句，战国以后关于牛哀化虎、黄母化鼋的传说，都被葛洪信以为真，作为万物可变的资料。因此，葛洪的结论是，人是可以变成仙的。

从现在看到的材料中，可知人们最初说的成仙上天，大多都要借助"工具"，比如黄帝成仙是骑龙上天，周灵王太子晋骑白鹤，秦缪公时代的萧史骑凤凰，晋文侯时的马丹借助旋风。据刘向《列仙传》，赤松子、赤将子舆等神仙，是借助"风雨"在天地之间上下往来。而据王充《论衡》，当时许多人认为成仙是必须首先长出翅膀的。汉代出土的文物中，也有许多"羽人"，即长有翅膀的人的形象，所以后世才有"羽化登仙"这个成语。葛洪《抱朴子内篇·对俗》也援引时人的说法，认为"古之得仙者，或身生羽翼，变化飞行"。葛洪未能对此表示疑义，没有论证人能否长出翅膀，也没有提供新的上天办法。科学和神学，在这个问题上，仍然纠缠不已。

葛洪坚决反对嵇康的神仙是"特受异气"的说法。他反复强调，任何人，只要方法得当，并且道德上没有缺陷，都是可以成仙的。

第四个问题，人们服食金丹能否成为神仙。从汉代以来形成的科学主张，认为只有同类的事物，才能发生相互的作用。比如磁石只能吸引铁，而不能吸引铜；宫弦只能引动宫弦，而不能引动其他琴弦，如此等等。人们服食金丹，而金丹并未把自己不败朽的性质传递给人。

葛洪反驳说，借助异类物质坚固自身，是大量存在的事实。比如鱼依赖水而生存，但鱼和水不是同类；从油脂中可以生出火来，但油脂和火不是同类；花草生于土壤，花草和土壤不是同类；人依靠粮食而生存，但人和粮食不是同类。金玉丹砂虽然和人不是同类，但人可以借助它们来坚固自身，就像"铜青涂脚，入水不腐"，铜用自己的性质保护着它的异类事物。"金丹之为物，烧之愈久，变化愈妙。黄金入火，百炼不消，埋之，毕天不朽。服此二药，炼人身体，故能令人不老不死"，这叫作

"假求于外物以自坚固"，和油脂养火、铜青涂脚是一样的道理。而且，金丹进入人的身体，还不像铜青仅仅是"外傅"，而是要"沾洽荣卫"（《抱朴子内篇·金丹》），使人长生。

在这里，不仅是逻辑上不能以此推彼，不能以铜青涂脚推论金丹使人长生，最重要的是知识的不可靠，甚至可以说是无知，即不了解黄金或者金丹进入人体后，将怎样对人体发生作用。因此，追求成仙，是神学思想，也是医学科学的失误。一面是强烈的长生愿望，一面是贫乏的知识，两者结合在一起，就是用许多生命的代价去做一个不可能成功的医学科学实验。

葛洪的论证给求仙运动提供了强大的精神支柱和动力，这使更多的人把求仙付诸实践。和秦皇、汉武时期的方士不同，葛洪乃是一个态度严谨的学者。他不仅才能过人，而且知识渊博、品德高尚。葛洪的悲剧所昭示的，是可靠的知识对于人类多么重要，而获取这样的知识又是多么困难。而发展获取知识的正确方法，发展检验知识正确与否的手段，即发展科学，是多么必要。

葛洪非常敬佩王充，称王充是"冠伦大才"（《抱朴子外篇·喻蔽》）。他的《抱朴子》显然受到王充的极大影响。不仅这样的长篇大论不为当时的风尚所推崇，而且他的论证方法、旁征博引的作风，也和王充的《论衡》极其类似。可惜的是，王充论证的结果，是反对虚妄，否定成仙。葛洪则恰恰相反，他用自己的才能和知识论证的，是神仙可成，黄金可吃。而前面我们所做的一些驳论，大多在当时也是能够做出来的，然而却无人去做，即无人对葛洪的论证进行王充式的反驳，这只能归结为时代的悲哀。处于混乱现实中的人们，不关心，或者说是无暇关心神仙是否可成的问题；而像葛洪这样，不愿混迹乱世之中的人们，为了摆脱这污浊的世界，就费尽心机地去证明神仙可成，以便给自己和自己的同道者一个希望，于是就出现了《抱朴子内篇》及其类似著作在那些遁世或企图遁世的人群中流行。因此，科学的发展，不仅是天才人物的努力和知识自身的演进，也有赖于社会环境的推动。

科学发展到今天，我们掌握的知识比古人多了许多。一般说来，不会再有人追求成仙了。然而，我们的所知不如其未知，则和当时没有区别，而且将永远如此。在这种情况下，虚妄的、荒唐的事情，仍然有可能发生，而且会给社会造成大规模的不良影响。而抵制类似的虚妄和荒唐，则是每一位科学工作者的责任。

第五节
魏晋时期炼丹术与古代化学和医药

为了成为神仙，从汉代开始，就有不少人企图用其他药物，通过烧炼，炼出丹砂或黄金，通称炼丹术或者炼金术。葛洪的《抱朴子内篇》，也介绍了许多炼制丹砂黄金的药方。

炼丹或炼金，药物在炼制过程中的反应，是化学问题。然而其原料和成果，都是药物，所以又和医学相关。

葛洪提供的炼金的药方，其中所用的药物，大多据《神农本草经》而来。《神农本草经》认为可以直接让人长生的药物，第一类是自身性质稳定、不会败朽的药物。首先是黄金，其次是玉、白银，再次是本身为化合物的云母、石英等。第二类是自身性质活跃，特别是经过烧炼变成其他物质后，再经过烧炼又会还原的物质，主要是铅（Pb）、汞（Hg，水银）和汞的硫化物丹砂（HgS）。此外还有砷化物，如雄黄（As_2S_2）、雌黄（As_2S_3）等。第三类是植物药，比如各种芝草，可通称灵芝。此外，松柏脂、茯苓、地黄、黄精、巨胜（即芝麻）等在医疗实践中发现有滋补作用。日常的铜、铁之类，不能作为炼丹的配方药物。进入炼丹配方行列的，是它们的盐类，如铜盐石胆（胆矾，$CuSO_4 \cdot 5H_2O$）、曾青［碱式碳酸铜，$Cu_2(OH)_2CO_3$］、铁盐黑矾（$FeSO_4 \cdot 7H_2O$）等。日常食用的五谷、蔬菜和瓜果，也不入炼丹药物的行列，或者只能作为辅助。因为在求仙者看来，这些正常的食物和用品，虽然是生活所必需，但也是有生有死的物品。要让人长生不死，就必须在日常的物品之外去寻找，于是才有所谓"辟谷"求仙者，有服金、服丹求仙者。

对于求仙者来说，这是一个正常的思路；然而对于人体健康，却是一个最大的误区。如果说什么东西可吃，什么不可吃，是人类从诞生以来在自发的实践中点滴积累起来的经验知识，那么求仙所服食的药品，则是在一种"万物可变"理论指导下自觉实验所使用的，所以把它们作为科学史研究的对象。实验的最终结果，证明了这些药物不仅不能使人长生不死，反而有损健康，甚至致人死命。不过在魏晋时期，虽然服药求仙已经遭到了许多失败，遭到了许多怀疑甚至否定，但相信者仍然大有人在，而葛洪的著作，也就得以流行。

炼丹求仙使古人付出了惨痛的代价。其在医学科学上的收获，是比较深入地掌握了一些用于炼丹的药物的性质。比如铅是白的，就是这种矿物知识的表现之一。还有芝草，葛洪把它们分为五类，每类都有"百许种"：

> 五芝者，有石芝，有木芝，有草芝，有肉芝，有菌芝，各有百许种也。(《抱朴子内篇·仙药》)

比如石芝，葛洪描述道："石芝者，石，象芝，生于海隅名山及岛屿之涯有积石者。其状如肉，象有头尾四足者，良似生物也。附于大石，喜在高岫险峻之地，或却着仰缀也。赤者如珊瑚，白者如截肪，黑者如泽漆，青者如翠羽，黄者如紫金，而皆光明洞彻如坚冰也。晦夜去之三百步，便望见其光矣。大者十余斤，小者三四斤……"(《抱朴子内篇·仙药》)据现在的说法，石芝就是石珊瑚，极像蘑菇。葛洪《抱朴子内篇》是对石芝的最早记载，所以常常被后世的本草类书籍引用。这些记载，决不是仅凭道听途说可以得来的。其他诸芝，还有云母、雄黄等，葛洪都有较为详尽的描述。比如天门冬，葛洪列举了它的异名：地门冬、莛门冬、淫羊食等，然后描述道：

> 其生高地，根短而味甜，气香者善。其生水侧下地者，叶细似蕴而微黄，根长而味多苦，气臭者下，亦可服食。然喜令人下气，为益又迟也。(《抱朴子内篇·仙药》)

由于楚人称天门冬为"百部"，葛洪又把它和百部草加以区别，说百部草"其根俱有百许，相似如一也，而其苗小异也。真百部苗似械樱，唯中以治咳及辟虱耳，不中服食，不可误也"。同时也顺便指出，黄精也叫白芨，但与真正的白芨是有区别的。

并且进一步指出："本草药之与他草同名者甚多，唯精博者能分别之，不可不详也。"(《抱朴子内篇·仙药》)

葛洪《抱朴子内篇》中所记载的药物性质，许多都被后世医家作为根据。此后南朝的陶弘景，曾炼服丹药，据说"色如霜雪，服之体轻"(《南史·陶弘景传》)，并且把丹药进呈皇帝，深得皇帝的信任。他也曾为《神农本草经》作注，其内容多被后世本草学家征引，是葛洪以后在医药学上贡献更多的炼丹家。

陶弘景的《本草集注》仍然极力推崇丹砂，认为丹砂"最为长生之宝"，但认为未经烧炼的生金是有毒的：

> 生金辟恶而有毒。不炼服之，杀人。……仙经以醯蜜及猪肪牡荆酒辈炼至柔软，服之成仙。亦以合水银作丹砂外，医方都无用者，当是虑其有毒故也。(唐慎微《证类本草》卷四引)

大约从此以后，直接服食黄金以求长生成仙的事就逐渐冷却下来。

对药物的认识，可说是炼丹家的重要工作。而中国医药学的发展，炼丹家做出了他们独特的贡献。因此，整个《神农本草经》中的药物知识，许多就是秦汉和魏晋南北朝时期炼丹家的科研成果。

炼丹家的另一成果，就是发现不少矿物药都有"轻身"的作用，即服后使人感觉体轻和强健。被认为是玉石类的上品和大部分中品药，几乎都有这样的作用。第二个作用，就是"好颜色"，即使面色变好。所谓"轻身""好颜色"，当是服药以后的真实感觉和可见的效果。轻身之后的"延年"、"通神明"、成神仙，则是由"轻身"和"好颜色"的推论。因为暂时服用就身轻体健，以此推论，则长期坚持，就一定会长生不死。《周易参同契》从"颜色悦泽好"到"号之曰真人"，就是这种推论的典型表现。然而在这里，古人又犯了致命的错误。

由于矿物药"轻身""好颜色"的效果，魏晋时期士大夫阶层形成了服食五石散（或称寒石散）的潮流。所谓五石，葛洪认为是丹砂、雄黄、白矾、曾青、磁石，也有人认为是石钟乳、石硫黄、白石英、紫石英、赤石脂五种矿物。这种散刚刚服下，会使服用者觉得神明开朗，体力强健，《南史》说陶弘景服用丹药以后"体轻"，当是事实，然而这也正是慢性中毒的开始。

服散体轻的同时，就是燥热难耐，皮肤发烧易破，所以不得不宽衣博带；由于不能经常洗澡，身上多生虱子。更严重的是长此以往，内脏受损，皮肤生疮生疽，送掉性命。鲁迅《魏晋风度及文章与药及酒之关系》将当时人服散比作后人服食鸦片，是非常正确的。

据说服五石散开始于魏代的何晏，由于何晏的名声和地位，引起人们的仿效。其实，仿效的根本原因，乃是五石散自身的功效，就像鸦片和其他毒品的流行，也是由于自身的功效一样。这种功效使人得到暂时的满足，代价却是长远的健康甚至生命。

今天的人类，也面临着追求生活品质和长寿延年的课题。在这个问题上，吸收前人的教训，避免误入歧途，仍然是人类面临的重要任务。

第六节

魏晋南北朝时期的内修与养生

与服药相对，另一类求仙手段就是依靠自我身体锻炼，我们称之为"内修"。内修的方法，称"内修术"。本节要探讨的，是内修术的认识基础。

服药求仙的思想基础是医药学的发展。内修术的产生，则是基于当时对人体的认识以及锻炼可以强身健体的实践和理论。

《周易参同契》中曾经批评了当时的一些内修术，但内修术在魏晋南北朝时期，不仅没有绝迹，反而以空前的速度发展起来，其相关著作也逐渐增多。这主要是社会的动乱把更多的人逼入山林的缘故。

各种内修术中，与科学问题相关的，主要是存神术，从服气吐纳到微细呼吸的胎息术，从节欲走向纵欲的房中术，不食五谷的辟谷术，等等。

存神术主要基于对人体形神关系的认识。人体由气构成，精神，乃是精气。依照《黄帝内经》，人的五脏都分别储藏着人的精神的一部分，比如"心藏神，肺藏魄，肝藏魂，脾藏意，肾藏志"（《黄帝内经·素问·宣明五气》）。神、魄、魂、意、志，总体上称神或精神。虽然孟子曾经讲过"心之官则思"，但医学理论并不认为心是人体精神的唯一所在。由于认为精神也是一种气——精气，而气是处于不断升降出入的运动状态，所以合理的推论就是，人的精神和气一起，存在于人体各个部分。或者说，人的精神，不是存在于人体的某一器官，而是全身都有。这一点，直到中国哲学能够认识到人的精神是和气完全不同的另一种存在，它被称为"灵"，或"理"，是气的功能或者主宰，但是精神和气不能分离。精神不能独立存在，中国的医学和哲学，原则上也都还认为，人的精神，不是人体某一特殊器官的功能，而是所有器官都有或者应该有的功能。

在生活和医疗实践中都可以看到，人的死亡，被认为是精神离开了肉体。但是人体有时只是局部的"死亡"，比如偏瘫。这在古代，则被认为是人体该部分的精神离开了人体。那么，推论就是，假如有某种办法使精神不离开肉体，人就不会死亡。局部不离开，局部就不死亡；整体不离开，整体就不死亡。于是，如何保存人体的精神，就成为求仙之一道。

精神的神，和鬼神的神，在古人是不分的。因为人们明白，人死以后的鬼神，就是人死后的精神。即使天地山川的神，在魏晋南北朝时期及其以后的人们看来，也是指精气或者具有气的功能，它们和人的精神，本质上是一样的，所以人们也就用了一个概念去指称、描述它们。在求仙者那里，也就把人体的精神当作鬼神之神。他们认为，"泥丸百节皆有神"（《黄庭内景经·至道章》）。泥丸，就是脑。《黄庭内景经》似乎认识到脑在各个藏神器官中的特殊性，说"一面之神宗泥丸"（同上）。后人注："脑中丹田，百神之主。"不过，《黄庭内景经》没有进一步强调和论述，而是把人体每一部分的神，都起了个名字，比如脑神叫"泥丸"，发神叫"太元"，眼神叫"英玄"等。甚至描述了这些神的形象。在《真诰》这部南朝时期重要的道教内修术典籍中，也给人体各部的神取了一套名字。

保存这些神的方法，就是"存神术"。存神术的基本做法，就是经常地想或念着神的名字，神就不会离开，人体就能健康，甚至长生不死。

与存神术相近的是"服气术"，即食气术。自从庄子最先说出"人之生，气之聚也"（《庄子·知北游》），气对于人体的重要就引起了古人的高度重视。《庄子·刻意》说的"吹呴呼吸，吐故纳新"，被"导引之士，养形之人"作为追求"寿考"之一道，当是实践气对于健康重要性的活动。从后来《周易参同契》对"食气鸣肠胃"的抨击看来，从战国到汉代的食气或者服气活动，主要是大量地吸取体外的空气。支持服气的第二种理论，就是《淮南子》的"食气者神明而寿"。直到南北朝时期，服气术，或称食气术，仍然是求仙者的重要方法之一。南朝由陶弘景整理的《真诰》中，仍然记载了一些服气、服五气、服九气，甚至服雾气的方法，认为服气可以长寿甚至成为仙人，对乌龟生活状况的不正确观察，是这种理论的基础之一。

虽然直到南北朝时期，服气术仍然被不少人应用，但《周易参同契》对服气术的批判，也当是从大量实践中总结出来的结论。这个结论就是，大量的食气，不仅未能长寿成仙，甚至损害健康。于是从传统的食气术中，发展出来一种"胎息术"。

胎息术是服气术的一种。鉴于服食体外空气所造成的损害，胎息术认为，服气不该服食外气，而应该服食内气。内气，即体内的气。也不是体内所有的气都是服食的对象，而仅仅是脐下丹田部位的气。当时对人生殖过程的了解，认为这一部位的气，是造成新生命的原料，因此也被称为是元气的所在地。元气由于被认为是"开始"的气，因而在成仙活动中受到特殊的重视。天地开始于元气，人也开始于元气。人生是气的凝聚，那么最初凝聚为人的气，就是人的元气。然而古人不去区分生成天地和生成人这两种气的不同，一律称之为元气，认为这样的气特别宝贵，服食这样的气，才是求仙的需要。

当然，这脐下丹田的气，是无法用口鼻呼吸的，应该是像胎儿那样的非常微细的呼吸。因为胎儿是在这一部位生成的，也是在这里呼吸着元气成长的。胎儿的呼吸非常微细，所以要学习胎儿的呼吸，也应当非常微细，微细到甚至鹅绒放在鼻孔处也不被吹动。

这样一种做法，和《老子》书中的"复归于婴儿"，和求仙者希望的返老还童，都有一种思想上的联想或联系，所以胎息术就在魏晋时期发展起来，成为求仙的重要手段之一。

在这里，人体内有没有这样一种气，这种气的性质、作用如何，都是想象的产物。在这样的想象中，一点点合理的因素都被推向了极端。还有，这种气既然已在体内，何必服食？所见论述胎息的文字似乎不关注这样的问题。

胎息术是在一般的服气术出现较多失误的情况下产生的，其理论与人的生殖现象有关。直接涉及人的生殖问题的，则是房中术。

房中术的直白表达，就是性交的技术。和动物群落中一个强壮雄性可以占有一群雌性类似，人类社会早期，一个强有力的男性可占有多个女性。后世的皇帝更是"后宫佳丽三千人"。"三千"不过是一个形容其多的词汇，然而实际上有时还不止三千。据正史所载，东汉桓帝时，"宫女数千"（《后汉书·襄楷传》）；晋武帝灭吴以后，宫中的女性"殆将万人"（《晋书·胡贵嫔传》）。为了使这些男性不过分纵欲，保证子嗣，大约战国时代就产生了房中术。据马王堆出土的医书，当时的房中术主要是为了节制贵族男性的性欲。直到东汉时，襄楷向桓帝献上《太平青领书》，还特别强调其中有"兴国广嗣之术"（《后汉书·襄楷传》），其要点，也是强调节制性欲。

据今天所见的资料，从王莽时代开始，房中术开始成为求仙的技术。《汉书·王莽传》载，郎阳成修告诉王莽，"黄帝以百二十女致神仙"，于是王莽就选择了一百二十名女子。到葛洪《抱朴子内篇》，就成了"黄帝以千二百女升天"（《抱朴子内篇·微旨》）。据认为是魏晋南北朝时期成书的《养性延命录》，则具体地记载了实行的方法，表明房中术在这一时期已经成熟。大约"千二百女"难以办到，所以该书认为："但能御十二女子而复不泄者，令人老有美色。若御九十三女而不泄者，年万岁。"唐代孙思邈《千金要方》卷八十三，几乎逐字逐句地重复了这个结论，使之成为医学养生的方术。

房中术流派众多，说法不一。据《抱朴子内篇》，其要点在于"还精补脑"。所谓还精补脑，就是只性交而不射精，或者射精时"手按尾闾"，不使精液射出体外。在施术者看来，这样就会使本来外泄的精返回到自身，去滋补自己的脑。精是人体的精华，用以滋补脑，会达到长生不死的效果。

如果仅仅是还精补脑，最简便的办法就是独身，不性交。然而，"强郁闭之，难持易失"，甚至"使人漏精尿浊，以致鬼交之病"（陶弘景《养性延命录·御女损益》，孙思邈《千金要方》卷八十三《房中补益》），这是不行的。

房中术又称"阴阳之术"，自从《易传》讲"一阴一阳之谓道"以来，成仙之道也认可了一阴一阳的原则。炼丹术把药物的匹配称为阴阳配合、雌雄交媾，并且认为："物无阴阳，违天背元。牝鸡自卵，其雏不全。"(《周易参同契·物无阴阳章》)这是哲学观念，也是人们从实践经验中总结出来的科学观念。没有雄鸡配合的鸡蛋是生不出小鸡的，雌雄相配才能生出幼崽，也是人们常见的、动物界的普遍现象。这样的结论被推广于炼丹术，也被推广到房中术。然而普通人的配合是不能长生不死的。而房中术，就是解决这既要配合阴阳，又要保精补脑的矛盾，也是一阴一阳之道和保精之道相结合的产物。

人的精液是否就有求仙者所想象的那样重要的作用？没有射出的精液是否就可以补脑？即使真的补了脑，是否就可以长生？其中的每一个环节都没有根据，也没有充分的论证，而只是想象和推论的产物。至于一阴一阳之道是否就是成仙的必经之道，由于成仙本身就是个妄想的目标，也就没有追问的必要。也就是说，这是一系列错误叠加出的结果。

房中术理论后来又经过了许多变化，比如认为阴阳配合是铅汞的化合，并且"妄指童女为真铅"，因而遭到许多激烈的批评，认为这是"狗猪行状""地狱种子"(俞琰《周易参同契发挥》上卷)，成为许多富贵者或者会、道组织头目纵欲或侵害女信徒的借口。其中最恶劣的就是明代嘉靖皇帝用一批十一二岁的女童求长生。幼童们不堪忍受，在杨金英的带领下，企图勒死嘉靖，行动失败，被凌迟处死。而嘉靖不思悔改，又用了一批七八岁的女童。

房中术是求仙之道中最受诟病的一种，也是求仙之道中最丑恶的一道。

辟谷术对应着服气术。既然食谷的有生有死，那么，要求长生神仙，就要避免食用谷类。然而人总要吃点东西，才能维持生命，不吃谷类，就只能在谷类以外的食物中寻找出路。

辟谷术大约在战国时期就产生了，不过不适用于社会上层，特别不适用于秦皇、汉武这样的求仙者。所以在秦皇、汉武都大力求仙，或者在他们求仙的热情刚刚过去不远的年代，辟谷术也很少会被人重视。东汉末年，社会上层求仙的热情减退了，辟谷术逐渐显露出来。

辟谷术的要点，就是不食五谷，而食用五谷以外的食物。这些食物，据现在所看到的材料，有松柏的种子或叶子，有胡麻，有茯苓，有天门冬、熟地黄等。原来那些被认为服后可以成仙的草木药，是长期山居或者遭逢大灾的人们寻到的谷类的替代品，如黄精、槐实等，甚至野菜，原则上都可以作为辟谷的原料。

辟谷，在一定程度上，是解决那些入山修道的人们的食物来源的方式之一。在一定程度上，辟谷确实可以代替谷类食物。比如芝麻加蜂蜜做成如雀卵大小的丸子，或者把国槐的种子经过多次的蒸煮曝晒，都是很好的食物。但是要说依靠这些食物可以长生不死，就又是一个把一点点真理推向极端的典型例子。

辟谷术在兴盛之初就遇到了尴尬，被认为出于东汉末年的《牟子理惑论》揭露道，辟谷术有数千百种，但没有一种有效的。该论作者曾经跟随三位老师学辟谷，不到三年，就都死了。原因是，他们不食百谷"而啖百果。享肉则重盘，饮酒则倾尊。精乱神昏，谷气不充"。曹丕的《典论》也揭露说，有个议郎叫李覃的，跟着当时著名的方士郄俭学辟谷，服茯苓，喝生水，引起痢疾，差一点丧命。后来辟谷术就往往与服气术等修炼术合并使用，甚至是作为在没有正常食物情况下的一种替代办法，而单独使用以求长生的，就很少了。

类似辟谷术把一点合理因素推向极端的例子，还有按摩术、叩齿咽液等。

按摩术的起源可能比针刺更早，今天仍然是医疗手段之一。然而《真诰》认为，"能久行之，不死不病"（《真诰》卷九），则是不可能的。叩齿，可以促进牙龈血液循环，促进唾液分泌，有坚固牙齿、帮助消化的作用，都是被认可的。但是如《黄庭内景经》所说："口为玉池太和官，漱咽灵液灾不干，体生光华气香兰，却灭百邪玉炼颜，审能修之登广寒。"则是不可能的。

人类所犯下的重大错误，往往都不是凭空想象的产物。其中所包含的认识因素，往往都是把一点点本来是合理的东西加以推广，甚至无限制推广的结果。而当人们在实践中发现了推广的错误，于是就设法纠正，设定各种辨别是非的办法，探索各种获得正确认识的道路，于是，科学就逐渐成熟起来。因此，科学不是在哲学、宗教之外另创的独立的社会活动形式，而是在人类认识世界的道路上摸索出来的如何正确认识世界的方式。

第五章
隋唐医学

隋唐学术和自然科学重建
统一体系的发展大势

隋朝实现了国家的统一，原来南北分裂的学术，也汇合到了一起。所以隋朝虽然历时短暂，但在天文、医学等领域，都有出色的贡献。到唐代，儒学归于统一，进一步巩固和加强了科学研究方面的融会和统一。

学术的统一是在国家政权强大的情况下完成的，因而不可避免地要受到国家权力的干预和影响。国家权力可以出于政治宗教的目的支持科学中的错误倾向，也可以用自己的力量促成科学的发展和进步。结果如何，不仅决定于社会的需要，也决定于当事者的思想状况。

首先是儒学，隋统一后，把南北朝的学者合在了一起。学于北朝、著名于隋代的儒者刘焯、刘炫，可说是南北朝时期儒学精华的集大成者。刘焯与当时集合在一起的南北儒者，在国学"共论古今滞义，前贤所不通者。每升座，论难蜂起，皆不能屈。杨素等莫不服其精博"，"论者以为数百年已来，博学通儒，无能出其右者"（《隋书·儒林列传》）。然而刘焯之后，又有更高明的儒者出现：

（孔）颖达八岁就学，日诵千余言。及长，尤明《左氏传》《郑氏尚书》《王氏易》《毛诗》《礼记》，兼善算历，解属文。同郡刘焯名重海内，颖达造其门，焯初不之礼。颖达

请质疑滞，多出其意表。焯改容敬之，颖达固辞归。焯固
留，不可。还家，以教授为务。……

炀帝征诸郡儒官集于东都，令国子秘书学士与之论难，
颖达为最。（《旧唐书·孔颖达传》）

唐代隋，太宗皇帝命孔颖达主持注释五经，并定名为《五经正
义》。所谓"正义"，就是对儒经的正确注释，而不仅是为前注
作疏。正义的文字往往与原注义不同，原因即在此。孔颖达在
序言中明确说明，他的正义，是汲取南北朝后期儒者们的注释，
特别是刘焯、刘炫的。因此，《五经正义》可说是魏晋南北朝儒
家经学的总结。

随着《五经正义》的出现，自然科学总结成果的倾向也进
一步发展。王孝通的《缉古算经》，评论从汉代张苍开始，中经
刘徽、徐岳、甄鸾，直到祖暅的数学成就，然后说明自己与前
人的异同，因而是对前人数学成就的总结。

天文学在南北朝之末，就出现了统一体系的倾向，其代表
性成果，就是各种"浑盖合一"模式的提出。经过隋和唐初的
争论，到开元年间，也由一行进行了总结。一行的《大衍历》，
总结了此前天文历法的重要成果。同时的大地测量报告，认为
浑天、盖天的争论是无意义的，从而给天体结构的争论也画上
了一个句号。

南北朝末期，医学方面就出现了企图综合并提出更高理论
的苗头。陶弘景注《神农本草》，是企图借传统权威，统一对
药物的认识。隋大业年间，诏令太医博士巢元方撰《诸病源候
论》，只论病源，不载方药，是对以往诊断学的总结。唐初的

孙思邈被后人称为从神农黄帝直到隋代的著名医家，他撰写的《千金要方》"或经或方，无不采摭。集诸家之所秘要，去众说之所未至"（高保衡等《千金要方序》）。到唐中期，王焘作《外台秘要方》，其自序称"凡古方纂得五六十家，新撰者向数千百卷"，"捐众贤之砂砾，掇群才之翠羽"。到这一时期，唐代对前人医学成果的总结，可说是大体完成。

这一时期的医学和魏晋南北朝最大的不同，是重新燃起了对理论的兴趣，而不再仅仅注重药物和医方。以王冰整理和补注《黄帝内经》为代表，对后世的医学发展，产生了重大影响。

魏晋南北朝时期重新论证的长生不死理论，到唐朝更大规模地付诸实践。原来处于地下状态的活动，浮上了社会的表面。其失败和危害的效果，也昭然于世人面前，从而使求长生不死的运动遭到了彻底的失败。这个失败，使中国古代这个规模宏大而长期的实验得出了最后的结论。这个结论，不仅影响了中国古代科学的发展，也影响了中国古代宗教即道教的发展。

天宝年间的安史之乱是一个重要的转折。唐朝后期，以韩愈等人为代表的儒者，不承认汉武帝时期确立的儒学的地位，自然也不承认以《五经正义》为代表的儒经注释的地位，而《论语》《孟子》《大学》《中庸》等儒家著作的地位则受到了特殊的重视。他们的工作，预示着儒学新面貌的出现。

自然科学方面，关于天体的争论沉寂了，关于大地的问题突出了出来。大地的沉浮、潮汐的运动，成为替代浑盖之争的新话题。以它们为起点，天文、数学、医学等古代主要学科，也都将有新的局面。

第二节
隋唐医学的理论兴趣

　　自从皇甫谧批评《黄帝内经》"其论遐远""称述多而切事少"（皇甫谧《甲乙经·序》）以来，魏晋南北朝医学就淡漠了对《黄帝内经》的兴趣，同时也淡漠了对医学理论的兴趣。然而零散的方剂是不足以独立完成医疗任务的。人们在知道"怎么做"的时候，询问"为什么"，企图把同类的事件用一种理论联系起来，是科学发展的必然。隋唐时期，医学在长期理论沉寂以后，重新燃起了对理论的兴趣。

　　隋唐医学的第一部理论著作，是隋代巢元方的《诸病源候论》。该书序言中批评"传方之家，颇承疑舛"，而"粗工肆其亿度，夭害生理"，认为过去的"上手""效应参神。前五日而逆知，经二折而取信"，这是能够"究源之微妙，用意之详密"的结果。于是皇上下令，由巢元方著成了《诸病源候论》，该书"会粹群说，沉研精理。形脉之证，罔不该集。明居处爱欲风湿之所感，示针镵桥引汤熨之所宜"，也就是说，它讲的完全是理论问题，因而该书"诚术艺之楷模，而诊察之津涉"（巢元方《诸病源候论·原序》），即是医疗的指导性著作。

　　《诸病源候论》的理论，集中于"病源"和"证（症）候"两点。比如卷一《风病诸候》的"中风候"，其病源是风：

　　　　中风者，风气中于人也。风是四时之气，分布八方，主长养万物。从其乡来者，人中少死病；不从乡来者，人中多死病。其为病者，藏于皮肤之间，内不得通，外不得泄。其入经脉，行于五脏者，各随脏腑而生病焉。

这讲的是病源。至于证（症）候，则随脏腑而不同。比如：

> 心中风，但得偃卧，不得倾侧。汗出若唇赤汗流者可治。……若唇或青或黑或白或黄，此是心坏为水，面目亭亭时悚动者，皆不可复治。
>
> 肝中风，但踞坐不得低头。若绕两目连额色微有青，唇青面黄者，可治。……若大青黑，面一黄一白者，是肝已伤，不可复治，数日而死。（《诸病源候论》卷一《中风候》）

其他各种源候，大体都是这样的模式。说《诸病源候论》是"诊察之津涉"，是确切的。

该书对疾病的分类，标准不一。有的按病因分类，比如"风病""虚劳病""伤寒病"。有的按病症分类，比如"热病""疟病""黄病""淋病"等。有的按人体功能分类，如"小便病""大便病"。有的按人体部位分类，如"腰背疼病""心病""肺病"……口臭、牙齿诸病，也单列一项。有的按人的类型分类，比如妇女病、小儿诸病，其中妇女诸病所占篇幅最大，全书五十卷，妇女病，包括产科诸病，占八卷；其次是小儿病，占六卷。外科疾病，如瘿、瘘、癣、疮，特别是金疮，都有专门研究。"兽毒"一项，包括了犬、马、蜂、蛇、蝎等兽类致伤。

可以说，今天医学能够设置的学科，该书大多有涉及。虽然该书仍然坚持七情六淫致病的基本信条，或者用人体的阴阳不和、元气虚实来解释病因，但是由于涉及疾病众多，使作者不得不对病因做出补充说明。比如"症瘕病"除脏气虚弱外，其病因还有"食生冷之物";类似的"癖病",则被认为是饮水过多,特别是酒后口干而过多饮水。至于齿一项,该书认为饭后漱口,可以不患龋齿,显然认为龋齿是口腔卫生不良所致。在当时的技术条件下,人们还只能从气候、情绪和生活状态方面去寻找病因。然而如果顺着该书的思路,实事求是地研究每一种病的发病原因,将会使中国医学在仅凭感官诊病的情况下,最大可能地去发掘真正的病因,找出治疗办法。这是中国医学发展的基本道路,也是从先秦时期就开始的优良传统。

医学的理论兴趣一经燃起,人们自然就会想到那些最具理论形态的典籍。隋末唐初,著名的医生孙思邈著《千金要方》,其第一卷第一项是"论大医习业",内容是如何成为一位"大医"。他说:

> 凡欲为大医,必须谙《素问》、《甲乙黄帝针经》、《明堂流注》、十二经脉、三部九候、五脏六腑、表里孔穴、本草药对,张仲景、王叔和、阮河南、范东阳、张苗、靳邵等诸部经方。又须妙解阴阳禄命、诸家相法及灼龟五兆、《周易》六壬,并须精熟。如此,乃得为大医。若不尔者,如无目夜游,动至颠殒。(孙思邈《千金要方》卷一《论大医习业》)

由于孙思邈讲了欲为大医,必须懂得的内容中包括《周易》,二十世纪末,遂引起了中医和《周易》关系的大讨论。一些人还接过明代医生张景岳"医《易》同源"的话,并发展为"医源于《易》"。不少人也在研究如何通过学习《周易》推动中医进步的方法。这可称为二十世纪中医学发展的闹剧。

依据孙思邈的主张，欲为大医，还需要读儒家五经、三史，读诸子，读"内经"（佛教经典），读《庄子》《老子》，懂五行、天文等。他认为这样才可以知仁义之道，有慈悲心肠，知古今之事，趋吉避凶，等等。而这一切，那些认为"医源于《易》"，主张中医应该学《周易》的人似乎就不管了。

在魏晋南北朝方剂长期盛行之后，孙思邈的建议具有重要的意义。其核心思想，是要医生提高理论和文化水平，不然就只能是个小医，甚至是个庸医。原则上，这个主张在现在也是适用的。任何方面的科技人才，如果仅仅知道自己专业范围内的东西，都难以发展壮大自己的事业。因此孙思邈的建议，是中国医学在长期的理论沉寂之后，呼唤理论建设的号角。

初唐四杰之一的卢照邻曾经向孙思邈请教过"高医愈疾之道"，孙思邈回答说：

> 天有四时五行，寒暑迭居。和为雨，怒为风，凝为雪霜，张为虹霓，天常数也。人之四支五藏，一觉一寐，吐纳往来，流为荣卫，章为气色，发为音声，人常数也。阳用其形，阴用其精，天人所同也。失则蒸生热，否生寒，结为瘤赘，陷为痈疽。奔则喘乏，竭则燋槁，发乎面，动乎形。天地亦然。五纬缩赢，孛彗飞流，其危诊也。寒暑不时，其蒸否也。石立土踊，是其瘤赘。山崩土陷，是其痈疽。……高医导以药石，救以针剂；圣人和以至德，辅以人事。故体有可愈之疾，天有可振之灾。（《新唐书·孙思邈传》）

这里完全是理论问题，也是孙思邈读《素问》、五经，读"内

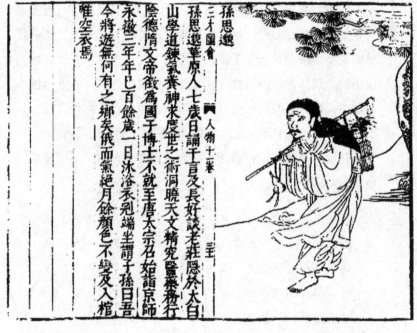

图 5-1　孙思邈像（王圻《三才图会》，明万历三十五年［1607］刻本）

经"，通天文等的结果。至于诊病，他主张"胆欲大而心欲小，智欲圆而行欲方"（《旧唐书·孙思邈传》），说这是从《诗经》和《周易》等书中得到的原则。

卢照邻曾经著文赞扬孙思邈，说他"道合古今，学殚数术"。"高谈正一"，似道家的庄子；"深入不二"，似佛教的维摩诘；懂天文、数学，又像落下闳。总体上，则是"安期先生之俦"（《旧唐书·孙思邈传》）。大约由于卢照邻的赞扬，后人往往视孙思邈为神仙。而卢照邻的赞扬，当基本属实，这也是孙思邈作为一代名医、大医之所在。

依孙思邈所说，欲为大医的第一项，还是要熟读《素问》等，这才是医生的本业经典。大约与《诸病源候论》写作同时，隋代的全元起就注释了《黄帝内经》，不过这个注本没有流传下来。孙思邈之后，杨上善又开始注释《黄帝内经》。

杨上善，有人说是隋朝人。但据萧延平《黄帝内经太素例言》考证，该书不载于《隋书》，文中称老子为"玄元皇帝"，而唐朝此封号出现在高宗乾封以后，因此断为该书成于乾封之后，大约和孙思邈同时或稍后，是合乎事实的。

杨上善注释《黄帝内经》的著作，定名为《太素》。《太素》把《黄帝内经》的文字重新分类、编排。比如养生的，编为"顺养""调食"等类，为第二卷。讲阴阳的，分为"阴阳杂说""调阴阳""阴阳合"等，编在第三至第五卷。讲脉象的，包括经脉、督脉等，编在第八、九、十卷。讲解剖的，分"经筋""骨度""脉度""肠度"等，为第十三卷。其他如针刺、风病、热病等，都各自包括数节，放在一起。其思路，大体同于《诸病源候论》。这种状况说明，从隋到唐初的医学，还是极力要根据病情的实际，去探讨相关的理论，研究治疗的办法。

但是从王冰校注《黄帝内经》以后，情况开始发生变化。

王冰，唐代宝应年间人，晚于孙思邈、杨上善等大约百年。他注《黄帝内经》，称《重广黄帝内经补注》。在序言中，王冰称《黄帝内经》为"至道之宗，奉生之始"。由于缺失第七卷，使该经不能为世人全知。而他则"于先生郭子斋堂受得先师张公秘本"，于是补全，并重新编排为二十四卷八十一篇，流传于世。

北宋早期，林亿等人奉命校正《黄帝内经》，针对王冰这段话，林亿等人认为，《黄帝内经》第七卷，大约在晋初就已经亡失，梁朝的《七录》，也说只有八卷。隋代全元起注本，也缺少一卷。到王冰，该书已经亡失六百多年，所以，王冰补入的七篇大论，即《天元纪大论》《五运行大论》《六微旨大论》《气交变大论》《五常政大论》《六元正纪大论》《至真要大论》，应是张仲景提到过的《阴阳大论》，不是《黄帝内经》的文字。王冰把《阴阳大论》补入《黄帝内经》，就像刘歆把《考工记》补入《周礼》一样。

林亿等人关于"七大论"不是《黄帝内经》原文的意见，几乎没有人反对。虽然如此，这七篇大论由于混入《黄帝内经》，其影响也就越来越大。

这七篇大论的核心，是讲了所谓"五运六气说"。其第一篇《天元纪大论》道：

黄帝问曰："天有五行御五位，以生寒暑燥湿风。人有五藏化五气，以生喜怒思忧恐。论言五运相袭而皆治之，终期之日，周而复始，余已知之矣。愿闻其与三阴三阳之候奈何合之。"

鬼臾区稽首再拜对曰："昭乎哉问也。夫五运阴阳者，天地之道也，万物之纲纪，变化之父母，生杀之本始，神明之府也，可不通乎！"

其第二篇《五运行大论》，讲了五气所主的日子：

鬼臾区曰："土主甲己，金主乙庚，水主丙辛，木主丁壬，火主戊癸。子午之上，少阴主之。丑未之上，太阴主之。寅申之上，少阳主之。卯酉之上，阳明主之。辰戌之上，太阳主之。巳亥之上，厥阴主之。……"

第三篇《六微旨大论》，认为这五运六气是"天之道"，而医学应该"谨奉天道"。第四篇《气交变大论》论五运六气的运行，有太过和不及，因此应该灵活掌握；并再次强调懂得大道者，应该是上知天文、下知地理、中晓人事："夫道者，上知天文，下知地理，中知人事，可以长久，此之谓也。"第五篇《五常政大论》，讲述五气运行的正常状况。第六篇《六元正纪大论》和第七篇《至真要大论》，讲述三阴三阳"六气"的正常状况和五行之气的交变，以及由此产生的对患病状况的影响。而在这七篇之中，处处都贯彻一个基本思想，那就是五行和阴阳之气的运行交变，是天道。做医生的，一定要懂得天道，要上知天文、下知地理、中知人事，才能把医生做好。

这七篇大论，是汉代产生的、最具理论形态的医学理论。它把气候对人体健康的影响，做成一个复杂而多变的模型，并且扬言，只有精通这个复杂的模型，才可能做一个好医生。科学的历史上也往往有这样的情况：当人们普遍呼唤某种东西、推崇某种东西的时候，其中愈是色彩鲜艳的东西，愈是能够吸引人们的注意。至于这种色彩鲜艳的东西是否正确，是否真的有用，则很少有人去考察，也很少有人敢于去考察。即使考察之后得出了不同的结论，也很难取得社会的信任。因而习非成是，错误的理论风行一时。这种状况，是科学发展史上最悲哀的事件之一。

然而王冰补入的这七大论，在唐代似乎没有造成大的影响。七大论影响的扩大，以致使五行说成为医学的基本理论，是在宋代形成的。

第三节
隋唐医学咒禁术的兴起和对精神来源的探讨

魏晋南北朝时期，咒禁术开始被纳入医学著作。隋唐时期，咒禁术得到了国家的承认。

根据皇帝指示撰写的《诸病源候论》，认为许多病症乃是由于鬼神的侵袭。其中大类有"中恶病诸候"，其病因是："人精神衰弱，为鬼神之气猝中之。"（《诸病源候论》卷二十三）在这大类中，又分"鬼击""卒魇"等十四小类。

除了"中恶病诸候"这一大类被认为是鬼气侵人的结果，其他被认为是鬼气侵人的，则作为小类，分别归入某大类。比如"中恶霍乱候"，被归入"霍乱病诸候"这一大类。作者认为，该病也是"鬼气卒中于人"的结果。"鬼邪候"与"鬼魅候"被归入"风病诸候"，"鬼注候"被归入"注病诸候"，"猫鬼候"被归入"蛊病诸候"。"妇人杂病诸候"中有"与鬼交通候"和"梦与鬼交通候"，"小儿杂病诸候"中有"为鬼所持候"等。这些病症，都被认为是鬼气或鬼物侵害的结果。

考察以上这些被认为是鬼邪所致的疾病，大约有两类。一类是猝发性疾病，比如中恶、霍乱。一类是精神性疾病，比如鬼邪、与鬼交通等。此处的"霍乱"与今天霍乱的症状相同。至于中恶，《诸病源候论》对症状的描写是："卒然心腹刺痛，闷乱欲死。"（《诸病源候论》卷二十三）或者有吐血、鼻孔出血症状。今天看来，这是心脏疾病猝发的典型表现。至于精神性疾病，首先是"鬼邪候"，《诸病源候论》对其的描述是：

> 凡邪气鬼物所为病也，其状不同。或言语错谬，或啼哭惊走，或癫狂昏乱，或喜怒悲笑，或大怖惧如人来逐，或歌谣咏啸，或不肯语。（《诸病源候论》卷二）

还有"鬼魅候"，症状是：

> 凡人有为鬼物所魅，则好悲而心自动，或心乱如醉，狂言惊怖，向壁悲啼，梦寤喜魇；或与鬼神交通，病苦乍寒乍热，心腹满，短气不能饮食。此魅之所持也。（《诸病源候论》卷二）

其他"鬼击候""与鬼交通候"等，也有类似的症状。

对付猝死的中恶和霍乱，古代没有什么办法。对付属于精神类疾病的所谓"鬼邪"等病，则有咒禁法。如治疗"鬼邪候"，《诸病源候论》介绍的方法是：

> 持针置发中，入病者门，取坍岸水，以三尺新白布覆之，横刀膝上，呼病者前，矜庄观视病者语言颜色。应对不精明，乃以含水喷之。勿令病者起，复低头视，满三喷后熟拭之。若病困劣昏冥，无令强起，就视之，昏冥遂不知人，不肯语，以指弹其额，近发际，曰："欲愈乎?"犹不肯语，便弹之二七。曰："愈。"愈即就鬼，受以情实。若脉来迟伏，或如鸡啄，或去，此邪物也。若脉来弱，绵绵迟伏，或绵绵不知度数而颜色不变，此邪病也。(《诸病源候论》卷二《鬼邪候》)

温病虽然不认为是鬼邪所致，但由于这种病的传染性质，其治疗方法，《诸病源候论》也介绍了咒禁术：

> 《养生方·导引法》云，常以鸡鸣时存心念四海神名三遍，辟百邪，止鬼，令人不病。东海神名阿明，南海神名祝融，西海神名巨乘，北海神名禺强。
>
> 又云，存念心气赤，肝气青，肺气白，脾气黄，肾气黑，出周其身，又兼辟邪鬼。欲辟却众邪百鬼，常存心为炎火如斗，煌煌光明，则百邪不敢干之。可以入"温疫"之中。(《诸病源候论》卷十《温病候》)

温病，是《黄帝内经》中很少提到的疾病。把温病专门作为一类疾病而加以研究，是医学本身的进步。而在没有很好的办法治疗之前，在古代普遍相信鬼神的情况下，巫术就是填补科学空缺的基本手段。

把精神疾病单独列出，并寻求治疗办法，也是医学进步的表现。直到今天，人类在对待精神疾病方面，仍然是困难重重。在古代，使用咒禁术，也会有一定的心理疏导和安慰的作用。

到了唐代，咒禁术被国家列为正式学科，在医学著作中，其治疗的范围也扩大了。孙思邈著《千金要方》以后，晚年又著《千金翼方》。他在《千金翼方》第二十九卷《禁经》的总论中，正式把咒禁作为治疗方法之一种：

> ……是以医方千卷，未尽其性，故有汤药焉，有针灸焉，有咒禁焉，有符印焉，有导引焉，斯之五法，皆救急之术也。何者？病起无端，医疗万品，闾阎之内，犹有夭枉之衷，朝野之中，尚致膏肓之疾，诚可悲夫。

所谓咒禁术，有咒和禁两部分。咒，就是语言，咒骂或者恐吓鬼怪。禁就是用动作，对鬼怪进行恐吓或进攻。此外还有"符印"，即服食写在纸上或帛上的文字或变形的文字："符"，通常也是恐吓鬼怪的话或者符号，有的符要加盖印章，所以称为符印。在这些问题上，除了语言文字的不同，全世界的巫术几乎都由动作、语言或文字组成。

把咒禁、符印作为治疗的手段，和针刺、汤药并列，是认为鬼怪的侵扰乃是疾病的原因之一，所以需要用对付鬼怪的巫术去对付这种疾病。要对付的鬼怪，不仅是人死的鬼，还有所谓"猫虎、狐狸、老物精魅"（《千金要方》卷七十四《蛊毒》）等，可通称为"蛊"。在《千金要方》中，对付鬼怪所致的疾病，比如鬼邪、鬼魅，还有各种蛊病，孙思邈都有相应的方剂或者是针刺的办法。也就是说，在孙思邈看来，由鬼魅所致的疾病，也可以由药物和针刺进行治疗。同时，在《千金要方》的《本序》中，曾批评那些不留心医药的人一旦患病，就"降志屈节，钦望巫祝"，以致"告穷归天，束手受败"。其卷一的《论诊候》一项，也认为"信巫不信医"是六种使病不愈的手段之一。对于巫术，孙思邈似乎取排斥的态度，但《千金要方》中就载有"治疟符"等咒禁的内容，《千金翼方》更有两卷专门讲论咒禁。咒禁的项目，除疟疾外，还有蛊疾，其中一部分是精神性疾病；有温病，即传染性疾病；有各种肿痈、金疮；有禁蛇虎及各种毒虫的咒术；甚至有防身、防盗贼的咒术。大约在孙思邈看来，由医生所行者，不是巫术。

孙思邈之后，王冰整理了《黄帝内经》。流传到宋代，有《本病论》和《刺法论》两篇。宋代林亿校正时，认为这两篇"辞理鄙陋"（林亿《黄帝内经素问新校正》卷二十一），王冰整理时就已经缺失，当时林亿等人见到的是假托王冰之名而作的，所以林亿等人的校正本没收。但刘温舒的版本则有此两篇，即使不是王冰所补，也当是宋以前的文字。

《刺法论》正文，强调精、气、神是三宝，认为人身体虚弱，精神就会游离，有青、黄、白、赤、黑五色鬼怪，会致人疾病。《本病论》描写黑尸鬼："形如黑大头，似妇人发。"治疗这类疾病，应用咒禁术。注文中有一种咒语是："五帝上真，六甲玄灵，气符至阴，百邪闭理。"针刺足太阴，并念咒："帝扶无形，护命成灵。"

用巫术治疗疾病，在各民族的古代，都是无法避免的现象。中国古代，这也是对付疾病的常态。汉代，汉武帝得病，

"巫医无所不致"（《史记·封禅书》）。汉安帝延光四年（125），京城洛阳发生了严重的流行病，张衡上书，认为是没有好好对待祖宗的神灵所致，因此他要求皇帝"陈术改过，取媚神祇"，以"自求多福"（《后汉书·五行志五》）。但在汉代的医学著作中，在汉代及其以前医生们的言论中，则明确排斥鬼神和巫术。从魏晋时期开始，鬼神致病说开始被引入医学著作，到唐代，鬼神致病说达到了高潮。这是中国古代医学在探索未知领域时的失误，人们需要在一段实践之后，才会认清真相。

和隋唐医学正式承认鬼神致病相应，国家医疗机构设置了咒禁科。中央政府"殿中省尚药局"有"咒禁师"四人。管理祭祀的太常寺下辖的太医署，有咒禁博士一人、咒禁师二人、咒禁工八人、咒禁生十人。咒禁术，也被正式纳入了国家医学教育系统。

第四节
隋唐医学对疾病分类和病因说的发展

隋唐时代的医学比起魏晋南北朝时期有所发展，主要表现在三个方面：一是扩大了医学的分科，二是对病因说有所发展，三是对人体的认识有新的探讨。

中国医学的分科，先秦就已经出现，但是非常粗略。《周礼》中分"食医""疾医""疡医"和"兽医"四类。其中食医是营养医，无关治疗，兽医与人无关，所以就治疗人的疾病来说，其实也就是治疗疮肿的疡医和其他疾病的疾医两大类。《史记·扁鹊仓公列传》说扁鹊过邯郸为"带下医",到洛阳为"耳目痹医",到咸阳为"小儿医",只能说明扁鹊是全科医生,各种病都能治疗,并没有将医学分科的意识。所以后来的医学著作,也没有分科的论述。《黄帝内经》的《素问》和《灵枢》两部分,加上被认为也是较早出现的《难经》,乃是人体生理、病理和治疗的总论,甚至看不出有将生理和病理分开的意图,更不必说对疾病进行分类。汉末和晋初出现的《伤寒论》《脉经》和《针灸甲乙经》,包括《肘后方》,或仅讲由一种主要病因形成的疾病(《伤寒论》),或仅讲诊断的手段之一(《脉经》)、治疗的手段之一(《甲乙经》),而《肘后方》则是急救手册,也没有分科的愿望。

从隋代巢元方《诸病源候论》开始,分科的意向逐渐明确起来。其书的名称就表明,这是按疾病的不同症状进行分类叙述的著作。其中特别引起注意的,是妇女病和小儿病,分别都有数卷的篇幅专门论述。其中许多疾病都是和其他人群共同的,但作者要放在"小儿杂病诸候"和"妇人杂病诸候"中专门再论述一次。比如中风、痰咳、喉痛、眼赤、时气、疟疾、霍乱等,都是一般人也会患的疾病,但作者在妇人、小儿杂病诸候中重新叙述,说明作者已经明确意识到,即使同样的疾病,对妇女和儿童患者而言,也要采取不同的治疗手段,所以这是明确的分科意识。

温病事实上也已经被作者明确地从各种疾病中单独划分出来,不仅有近一卷的篇幅专门论述,而且作者发现,它不是四时之气所导致的伤寒。因为它不是很快发病,而是经过相当长一段时间才发病,比如冬天伤寒到春天变为温病。事实上,这是作者看到温病并不是四时之气所导致的疾病而做出的无奈解释。并且明确意识到，这种病的原因，"与伤寒大异"，不是感冒风寒，而是"感乖戾之气"。其表现也与伤寒完全不同。伤寒病发汗以后，病情就会好转甚至痊愈，但温病"汗出，辄复热而脉躁，病不为汗衰"。作者认为这是正不胜邪，必死无疑。作者还发现，这种病会相互传染，"转相染易，乃至灭门"（《诸病源候论》卷十）。这是当时无法对付的疾病，所以作者开列了咒禁的方术，让患者念诵四海神名以自保。

假如人们当时能抛开所谓"风为百病之长"的经典束缚，去研究这种"乖戾之气"，也可能就会有明末吴有性的发现，并采用新的治疗方法，中国古代可能会有许多人获得拯救。虽然吴有性所用的手段和方法，比起传统的办法，也没有根本的改进，但是《黄帝内经》中的七情六淫说不久就又在医学方面占据了统治地位，要想在气候因素之外去寻找病因，几乎始终没有实现。

《诸病源候论》将疾病分类的思想，至少在隋唐时代，影响极其深刻。孙思邈的《千金要方》，其分类思想就是沿袭《诸病源候论》。

今《四库全书》本《千金要方》第一卷是总论，第二至第七卷，是妇人方，即妇科；第八至第十四卷，是少小婴孺方，即小儿科；第十五至第二十一卷，七窍病方，类似五官科；以下是风毒、诸风、伤寒方，属于传统的以病因分类。第三十六至第六十二卷，共二十七卷，则是按心、肝、脾、肺、肾五脏和胆、胃、小肠、大肠、膀胱、三焦等六腑系统分类。此后的消渴、丁肿、痔漏，也和今天的糖尿病、外科、痔漏专科大体对应。四卷"备急方",相当于急救科;两卷"食治",相当于营养科;三卷"养性",是现在国内日益重视的所谓养生学;此后的三卷"平脉",七卷"针灸",则是治疗手段。其分类,较之《诸病源候论》,更加明确,也更加准确。

根据疾病实际,对病症和治疗方法重新进行分类的做法,也影响到杨上善对《黄帝内经》的整理和注释。一般说来,注释古籍,应保持古籍原貌。变动篇章,已经是一种不太尊重原著的行为,像这样重新分割、完全使经典服从自己需要的情况,是极其少见的。对待经典的这种态度,也是一个重要进步的标志。

后来王焘作《外台秘要方》,《四库全书总目提要》说该书"分一千一百四门,皆先论而后方。其论多以《巢氏病源》为主"。其分类,也大体依巢氏的方式。

巢氏《诸病源候论》对医学分类方式的影响,说明当时的医学无论对于疾病还是治疗方式的认识,都已经大大突破了原来的认识框架,而必须创立一种新的框架来负载更多的、新的内容。

此外,《外台秘要方》还创造了中国古代自然科学著作写作的新的,也是科学的方式,即引证前人,注明书名和卷数。《四库全书总目提要》称:

> (该书)每条之下,必详注原书在某卷。世传引书注卷第始程大昌《演繁露》,而不知例创于焘。可以见其详确。

也就是说,王焘的《外台秘要方》是一部态度严谨的科学著作。

传统病因说的"六淫"都是气候因素,隋唐医学原则上对这个病因说没有疑义。《诸病源候论》虽然说到"乖戾之气"，似乎并未意识到这种气不同于四时之气的特殊性质。唐代，当王冰将七大论补入《黄帝内经》的时候，他对气候问题提出了新的意见。

中国的气候，各地区不同。汉代人似乎已经注意到这个问题。《黄帝内经·素问·五常政大论》道：

> 帝曰："天不足西北，左寒而右凉；地不满东南，右热而左温。其故何也？"
>
> 岐伯曰："阴阳之气，高下之理，太少之异也。东南方阳也，阳者其精降于下，故右热而左温；西北方阴也，阴者其精奉于上，故左寒而右凉。是以地有高下，气有温凉。高者气寒，下者气热。故适寒凉者胀，之温热者疮。下之则胀已，汗之则疮已。此腠理开闭之常，太少之异耳。"

该论也注意到，一州之内，由于地形高低不同，气候不同，因而人们患病的情况也不同。不过讲得比较粗略，长期以来，也未见有人注意。到王冰整理《黄帝内经》，对这一段论述给予了认真的注意和比较详尽的注释。

王冰认为，此论中所谓"右热左温""左寒右凉"，是"面巽"而言，即面向东南方而说的。据他的观察，面向东南，从南到北，气候大体可划分为三段：

> 其一者，自汉、蜀江南至海也，二者自汉江北至平遥县也，三者自平遥北山北至蕃界北海也。（王冰《素问

注·五常政大论》）

第一段，南方，大热；第二段，寒热兼半；第三段，北方，大寒。从西到东，也可以分为三段：

> 其一者，自汧源县西至沙州，二者自开封县西至汧源县，三者自开封县东至沧海也。（王冰《素问注·五常政大论》）

这三段中，东方大温，中间是温凉各半，西方是大凉。

如果把南北东西三段交叉，中国的气候状况则可分为九部分。其中东北极寒，西南极热。历法中所说的气候，在王冰看来，仅仅是开封到汧源县这一带的气候。

王冰继续深入，说从开封到海边，每一百里，春秋的气候相差一天；汧源以西，每四十里气候相差一日。而从东北到西南，每十五里，气候寒凉就相差一日……而且气候的差别，不仅因地区不同，也因地势高低而不同；不仅是寒热温凉的差别，也有干燥和湿润的差别。

今天看来，这些数字已经不重要了，不过也只能说这些数字的精度不够。但是用数学模型反映中国境内气候的变化，大体上还符合实际。既然气候是影响人们患病的外部因素，那么，明确了气候的实际状况，对判断疾病的发生，自然会比较精确。五运六气说后来能够流行多年，人们明知道这几篇大论不是《素问》原文而加以容忍，很可能和王冰对中国境内气候变化状况的进一步详细说明有极大关系。

第五节

隋唐医学对于精神来源的探讨

人的精神，本质是什么，它从哪里来的，一直是中国哲学和医学探讨的问题。《左传·昭公七年》子产论述人死灵魂是否存在的时候说过："人生始化曰魄。既生魄，阳曰魂。"仅仅说出了人是先有形体，然后才有了精神。至于魂从何来，则没有说明。到荀子，把子产的思想简化为"形具而神生"（《荀子·天论》）。据唐代杨倞注，认为这是"言人之身亦天职天功所成立也。形谓百骸九窍，神谓精魂"。也就是说，这是认为人的身体和精神都是天所降生的。但是天如何降生，也没有说清楚。至于天如何使人先具有形体，然后又产生了精神，更没有说明。

时代相近的《管子·内业》说："凡人之生也，天出其精，地出其形，合此以为人。"后来《淮南子·精神训》继承《管子》，说："精气为人。是故精神，天之有也。而骨骸者，地之有也"，"夫精神者，所受于天也。而形体者，所禀于地也"。但由于认为精或精神也是一种气，不过是精细的"精气"，所以人们也不认为这种精神起源说和"形具神生"有重大的区别。

从先秦中经汉代到魏晋，人的精神，一直都被认为是气的精细部分——精气。而精气，后来又往往和阳气是一个概念。王充的"阳气导物而生，故谓之神"（《论衡·论死》），"阴气主为骨肉，阳气主为精神"（《论衡·定鬼》），可说是这种意见的代表性判断。从慧远指出神是"精极而为灵"，到范缜将精神与肉体比喻为刃和利的关系，中国古代对精神现象本质的认识，才达到了一个新的水平。但是，刀的刃是人磨砺出来的，人的精神是谁磨砺出来的呢？如果不是由谁磨砺，它又是如何形成，或又是如何产生的呢？范缜没有回答这样的问题。

稍早于范缜的居士宗炳，在"神灭神不灭"的讨论中，从佛教教义的立场出发，对精神来源问题做了新的回答。

中国传统的观念，就是荀子的"形具而神生"。天降生了人的形体，也赋予了人以精神。身体具备了，精神就产生出来。这似乎是自然而然不必解释的问题。依佛教的缘起说，人和其他事物一样，都是因缘的和合。所谓因缘和合，是指合成该事物的因素本来就存在着，只是由一种机会使它们会合起来，形成了一个新的事物。比如将砖瓦梁椽合成房屋，将辕厢轮轴合成车辆一样，人的精神和肉体，也是各自存在，后来会合起来而成为人的。宗炳的《明佛论》首先用儒教的经典，反驳儒教的传统观念。他说，假如肉体产生精神就随之产生，肉体死亡精神就随之死亡，那么就应该"形残神毁，形病神困"。假如人患病，或者临近死亡的弥留之际，人的精神一定会非常糊涂。但是《论语》上记载说，冉伯牛患了重病，孔子曾隔着窗户拉着他的手，感叹命运。冉伯牛的精神依然健全："无变德行之主。"宗炳说，这就是精神不灭的验证。

其次，宗炳说，假如精神真的产生于形体，那么五岳、四渎是否有灵，就难以判断了。假如认为它们有灵，那么五岳仅仅是一堆土石，黄河、长江等四条河流也仅是水的集合，那么"得一之灵，何生水土之粗哉？"。也就是说，那极端精妙的精神，怎么可能是从那粗陋的水和土之中产生的呢！因此，宗炳得出结论：

> 而感托岩流，肃成一体。设使山崩川竭，必不与水土
> 俱亡矣。神非形作，合而不灭，人亦然矣。（宗炳《明佛论
> ［神不灭论］》）

也就是说，由于感召，托身土石，和它们浑然成为一体的东西，一定不会随着水土的灭亡而灭亡。由此证明，精神，不是形体产生的，而是和形体会合在一起而不会消灭的。人，也是一样。也就是说，人的精神，也是本来存在于某一地方，后来和形体会合的结果，因而不会随着肉体的消灭而消灭。

五岳、四渎，都是儒教崇拜的重要神祇。作为神祇崇拜，当然认为它们都是有灵魂的，而不仅是一堆土、一条河而已。宗炳也是用儒教自身的言行，反驳了形死神灭说，同时也提出了精神来源的新说。

宗炳继续说，《周易》上说："神也者，妙万物而为言矣。"假如必须借助形体才能产生，随着形体的消灭而消灭，那就是精神以形体为根本，它又妙在哪里呢？

在以神灭神不灭为中心议题的讨论中，宗炳的这段论述没有引起很多的注意。到了唐代，佛教的这个主张引起了医学方面的注意。杨上善在其著作《太素》中，讨论了精神来源的问题。《黄帝内经·灵枢·本神》是专门论述人的精神的篇章。其中写道：

> 天之在我者德也，地之在我者气也。德流气薄而生者
> 也。故生之来谓之精，两精相搏谓之神，随神往来者谓之

魂，并精而出入者谓之魄。所以任物者谓之心，心有所忆
谓之意，意之所存谓之志，因志而存变谓之思……

这可以说是传统医学对精神问题最为完整的论述。其中所谓
"天之在我者德也，地之在我者气也"，和《管子》等书所谓
"天出其精，地出其形"，具有同样的意义。可以说，这是传统
医学从当时哲学对精神来源的探讨中汲取的营养。所谓"德流
气薄而生"，就是天德和地气的结合产生了人。杨上善注道：

> 未形之先，梡与我身，谓之德者，天之道也。……阴
> 阳和气，质成我身者，地之道也。德中之分流动，阴阳之
> 气和亭，遂使天道无形之分，动气和亭，物得生也。（杨上
> 善《太素》卷六《脏腑》）

这里天道、地道的"流动"与"和亭"之分，乃是"德中"与
"阴阳"之分。可以看出，杨上善所说的天赋的德，已经超出
了阴阳二气的范围。接着，杨上善具体说明了什么是精，什么
是神，并探讨了神的来源。对于"故生之来谓之精"，杨上善
注道：

> 雄雌两神相搏，共成一形，先我身生，故谓之精也。
> （杨上善《太素》卷六《脏腑》）

这里对什么是精说得不是非常明确，因为前面杨上善已有说明。
其卷二《六气》篇："岐伯曰：两神相薄，合而成形，常先身
生，是谓精。"杨上善注道：

> 但精及津液与气异名同类，故皆称气耳。雄雌二灵之

> 别，故曰两神。阴阳二神相得，故谓之薄。和为一质，故
> 曰成形。此先于身生，谓之为精也。（杨上善《太素》卷二
> 《六气》）

这里的精，先于身生，它不是气，而是和津液同类。很明显，
在杨上善看来，精，就是人的精液。由于精是两神相搏而成，
应该是雄雌二性共同产生且合而为一的物质。这和今天所说的
精液有所区别。对于"两精相搏谓之神"，杨上善注道：

> 即前两精两搏共成一形。一形之中，灵者，谓之神者
> 也，即乃身之微也。（杨上善《太素》卷六《脏腑》）

这里明确把神与精区别开来。神，是由两精相搏形成的，是形
成后的一形中的"灵者"。"微"可理解为微小，也可理解为微
妙，是感官所不及的东西。那么，这灵者从哪里来的呢？

> 问曰：谓之神者，未知于此精中始生，未知先有
> 今来？
> 答曰：按此《内经》，但有"神伤""神去"与此"神
> 生"之言，是知来者，非曰始生也。（杨上善《太素》卷六
> 《脏腑》）

也就是说，按照杨上善的理解，根据《黄帝内经》中神伤、神
去和神生的语言判断，人的神，是在人降生时从别处到来的，
不是由已经形成的肉体产生的。杨上善对《黄帝内经》的理解
是否正确，另当别论。他认为神是先处于形成人体的物质之外，
在人体形成时才到来的观点，则非常明确。而自设问答，也可

见这个问题确实是当时关心的重大问题。

然而，根据何在呢？杨上善继续说：

> 按释教，精合之时，有神气来托，则知先有，理不虚
> 也。故孔丘不答有知无知，量有所由，唯佛明言，是可依。
> （杨上善《太素》卷六《脏腑》）

非常明确，杨上善的主张来源于佛教的教义。他说自己的根据是《黄帝内经》的神伤、神去、神生之类，不过是托词而已。

实际上，在《黄帝内经·素问》中不止一次地讲到"玄生神"，在玄之前，还有气、精等；讲"气和而生，津液相成，神乃自生"，这些都明确指出，神的基础是气，是气所产生的。但是杨上善不取这些说法，他的"神来相托"思想，完全是新的说法，也是唐代医学关于精神来源的新的主张。

不过，杨上善的主张似乎没有得到其他医学家的响应。王冰后来整理《黄帝内经》，在"玄生神"或"神乃自生"等内容之后，或坚持神的幽深无形，或坚持津液和气化成神气，似乎仍然认为神是一种气。杨上善的主张，未能在唐代医学中产生影响。

唐代后期，在佛教与儒、道二教的论争中，佛教方面重新提起精神来源问题。

佛教高僧宗密的《原人论》是一篇论述人的起源的论文。《原人论》一开始就直接批判儒、道二教：

> 儒、道二教说，人畜等类，皆是虚无大道生成养育。
> 谓道法自然，生于元气。元气生天地，天地生万物。故愚

> 智贵贱贫富苦乐，皆禀于天，由于时命。故死后却归天地，复其虚无。(《原人论·斥迷执第一》)

这大体上的确是儒、道二教共同的主张。然而宗密批判道：

> 天地之气，本无知也。人禀无知之气，安得欻起而有知乎？草木亦皆禀气，何不知乎？(《原人论·斥迷执第一》)

这的确是仅用气的聚散解释人生和天地万物生成的基本缺陷：草木也是元气的凝聚，为什么没有知觉精神？

因此，在宗密看来，儒、道二教对人的产生、特别是精神来源的解释，是不正确的。依据他的解释，人的精神是本来就存在的东西：

> 谓初唯一真灵性。不生不灭，不增不减，不变不易。众生无始迷睡不自觉知。由隐覆故，名如来藏。(《原人论·会通本末第四》)

这个真灵性，也称为不生灭的"真心"。当人"禀气受质"的时候，"气则顿具四大，渐成诸根。心则顿具四蕴，渐成诸识。十月满足，生来名人。即我等今者，身心是也"。于是宗密得出结论：

> 故知身心各有其本。二类和合，方成一人。天、修罗等，大同于此。(《原人论·会通本末第四》)

也就是肉体和精神，各有自己的来源。这虽然是佛教固有的主张，但明显可以看出，宗密在这里不仅采取了中国传统的论述方式，而且采纳了传统的观点，所谓"禀气受质"，就是中国传统的人和万物产生的核心主张。

但是宗密立刻就把这种主张纳入佛教教义。宗密说：

> 然所禀之气，展转推本，即混一之元气也。所起之心，展转穷源，即真一之灵心也。究实言之，心外的无别法，元气亦从心之所变。（《原人论·会通本末第四》）

"元气亦从心之所变"，是佛教有宗的基本信条。然而为了解释人的起源，宗密不得不在这个"真心"和人之间，加入元气与真心结合的环节。从佛教的立场上说，这也是对中国传统的让步。

儒教和道教方面，尚未见对《原人论》的直接回应。然而杨上善对佛教教义的接受，宗密对儒、道二教的直接批判，都在向儒教以及医学提出新的理论问题：弄清人的精神起源。

第六节
隋唐医学在医药学方面的进展

唐代，国家开始组织本草书的编纂。显庆四年（659），在英国公李勣和太尉长孙无忌的主持下，由著名儒者和医生参加，编成本草书二十卷，附图二十卷，史称《唐本草》。唐以前的本草书，如《神农本草》收药 365 种，陶弘景撰写的《名医别录》又记载 365 种，加起来共 700 余种。《唐本草》增加了 114 种，并纠正了过去的许多错误。此外，还有私人撰写的各种本草书。

比如孙思邈的《千金食治》和孟诜的《食疗本草》，可算是营养学本草书；李珣的《海药本草》，把药物扩大到海产品；最著名的是陈藏器的《本草拾遗》，因为其中主张用人肉疗病，引发许多割取自身肌肉甚至自称割取自身肝脏治疗父母疾病的尽孝事件，引起后人非议。但李时珍认为该书"博极群书，精核物类，订绳谬误，搜罗幽隐。自本草以来，一人而已"（李时珍《本草纲目》卷一上）。该书现在已经佚失，只能在其他著作的摘引中找到一些零碎残片。

陶弘景作《本草集注》，指出药有君臣佐使，还有单行、相须、相使、相畏、相恶、相反、相杀等七种关系。孙思邈的《千金要方》则具体指出了更多的某种药与其他药物的相使相畏关系。比如当归，"恶闾茹，畏菖蒲、海藻、牡蒙"；黄芩，"山茱萸、龙骨为使。恶葱实，畏丹砂及牡丹、藜芦"；桔梗，"节皮为使。畏白芨、龙胆、龙眼"。这些知识都是医疗用药的重要参考。

唐代医药学另一重大进展，就是对金石药认识的深入，特别是对五石散认识的深入。

五石散或称寒食散的双重效果，在魏晋南北朝时期都有鲜明的表现。服药后身轻体健的记载，不断见于史书和医书，而服药导致严重危害的事件，也史不绝书。首先是著名的地理学家裴秀，他用所谓"制图六体"方法制作的地图，不仅有比例，而且能使人辨别高低，被列为重要的科学人物。但是他服用寒食散，应该饮热酒却饮冷酒，导致死亡，令人叹息。他死时才四十八岁。据《诸病源候论》，裴秀服寒食散后，身边的人不知道如何施救，只知道让他饮冷水，并且用冷水给他冲洗。用水数百石，以致命绝。北魏道武帝服寒食散，常常脾气暴躁，轻易杀人，不仅导致自己很快死亡，而且造成严重的政治危机。他死时才三十九岁。

不过整个魏晋南北朝时期，人们对于五石散，还是以信任为主。并且从晋代初年开始，皇甫谧就撰有解药的方法。后来陈延之的《小品方》又载有僧人道弘（洪）的"解散对治方"。该方"说草石相对之和，有的能发动为证"（巢元方《诸病源候论》卷六《寒食散发候》）。人们相信这种简易的方法，所以服药的兴趣依旧。终魏晋南北朝时期，解寒食散方与服寒食散方并存，人们希望能从药中得到好处而避免危害。

到了隋代，巢元方在《诸病源候论》中专用一卷，详细论述了寒食散的效果。

巢元方指出，服用寒食散，确实能使"心加开朗，体力转强"，甚至使"历岁之困，皆不终朝而愈"。这种药不让人呕吐和下泄而能治病，因此被许多人追求。但是巢元方说，"众人喜于近利，未睹后患"。他自己就是服寒食散的追随者。由于药力发作时痛苦难忍，曾拔刀自杀，幸被家人解救。他亲眼所见，因服用寒食散而夭折的不在少数："是以族弟长互舌缩入喉，东海王良夫痈疮陷背，陇西辛长绪皮肉烂溃，蜀郡赵公烈中表六丧，悉寒食散之（原文缺）。"十几年中，"其夭死者，焉可胜记哉"。而且，服用寒食散之后，人就变得愚蠢："凡有寒食散药者，虽素聪明，发皆顽嚚，告舍难愈也。以此死者，不可胜计。"（巢元方《诸病源候论》卷六《寒食散发候》）

于是巢元方得出结论说：

　　　　石之为性，其精华之气，则合五行，乃益五脏。其滓

　　秽，便同灰土也。（巢元方《诸病源候论》卷六《寒食散

　　发候》）

也就是说，石的作用，主要是好的。或者说，主要是精华。那么致人痛苦甚至死命的，仅仅是那些"滓秽"。因此，巢元方主要还是致力于防止渣滓的副作用。为此，他根据自己的亲身经历和医疗实践，给出了许多石药在"发动"情况下对症治疗的方法。但是他坚决反对僧人道弘的对治方。他说，根据《神农本草经》，并没有什么对治的药："草石性味无对治之和，无指的发动之说。"其他类似的方书，包括皇甫谧的"解散说"，也没有什么"对和的发之说"。按道弘的方法，"既不救疾，便成委祸"（以上均见巢元方《诸病源候论》卷六《寒食散发候》），所以不能听从和采用道弘的方法。

　　所谓根据《神农本草经》，不过是论证的手段。他自己的医疗实践，才是他否定道弘的真正根据。而根据《神农本草经》，寒食散所用的药物，都无所谓"滓秽"，不仅可以使人延年，甚至可以使人长生成仙。巢元方认为石药有滓秽，无疑是走出了否定石药的第一步。

　　到孙思邈《千金要方》，则屡次指出五石散或寒食散不可服用。其卷一"论治病略例"条指出，那些"贪饵五石以求房中之乐"的行为，都是病的根源："此皆病之根源。"其"论服饵"条指出，五十以上身体虚弱的，可以服三石，但不可服五石。在卷六十七"疗肿方·发背"条，孙思邈指出："凡发背，皆因服食'五石寒食更生散'所致。亦有单服钟乳而发者，又

有生平不服而自发者，此是上代有服之者。"这种病，刚发作时，也就像小米那么大，或痛或痒，人们往往不当回事，但过不了十天就会死亡。卷七十三"解五石毒"条，再次告诫人们"不可服五石"，并大段论说道：

> "寒石（食）五石更生散方"，旧说此药方上古名贤无此，汉末有何侯者行用。自皇甫士安已降，有进饵者，无不发背解体而取颠覆。余自有识性已来，亲见朝野仕人，遭者不一。所以宁食野葛，不服五石。明其大大猛毒，不可不慎也。有识者遇此方，即须焚之，勿久留也。今但录主对以防先服者。其方以从烟灭，不复须存为含生害也。（孙思邈《千金要方》卷七十三）

我们今天已经见不到五石散或寒食散方，当是孙思邈极力主张焚毁的结果。

依孙思邈所说，服用五石散或寒食散，就不是有精华和糟粕的问题，而是自皇甫谧以来，"无不发背解体而取颠覆"。所以宁可服用最烈性的毒药，也不可服用五石散或寒食散！这是对五石散或寒食散的最为激烈的抨击，也是对这种药物性能的最为明确的认识。

孙思邈并不否认石药的作用。他所否定的，只是"寒石（食）五石更生散"。在他的《千金要方》中，有"大五石泽兰圆"和"小五石泽兰圆"，是治疗妇女"风虚寒中"和"劳冷虚损"的良药。也有"治产后卒中风"的"五石汤"，和"治胃间热，热病后不除烦闷口中干渴"的五石汤，配方各不相同。其中虽然也有钟乳石、紫石英等石类药物，但与所谓"寒石（食）

五石更生散"不是一回事。后人误解，以为孙思邈的《千金要方》有五石散，是不正确的。

五石散或寒食散是魏晋南北朝时期在上层士大夫中风行数百年的药物，因此，对这种药物的彻底否定，具有重要的科学意义。在无法通过各种仪器对药物进行成分分析和药理实验的情况下，人就只能直接充当药物的实验品。那些士大夫及皇帝等，虽然高贵一时，可是他们对这份药方的意义，则只相当于今天用于实验的小白鼠。面对他们付出的巨大痛苦和难以计数的生命代价，后人除了感慨他们的贪婪和愚昧，就是感慨认识的艰难，并且希望类似的悲剧不再重演。

然而，在对五石散或寒食散获得了结论性认识的唐代，却上演了一幕更大的悲剧，这就是长生术在唐代的盛衰。

第七节
唐代服食金丹的效果

长生术，从它企图通过服药或自我锻炼使有生有死的个体变为长生不死的个体这一点来说，也是一次重大而长期的医学科学实验。如果说五石散的成分真如葛洪所说，则五石散乃是仅次于神丹和黄金的仙药。神丹不易成，但五石散易得。虽然不能成仙，但至少可以轻身延年。这大约是五石散风行的根本原因。

葛洪的《抱朴子内篇》否定了"金不可成""世不可度"的结论。然而魏晋南北朝时期人们炼丹、服丹的效果如何，则很少见于记载。只有服五石散的效果，不断见于这一时期的史书和医书。

唐代，社会稳定，国家富强。人们不仅有时间，而且也有精力和能力去炼制并且服用仙丹。从事这项活动的人，主要是皇帝和上层士大夫。

在一般人的印象中，甚至在许多历史学家的印象中，炼制和服食仙药，都是道士们的事情，追求成仙也是道教的事业。然而如果细加考察，实际情况则并非如此。

据先秦文献记载，战国时期最早的几位求仙者，是荆王和燕王。随后最著名的两位，就是秦始皇和汉武帝。为他们找药的，可称为方士，但不是道士。按照学术界一般的观点，此时道教尚未成立。

汉代的皇帝中，求仙者不仅有汉武帝、汉宣帝，还有那个篡夺了汉家天下的王莽。而撰写了《列仙传》去鼓吹神仙可成的刘向，则是汉代儒者的领袖人物之一。那位传说不仅自己成了仙，而且成仙后鸡犬都升天的淮南王刘安，王充在引述他的著作时，往往称其为"儒书"。

魏晋南北朝时期，最著名的炼丹者，如葛洪和陶弘景等，或是儒生，或者是由儒入道的人。葛洪所撰写的《神仙传》，不论其中所述的神仙是否真的存在，许多也都是由儒者直接成了神仙，中间甚至没有经过入道的阶段。而北朝著名的道士寇谦之，自称"少修张鲁之术，服食饵药，历年无效"（《魏书·释老传》），所以不炼仙丹，倒常常和朝廷右弼崔浩"论古治乱之迹，常自夜达旦，竦意敛容，无有懈倦"，并自称"忽受神中之诀，当兼修儒教，辅助太平真君"（《魏书·崔浩传》）。

唐代，情况发生了重大变化。

唐初，太宗李世民在执政之初，曾认为"神仙事本虚妄，空有其名"，批评秦始皇为"方士所诈"，批评汉武帝为求仙甚至"将女嫁道术人"，结论是："神仙不烦妄求。"（《旧唐书·太宗本纪上》）但是执政后期，贞观二十一年（647），他就服用了仙药。其结果就是痢疾不愈，不久病死。

唐太宗死后，唐高宗后来也广召方士，企图炼制不死药。道士叶法善核查以后，把这些炼丹术士全部赶走："因一切罢之。"（《旧唐书·叶法善传》）后来，唐高宗要服用胡僧卢伽阿逸多受炼制的长生药，大臣郝处俊用唐太宗的事例极力劝告，唐高宗才没有服用。

唐高宗死，武则天当政。有一所谓河内老尼，自称能炼长生药。后来，国家新造的神殿明堂失火。武则天说，你说能预测未来，为什么没有预测出明堂火灾？于是把这位老尼和她的弟子们全部没为官婢。

武则天死后，唐中宗继位，任用术士郑普思、叶静能做秘书监和国子祭酒。唐中宗死后，唐玄宗继位之前，就和会炼金丹的方士王琚交往密切。后来嵩山道士孙太冲为唐玄宗炼成九转金丹，是否服用，效果如何，则未见记载。

唐玄宗之后的几代皇帝，未见求长生成仙的记载。到唐宪宗，又将求仙事付诸实行。

唐宪宗是位有作为的皇帝，曾严重打击了割据的藩镇势力。在他执政的第十三个年头，即公元818年，就任命方士柳泌做台州刺史，驱赶全州百姓，放下农活，去山里采药。第二年，唐宪宗吃了柳泌的药，"中躁病渴"（《资治通鉴》卷二百四十一），脾气暴躁，常常殴打甚至杀戮身旁的宦官。宦官们人人自危，于是合伙杀了宪宗。

唐穆宗继位，四年以后，又开始服食仙药，也很快死去。

唐穆宗之后，死于仙药的皇帝，还有唐敬宗、唐武宗和唐宣宗。

唐敬宗十三四岁继位，本就贪玩好闹。因为服药，更增加了脾气暴躁。他在朝廷上踢球，常常召数百名大力士相互搏斗，不称意的就被杀头。后来他被这些大力士杀死。唐武宗服用仙药之后，脾气暴躁，喜怒无常，浑身疼痛难耐，没过多久，也死掉了。唐宣宗服药后内热躁急，背上生疽，数月后也送掉了性命。

皇帝如此，达官贵人，或者作为士大夫的儒者们，也纷纷把求仙作为自己的人生追求。这些达官贵人中，有开国名将尉迟敬德，有被称为初唐四杰之一的卢照邻。开元、天宝年间，诗人李白求仙炼丹多年。唐朝后期，白居易和朋友元稹曾向"炼师"郭虚舟学习炼丹。白居易《同微之赠别郭虚舟炼师五十韵》一诗，提到服丹而死的朋友，有卫中立、元稹、杜牧和崔元亮。这些朋友因为服食丹药，都"或疾"，或"暴夭"，"悉不过中年"。

和白居易的诗相呼应，韩愈有《故太学博士李君墓志铭》。这个博士名李于，是他哥哥的孙女婿，因为服食了柳泌炼的仙药，四十八岁去世。韩愈因此想到他的朋友中，有六七位都是服食仙药而死。这些人是：

工部尚书归登，殿中侍御史李虚中，刑部尚书李逊，

> 逊弟刑部侍郎建，襄阳节度使、工部尚书孟简，东川节度、
> 御史大夫卢坦，金吾将军李道古。

用今天的话说，这些人都是军中上将，部长级别的人物，就因为服用仙药，死于非命。韩愈描述他们服药后的痛苦情状道：

> 工部既食水银得病，自说若有烧铁杖自颠贯其下者，摧而为火，射窍节以出。狂痛，号呼乞绝。其茵席得水银发且止，唾血十数年以毙。殿中疽发其背死……卢大夫死时，溺出血肉，痛不可忍。（韩愈《故太学博士李君墓志铭》）

韩愈描写他们的心理说，他们也知道以前有许多人因服药而死。但他们认为："彼死者皆不得其道也，我则不然。"也就是说，前人的死，是他们的方法不对。而自己得到的，是真正的成仙之药。服药初病时，认为这是药生效的反应。因为中医也认为，使人眩晕的药，往往是治疗大病的好药，所以《尚书》中就说过："若药不瞑眩，厥疾不瘳。"[1] 并且认为，药生效，就要去病。病去，就要长生。直到病危，方才后悔，但悔之晚矣。

韩愈所说的李道古，就是向唐宪宗推荐柳泌的那位将军，也死于柳泌的仙药。

在唐朝后期维护国家统一、平定藩镇割据的战争中，比李道古功劳还大的李抱真，也是这样的心理。他让一个叫孙季长的方士为自己炼药，说这是秦皇、汉武都没有得到的好药，被他碰上了。吃了两万丸，"腹坚不食，将死。不知人者数日矣"。

---

[1] 《孟子·滕文公上》："《书》曰：若药不瞑眩，厥疾不瘳。"

这时医生用"猪肪谷漆下之"。刚有好转，孙季长说，就要成仙了，怎能半途而废。于是李又吃下三千丸，立即"成仙"去了（见《旧唐书·李抱真传》）。

韩愈分析他们的理论说，五谷、蔬菜、油盐、鱼肉，这是人们常吃的东西，他们认为这是"杀人"的，不可吃。十样食物，他们禁忌的就有二三样。这是不信常道而信鬼怪的不智之举。

韩愈说得简单朴实，却是求仙者的基本理论。在求仙者看来，人的自然进程，是吃五谷、菜蔬，有生有死。要不死，就不能遵守这个自然进程。少吃，甚至不吃通常的食物，而服用黄金、丹砂之类，吸取它们不败朽而且能变化的性质。

如果说少量的事实还不足以使人醒悟，唐代这样大量的、呈现于社会表面的事实，终于使越来越多的人开始从理论上检讨药物和服药的理论。检讨的结果，可归纳为以下几条：

> 第一，肉体成仙是不可能的；
>
> 第二，自然界的黄金和丹砂，包括水银，不管品质如何，都是有毒的，不能直接服用；
>
> 第三，后来又进一步认识到，人工炼制的黄金、丹砂，也是有毒的，不能服用。

到了宋代，和唐代一样，士大夫们仍然喜欢谈论丹药，但是真正服用的，几乎没有了。

服食药物以求长生不死，本来是医药治病的延伸。如果从战国末年开始，到唐朝末年为止，经过上千年的服食实践，中国古代医学终于又把这延伸出去的荒唐，收回到合理的范围以内。

第八节
服气胎息术的发展和演变

魏晋南北朝末期，以自身修炼的方式企求成仙的方术，逐渐集中到服气胎息术、导引按摩术和房中术三项，代表著作是陶弘景的《养性延命录》和孙思邈的《千金要方》。《千金要方》有三卷讲述"养性"的内容。由于孙思邈所讲述的内容许多与《养性延命录》基本一致而没有注明作者，所以也有人认为《养性延命录》是孙思邈的作品。

《养性延命录》和《千金要方》的养生术，原则上都建立在劳逸适度、饮食合理、居处适宜以及不可情绪激动、节制甚至消除贪欲等，少有新的内容。其房中术原则上提倡节制性欲，主张在身体不适或情绪不好时，在醉酒或恶劣天气时不可进行性交，这是有一定道理的。其主张"男不可无女，女不可无男"，如果独身，往往会梦与鬼交，损害健康。这些说法都有一定道理。但主张可以和众多女子性交而不泄精，则往往成为纵欲的方式和借口。在这两部著作中，导引按摩术也被突出出来，这是一种古代的体操，其中《养性延命录》记录了据说是华佗发明的"五禽戏"，即模仿五种动物——虎、鹿、熊、猿、鸟的动作，达到活动身体、增进健康的目的。对于养尊处优、身体少有活动的贵族，这些体操无疑是增进健康的有效方式。但是《养性延命录》把"五禽戏"作为一种可以长生不死的方术，则难以奏效。

导引按摩术少见有人实行和讨论，上层贵族连这点体操也懒得去做。以"还精补脑"为原则的房中术，也难以实行。这些为上层贵族设计的求仙方术，上层实行不了，他们有更方便直接的金丹术，使他们在追求成仙的路上不必有许多禁忌。下层民众不必实行，比如导引按摩术；或无条件实行，比如房中术。他们又无力炼制金丹，而服气胎息术这种不必付出物质成本、仅仅以生命为代价的求仙术，主要在社会中下层流传开来，并引起了众多的讨论。由于修炼服气术者也需要身体锻炼，其他方术，比如吐纳、导引、服气、胎息、行气，包括辟谷、存神、存思、守一、叩齿、咽液等，也都被逐渐汇合于服气术，成为服气的准备动作。

据《延陵先生集新旧服气经》所载的《胎息口诀》，胎息的过程如下：独处静室，正身端坐，宽松衣带，徐徐按摩全身。然后两手握固，吐纳三五次。排除杂念，徐徐摇动身体，以便让内脏舒展，再徐徐停止。然后鸣天鼓三十六通，叩齿咽液使唾液满口。接着存想头戴朱雀，脚踏玄武，左肩有龙，右肩有虎。再后依次存想的是丹田宫或泥丸宫中的神人，存想中丹田的神人，存想下丹田的神人。然后再存想五脏，从心开始，存想五脏六腑的方位，释放相关的五行之气，使之与三丹田之气合为一气，从头顶冒出：

> 此时即口鼻俱闭，心存气海中胎气，出入喘息，只在脐中。如气急，即鼻中细细放通息。候气平，还依前用心为之，以汗出为一过。(《延陵先生集新旧服气经·胎息口诀》)

这是胎息的一个全过程，可以反复进行。使呼吸像"婴儿在腹中……以脐通气"，"久久行之，口鼻俱无喘息，如婴儿在胎，以脐通气，故谓之胎息矣"（《延陵先生集新旧服气经·胎息口诀》）。

服气胎息术要求呼吸非常微细悠长，所以起初主张闭气。然后在意念导引下，将气送往身体的特定部位，称为"行气"，据说可以治疗该部位的疾病。《延陵先生集新旧服气经·秘要口诀》批评此前的行气等术，认为要求闭口憋气的做法是错误的：

> 世人或依古方，或受非道者，以闭数之，贵其息长，不亦谬乎！

> 时人服气，多闭口缩鼻，皆抑忍之，但须取息长，不知反损。

司马承祯所著《服气精义论》则根本反对这种模拟婴儿呼吸的做法。他说：

> 若抑塞口鼻，拟习胎息，殊无此理也。口鼻气既不通，即畜损内脏，有何益哉？

他的《服气精义论》认为，安神静虑是服气法的关键：

> 凡饵内气者，用力寡而见功多，唯在安神静虑，不烦不扰，即气道通畅，关节开通，内含元和，终日不散，肤体润泽，手足汗出，长生之道，诀在此矣。

这样，服气术事实上成了心灵的修养术。这些争论说明，各种内修术到唐代也在发生着变化，其变化的总方向，是走向心灵的修养。

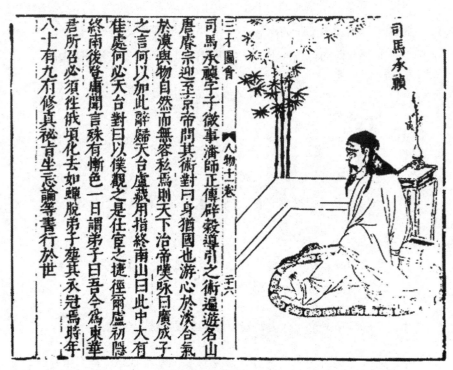

图 5-2　司马承祯像（王圻《三才图会》，明万历三十五年［1607］刻本）

　　司马承祯是唐朝著名的道士，曾被唐睿宗召入宫中，"问以阴阳术数之事"。后来又被唐玄宗召进宫中，"亲受法箓，前后赏赐甚厚"。为了就近请教，唐玄宗不让他回天台山旧居，"令承祯于王屋山自选形胜，置坛室以居"（《旧唐书·司马承祯传》）。从司马承祯往上追溯，可通过潘师正、王远知追到陶弘景。往下，则有李含光等，都是唐朝著名的道士。因此，这一派在唐朝道教中有广泛而深刻的影响。其服气主张，也就影响深远。

　　尽管如此，服气术和金丹术一样，不仅不能使人长生不死，而且以损害健康甚至牺牲生命为代价。司马承祯的师兄弟吴筠著文，激烈批评服气术：

> 　　夫元气之术，上古以来，文墨不载，须得志人歃血立盟，方传口诀。只如上清禁诀，玉函隐书，百家诸子，诰传词文，乃至老君《秘旨》，内外《黄庭》，灼然不显不露；《五千真文》略述，只言玄牝门谓天地根，似显枝叶，本蒂深密。
>
> 　　每寻诸家气术，及见服气之人，不逾十年五年，身已亡矣。
>
> 　　余生好道术，志在元和，每见道流，皆问无事，千说万别，互有多般。或食从子至午，或饮五牙之津，或吐故纳新，仰眠伸足，或餐日月，或闭所通，又加绝粒。以此寻之，死而最疾。何者？为攻内外，故速死也。（吴筠《宗玄集》卷中《服气》）

吴筠本人是道士，而且与司马承祯是师兄弟。他对服气术的批评，也就显得特别深刻。依吴筠的研究和亲眼所见，修习诸家服气术和实行服气的人，多则十年，少则五年，就送掉了性命。服气术，遭到了和金丹术同样的失败命运。

吴筠主张："但莫止出入，自然之息……"（吴筠《宗玄集》卷中《服气》）。既为自然，也就否定了此前的一切服气术。服气主张的这种变化，也反映了该术在实践中的失败。

然而和炼服丹药一样，由于利益巨大，前途太过诱人，实行服气术的人不会因为一些批评就停止自己的脚步。

唐代人们实行服气术的情形如何，由于不是皇帝和达官贵人所为，所以很少见于记载。唐朝后期，柳宗元的《与李睦州论服气书》，给我们透露了服气者的一点情况。信中提到，姓李的某人，从事服气术以来，"貌加老而心少欢愉，不若前去年时"。朋友聚会他不来。姓吴的朋友去信劝告，李某不听，于是柳宗元又写了这封信。

柳宗元说，服气的害处，那位朋友讲得很透彻了，他不想重复，他只举例说，某甲想学琴，偶然得到一本书，也不知是谁写的，就照着练起来，自以为精通，出以示人，反遭耻笑。而李某学服气，和某甲学琴一样，不管是什么不三不四的人写的书，就信以为真。这哪里会有好结果！柳宗元说，亲戚朋友都反对李某服气，都希望李某能心宽体胖，去建功立业；而不希望他弄得精瘦捧干，像个猴儿。柳宗元在另一封信中还指出，有许多这样的人，他们诸事不管，跑到山里，一个个瘦猴一般。不仅不能长生，而且往往早死。即使不死，也不过像木石一样。这样的寿命，虽活犹死。只有像颜渊一样，虽然早死，却是永远不朽。

　　柳宗元的批评使我们得知，服气者多在山中，过着艰苦的生活，像个瘦猴一样，目光呆滞，心胸狭隘，心理反常，自以为超脱世俗，庆幸没有世人的灾祸。求仙不仅损害着他们的肉体健康，也损害了他们的心理健康。

　　和金丹术一样，唐宋之际，服气术的理论也发生了根本的改变。

　　服气术最早的理论，是《淮南子》所说的"服气者神明而寿"，所以服气者要求大量的服进空气。后来发现这样损害健康，于是认为应该呼吸内气，并采取胎息的方法。认为这是呼吸了元气，而元气是和其他气不同的、可以造就人的原始之气，也是使人长生不死的气。由于呼吸的是原始的气，所以服气过程也被认为是返本还元的过程，符合老子的教导，也符合还丹的原理。

　　隋唐之际，服气术吸收金丹派"服金者寿如金，服玉者寿如玉"的理论，也认为服食什么样的气，就会变成什么样的气。被认为出于隋唐之际的《洞玄灵宝玄门大义》说：

　　　　服光化为光，服六气化为六气，游乎十方。服元气化
　　　　为元气，与天地合体。服胎气返为婴儿，与道混合为一也。

大约同时的、署名孟安排的《道教义枢》，也重复着同样的理论。我们今天在有关文艺作品中看到的妖怪或神仙忽然变为一股轻烟，或者化为一道光逃走，就是基于这样的理论。

　　于是疑问产生了，按照传统的气论，人死以后就要复归元气，为什么又要修炼呢？道教的回答是：如果听任自然进程，死后成为元气，就不能再自主地恢复原来的人体。如果是经由

自己修炼，那么，自己想化为气的时候就化为气，想化为光的时候就化为光，想恢复人体的时候就恢复人体。这是多么美妙的前景！

当内修求仙的人们向金丹术寻求理论支持的时候，金丹术同时也在向服气术寻求理论支持。他们不再固守"服金者寿如金"或者"假外物以自固"的传统，也认为，之所以要服金、服丹，是因为金或由铅汞炼成的金丹中，含有丰富的元气。《张真人金石灵砂论》道：

> 黄金者，日之精也，为金服之，通神轻身。
>
> 黄金者，太阳之正气，日之魂，象三魂也；白汞者，太阴之正气，月之魄，象七魄也。合而服之即不死。

陈少微《大洞炼真宝经修伏灵砂妙诀·序》说：

> 丹砂者，太阳之至精，金火之正体也……是金火之精而结成形，含玄元澄正之真气也。此是还丹之基本，大药之根源。

类似的说法，充斥在唐代的丹书之中：

> 龙者汞也，虎者银也。汞于砂中而受气，银于铅中而受气，二气各得天地之元气也。(《大丹记》)
>
> 水银者，五阳灵之神精，五神会符，合为一体，托胎于丹砂，位居南方……若得上品丹砂，不假烧合，便堪服饵，是自然之还丹也。(金陵子《龙虎还丹诀》)
>
> 抱真一之气，为八石之首者，朱砂也……抱太一之气，

　　为五金之首者，铅也。(《大丹铅汞论》)

　　灵丹之源，禀乎真一之气。(《金丹真一论》)

　　丹砂，日月之华气，性命之根基，与内外元和，般载成形，饵之故长生不死。(《修炼大丹要旨》)

　　丹砂精魄，出自中华……天地至精元气，以日月天符，运动交媾……化为丹砂。(《通幽诀》)

　　汞者，五行之秀气，二仪之纯精……在物之灵，莫斯为最。(苏游《三品颐神保命神丹方·叙》)

依此推论下去，人们服食黄金、丹砂，就不是吸收药物不败朽、会变化的性质，而是要吸收它们之中所含的元精、元气，或阴阳五行之精。依传统气论，万物皆由元气所化，那么，元精或阴阳五行之精，归根到底，也是元气。

　　既然元气自身就有，何须外求？金丹术转变为内丹术，在理论上顺理成章。既然服元气可化为元气，服光可化为光，那么，和金丹术的合流也是必然的趋向。于是，内丹术诞生了。而当内丹也不能使人长生的时候，丹、道、元气等，都被解释为修养自己的内心。司马承祯那里已经出现了苗头，唐代就出现了"修道即修心"的道经。到宋金对峙时代，"修道即修心，修心即修道"(《内观经》)的结论，就像禅宗中"悟即成佛，不悟凡夫"(《坛经》)一样，成为该教信众普遍相信的基本信条。而服气术也和金丹派一样，从根本上抛弃了肉体成仙的目标，从而和自然科学的内容脱离了关系。只是在二十世纪末期，类似服气术的东西才以气功为名头，死灰复燃。在古代被称为方士或术士、在当代被称为气功师的人宣称，他们因为会气功，所以能够拥有巨大的超自然的能量，并且也可以使人成为神仙。一些现代科学中的精英，由于不懂历史，竟把这样的谎言当作最新的科学或超科学。不过为时尚不算长，危害尚不算大。幸亏历史资料还在，使我们能够得知他们祖先的原貌。而我们之所以要翻检历史陈迹，这也是重要目的之一。"读史使人明智"，二十世纪末期气功师们的表演，使我们对这句话的理解更加深刻了。

第六章

宋元医学

理、穷理与医学

宋元时期，是占统治地位的儒学思想发生根本转变的时期。随着儒学思想的转变，其他领域的指导思想也发生了重大转变。

儒学为了建立新的思想体系，广泛探索了人类社会和自然界的各种问题，从而使自然科学的发展，也呈现出繁荣和新的活力。

宋代儒学理论探讨的成果，归结为一句话，那就是发现了万事万物都有一个理。认识了这个理，行为才会正确和合乎规范。因此，认识这个理，就成为新儒学的基本目标，也是这一时期的自然科学，包括医学的基本目标。

理，是战国时期已正式使用的哲学、科学概念。《庄子·养生主》"依乎天理"，指的是牛的身体结构。其《渔父》篇言"固天之理也"，指的是"同类相从，同声相应"。其《知北游》篇说"万物有成理"，说圣人"达万物之理"，似乎每一事物都有自己的理，比如"果蓏有理"。而且这理是各不相同的，如"万物殊理"（《则阳》）。《管子》一书多次提到"凡物开静，形生理"，似乎有形的物都有自己的理，所以其《心术》篇道："（君主）殊形异势，不与万物异理。"而《四时》篇则认为："阴阳者，天地之大理。"因此，认识事物之理，就显得至关重要："圣人之求事也，先论其理义。"

到了《周易》，则把认识事物的理，作为圣人的重要事业：

> 昔者圣人之作《易》也，幽赞于神明而生蓍，参天两
> 地而倚数，观变于阴阳而立卦，发挥于刚柔而生爻，和顺
> 于道德而理于义，穷理尽性以至于命。(《周易·说卦传》)

这就是说，《周易》是一本穷理尽性的书。

战国末年，韩非充分认识到理的重要："得事理则必成功"，"夫缘道理以从事者无不能成"。(《韩非子·解老》)但是在韩非的观念中，比理更为重要的，是道：

> 道者，万物之所然也，万理之所稽也。
>
> 万物各异理，而道尽稽万物之理。(《韩非子·解老》)

稽，查考，管理。这就是说，道高于理，并且是理的总管。因此，理虽然重要，但是更重要的是道。

理，韩非的解释是"成物之文"，包括"短长、大小、方圆、坚脆、轻重、白黑"等区别。有了这些区别，物就容易分割："理定，而物易割也。"(《韩非子·解老》)依后来戴震的解释，理是用来区别的名称：

> 理者，察之而几微必区以别之名也，是故谓之分理。
> 在物之质，曰肌理，曰腠理，曰文理。得其分则有条而不
> 紊，谓之条理。(戴震《孟子字义疏证》)

由于是"区以别之"的名称，所以弄清了事物之理，事物就易于区分。庖丁解牛之所以非常顺利，就是因为他"依乎天理"。用现代的语言可以说，理指的就是物的结构，这个结构表现出来，就是物的纹饰。韩非说的"物之文"，就是这个意思。

如果把天地作为一个大物，则万物在天地之间的位置和关系，就构成了天地的结构，因此，天上的日月星辰结构就被称为"天文"，地上的山川湖海就被称为"地理"。其实地理也是地文，天文也是天理，不过是所谓"互文"而已。

也就是说，理，不仅是指事物的外部形态，更是指称事物内部结构的概念。如果把天地看作一个物，则其中各种事物的运动，包括人类的活动，也包括在"理"这个概念的范围之内。这样，理就不仅是指称事物内部结构的概念，而且包括了事物的运动路线，即道的全部内容。所以，后人就用"理学"来代替"道学"，指称这新的儒学。

由于事物的性质归根到底决定于它的结构，所以认识事物的理，也就成为认识事物本质的事业。如果说"规律"指的是事物"内在的必然联系"，因而认识规律，并不是认识事物的全部，那么作为认识的目标，认识事物的理，比认识事物的规律，具有更深刻、更全面的意义。虽然理学由于种种原因遭到了许多批评，但它获得的正确的认识成果，应该获得实事求是的评价，以便后人借鉴。

成形的事物，其结构是稳定的。保持稳定的结构，也就是保持事物的生命。一个物是这样，一个国家也是如此。国家的稳定结构，就是国家的秩序。秩序就是理，使无秩序恢复秩序，也是理。不过这个理是动词，即治理的意思。所以从战国时期起，理国，就成为治国的同义语。

理作为动词，就是要使无序变为有序。然而要使无序变为有序，首先必须弄清什么样的状况是有序。也就是说，动词的理，其根据是名词的理。《说文解字》解释说："理，治玉也。"

就是因为治玉要根据玉的纹理。

作为动词的理，其实也就是道。道，本义是路，被提升为哲学概念，指的是人们的行事方式。人的行事，必取一定的方式，就像人的出行必取一定的道路一样。出行的路，有难易，有大小，甚至有通的，也有不通的。不通的路，也就是错误的路。人的处事也一样，其方式有正确的，也有错误的。

无论是人走的路或者兽行的路，也无论难易、大小或者对错，都是根据地理确定或形成的。至于后世人们所修的路，更是首先要考虑地理状况。从这个意义上说，道必以理为前提。管子说"圣人之求事也，先论其理义"，韩非说"得事理则必成功"，不得事理就必不能成功，事实上就说出了行事之道必以理为根据。然而，在求道压倒一切思想的时代，这样的思想只是闪光的火花，却不能成为燎原之火。

秦汉以后，数百上千年的各种实践和对真理的追求，让人们更多地认识到"穷理"的重要性。汉魏之际，杨泉著《物理论》，把穷理作为自己最重要的事业。他要穷的，是物理的全部。至于其他专门领域，也都有各自的理，并且不断被有关专家认识和领悟。

在数学领域，刘徽序《九章算术注》，"析理以词"，说明数学中存在着一种理，而他的注，就是要用语言（辞）去分析、说明这种理。到唐代，王孝通作《缉古算经》，其上表中称，九章，就是九数，"其理幽而微"；而后来祖暅的《缀术》，虽然得到不少人称赞，但"方邑进行之术，全错不通。刍亭方亭之问，于理未尽"；《九章算术·商功》篇，"有平地役功受袤之术"，但"至于上宽下狭、前高后卑，正经之内，阙而不论。致使今代之人，不达深理"。

在医学领域，《黄帝内经·素问·刺要论》："刺有浅深，各至其理。无过其道。"其《六元正纪大论》："非圣帝，孰能穷其至理欤！"把穷透医理看作医学最高的境界。《征四失论》："是故治不能循理，弃术于市。"也是说明医理对于医学的重要性。晋代，皇甫谧《针灸甲乙经·序》道："此固圣贤所以精思极论，尽其理也。"所尽之理，就是医学之理。唐代，孙思邈《千金要方·本序》"岐伯、雷公之伦，备论经脉，旁通问难，详究义理，以为经论"，才使后世医家有所遵循。也就是说，医学那些经和论，所讲的，都是医学的义理。

算学和医学，是古代具有带头性质的学科。这些学科中对理的认识和觉悟，也带动着其他领域在穷理问题上的进步。

北宋中期，穷究物理的自觉性有了新的提高。《宋史·李之才传》载，邵雍向他求学，他教授的就是"物理之学"：

> 之才曰："君非迹简策者，其如物理之学何？"他日则又曰："物理之学学矣，不有性命之学乎？"雍再拜，愿受业。

《宋史·邵雍传》的记载，与此大同小异："（李之才）闻雍好学，尝造其庐。谓曰：'子亦闻物理、性命之学乎？'雍对曰：'幸受教。'乃事之才。"《周易》中的穷理尽性之学，在这里成了他们师徒的实践。

在自然科学领域对穷究物理有高度自觉并做出了卓越贡献的北宋儒者，其代表人物，是沈括和他的《梦溪笔谈》。《梦溪笔谈》在自然科学方面的认识如果归结为一句话，那就是"万事万物都有一个理",认识事物,就要认识这个理。

《梦溪笔谈》卷三,谈到"阳燧"照物呈倒影,并兼述及"影入窗隙则倒",认为"乃其常理"。解州盐泽旁有条"无咸河",无咸水若流入盐泽,"盐不复结"。沈括"原其理",认为这是"浊水入卤中,则淤淀卤脉,盐遂不成,非有他异"。

卷四,《禹贡》说:"三江既入,震泽底定。"署名孔安国的《尚书传》解释说,是因为"自彭蠡江分为三,入于震泽"。震泽即太湖。沈括考证说,震泽上源都是山,没有江水流入,而震泽水倒是通过许多条水道流出。"盖三江之水无所入,则震泽壅而为害。三江之水有所入,然后震泽底定。此水之理也。"

卷五,沈括考证了祠神的音乐,发现这些乐章中宫商角徵的安排,其"次叙定理,非可以意凿也"。如果"听其声,求其义,考其序",就会发现其"无毫发可移"。因为这都是"天理"。

卷六,某人的琵琶,能与某些乐音共鸣,被认为是个宝贝。沈括说,"殊不知此乃常理"。声音之间,"但有声同者即应"。这是常理,也是声学的"至要处"。

卷七,古代的漏刻,冬至日不到百刻,夏至则百刻有余。通常认为是由于水性冬涩夏利。沈括"以理求之",发现这是冬至日行速、夏至日行迟的缘故。过去人们计时,以一气为一段,增加或者减少一日的刻度。一气之中,增减的数量相同。每换一气,即换一数据。沈括说,太阳的行进,是均匀的,"无一日顿殊之理"。如果这样,则太阳行进的轨迹就是折线,而不是弧线。黄道就不是一个圆,而是一个正多边形。即使要勉强用数字去描写太阳的运动,也不是"乘理"。沈括认为:"物有定形,形有真数"，"非深知造算之理者，不能与其微也"。

北宋时期，一些人好谈论五运六气。沈括批评有些人泥于古法。他认为，"大凡物理，有常有变"。即使数里之间，气候也会不同，不可一概而论。他认为，若能如此推断，可"自臻至理"。

沈括在考察《周易》的"纳甲筮法"时，谈到了"胎育之理"。他说：

> 物之处胎甲，莫不倒生。自下而生者，卦之叙，而冥合造化胎育之理。此至理合自然者也。（《梦溪笔谈》卷七）

并且自注道："凡草木百谷之实皆倒生。首系于干，其上抵于颖处反是根。人与禽兽生胎，亦首皆在下。"这个"胎育之理"，在中国科学史上，是沈括的首次发现。

那些一时无法弄清的问题，沈括认为，也一定有一种理存在。比如一次雷击，漆器上的银熔化了，漆器却无损；一口刀熔化了，刀鞘却完好。王充以来，都认为雷是一种火。火应先烧草木，但为什么先烧金石？他认为，其中定有"至理"，不是世俗的认识所能测度的。

有些问题，圣人没有讲过，比如音韵学。但沈括认为，种种切韵的方法"各有理致"，"虽先正所不言，然不害有此理"（《梦溪笔谈》卷十五）。

沈括经常去"原"事物之理。雁荡山的地貌，他"原其理"，认为是流水的侵蚀。一面透光镜，有人"原其理"，认为原因是镜背厚薄不同，因而冷却有早有晚，他看了看，认为"理诚如是"。然而回家看到自己的几面铜镜，和透光镜类似，却不能透光。他认为古人一定另有办法，并不是冷却速度的问题。

沈括常以没有深究某些物理为憾。有一种叫作"黄彝"的酒尊，也叫"黄目"，人们以为就是在酒尊上用黄金做两只眼睛。但沈括在关中发现了古代的铜制黄彝，刻画十分复杂。由此他想到其他一些古器，认为"恐古人别有深理"，而深以自己"未能深究其理"为憾。（见《梦溪笔谈》卷十九）

从王充开始，到魏晋南北朝时期，甚至可以延伸到唐代，对事物自身性质和特征的认识，往往归结为"自然"或"天道自然"。而在沈括这里，则归之于自然之"理"。

在自然科学日益深刻而广泛地觉悟到事物本身都有个理，并把认识这个理作为自己追求目标的时候，理也被程氏兄弟提升为最高的哲学范畴。

为了说明理的普遍性，程氏兄弟亲自探讨过许多自然现象的理，包括医学的"医理"。比如程颐认为"一身之上，百理具备"。所以他就从人身开始，去穷事物之理。他说，那些长寿的人，"气血脉息自深"，"有一般根深蒂固的道理"。他叙述了脉络的走向，认为这是"最切于身"的事情，但许多人不知道他们自己身上"有几条骨头，血脉如何行动，腹中有多少脏腑"（《二程遗书》卷二下），只知道外边有皮包着，还安之若素。程颐对此深感遗憾。

关于医学，程颐认为医生应该懂得医理：

> 医者不谙理，则处方论药不尽其性。只知逐物所治，不知合和之后，其性又如何。（《二程遗书》卷十五）

他举例说，诃子是黄的，白矾是白的，合在一起就变黑。其他药物，若合在一起，还能发挥它原来的作用吗？

程颐提出的问题，今天的中医学并没有根本解决。虽有配伍禁忌，但医生所开的处方，仍多是方剂加减。体弱不用柴胡，失眠加一味枣仁。所考虑的，还是药自身的性质，而不是合和以后的情形。

当时医学中流行的"五运六气说"，在讨论气候的差别时，很少考虑地形的因素。程颐说：

> 天下之或暖或寒，只缘它地形高下。如屋阴则寒，屋阳则暖。（《二程遗书》卷二下）

这个结论并不正确，但也并非没有道理。重要的是，这是以往的气象理论很少，甚至没有注意到的。

宋代对事物之理的特别重视，影响到一般的自然科学，也影响到医学本身。对理的重视，又进一步推高了医学的理论兴趣，包括对人体结构以及人的精神和肉体的关系。

第二节
人的精神与肉体

宋代以前的传统，认为人和动物都是由气凝聚而成的，区别在于，人得到的是清气或者精气，因而是万物之灵。宋代周敦颐的《太极图》说，人和物，都是阴阳五行之气所生，"唯人得其秀"，所以"最灵"，进一步巩固了传统的论断。

从理论上而言，这说的是人的原始来源。至于原始的气聚以后，就和其他生物一样，"以形相生"。虽然程颐、朱熹都认为，在遥远的海岛上可能会有气化之人，但仅仅是猜测而已，所以没有引起很多讨论。但是，如唐代宗密所说，人和草木都是一气所聚，为什么人有知而草木无知？杨上善接受佛教的说法，认为是精合成人时，神自然来托。这也就是至今民间仍然流传的灵魂托生的理论根据。

但是宋代儒者不同意这种说法，他们认为，人的精神，乃是气中固有的。

邵雍较早地讨论了这个问题。邵雍认为："人之神，则天地之神。"也就是说，人的精神，和天地之间的鬼神，本质上都是一类存在物。或者说，天地间的鬼神，也是一种精神存在。气乃是神的住宅："气者，神之宅也。"随着人的寤寐的不同，神也居住在不同的地方："神者，人之主。将寐，在脾。熟寐，在肾。将寤，在胆（又言在肝）。正寤，在心。"（邵雍《皇极经世书·观物篇十四》）至于这个神从何而来，邵雍没有明确的讨论。从邵雍的讨论中，可以明显地感觉到佛教理论的影子，即神是独立存在的，当气凝聚成人时，它就来"居住"。

张载不同于邵雍，他明确肯定，神，乃是气固有的性质。

张载多次说过，气清通到极点，没有障碍，就是神。这里似乎是在说，清到极点的气就是神，就像传统把精气说成神一样。这样，神就仍然是一种气。但是这里的神，也可以理解为神妙的神。至于神的本质，张载有非常明确的说法：

凡可状，皆有也。凡有，皆象也。凡象，皆气也。气

之性本虚而神，则神与性乃气所固有。此鬼神所以体物而
不可遗也。(《正蒙·乾称篇》)

"神与性乃气所固有"，就是说，精神，乃是气中固有的存在。
"此鬼神所以体物而不可遗"，出于《中庸》："子曰：鬼神之为
德，其盛矣乎。视之而弗见，听之而弗闻，体物而不可遗。"意
思是说，鬼神存在于一切事物之中，而不可能遗漏。为什么如
此？张载的解释是，因为神乃是气固有的性质。一切物都是气
的凝聚，所以鬼神就存在于一切物之中，而不会有所遗漏。关
于鬼神，张载进一步说道：

鬼神者，二气之良能也。(《正蒙·太和篇》)

"良能"，出于《孟子·尽心上》："孟子曰：人之所不学而能
者，其良能也。所不虑而知者，其良知也。"赵岐注："少知爱
亲，长知敬兄，此所谓良能、良知也。"也就是说，鬼神，是气
所固有的性质，和"神与性乃气所固有"，具有同样的意义，即
人的精神，或者说，人的有知，是气中固有的性质。因此，当
气凝聚成人时，这气中固有的神和性，就成为人的神和性。

张载的论断，是儒学对精神来源的新的回答。比起传统的
把人的精神说成是精气或者清气，比起荀子的"形具而神生"、
范缜的刃利之喻，都是一个新的、具有里程碑意义的进步。这
个论断，否定了中国佛教认为精神是独立存在，并且是产生和
主宰世界的根源的说法，使中国哲学和中国古代科学对人体的
认识，回归到传统的、以气为本源的道路上来。

和张载类似，程氏兄弟和朱熹，则提出了观点大体相同的

说法。程氏首先否认佛教的精神来源说：

> 神与性元不相离。则其死也，何合之有？如禅家谓别有
> 一物常在，偷胎夺荫之说，则无是理。(《二程遗书》卷三)

关于神和气的关系，二程的意见是：

> 气外无神，神外无气。或者谓清者神，则浊者非神
> 乎！(《二程遗书》卷十一)

所谓"清者神"云云，当是对张载"清极而神"的反应。依程
氏的理解，所谓"清极而神"，也就是清通到极点的气中有神。
但是程氏认为，浊气或者粗气，照样是有神的。"气外无神，神
外无气"，就是说，神，是气中固有的性质，不论这气是清气还
是浊气。神，也不能离开气而存在。

与神相近和相关的概念，还有理、心和性。

按照张载的意见，理，或者天理，只是气运动的条理：
"天地之气，虽聚散攻取百途，然其为理也顺而不妄。"(《正
蒙·太和篇》) 正因为气有这样一个性质，所以当气聚成万物
时，每个物，也都有自己的理。人们必须认识这个理，才能使
行动正确。行动中必须循顺这个理，才是儒者所说的道。

但是二程认为，"天理"二字，是他们自己体贴出来的。
这个理，不仅是气运动的条理，而且是与气并列，甚至高于气
的概念。因为：

> 有理则有气，有气则有数。鬼神者，数也。数者，气
> 之用也。(《二程粹言》卷下)

那么可不可以反过来说，有气则有理？按照二程的逻辑推论，应当是不可以的。因为他们认为，气，是有生灭的。物死气散，气终归消灭。造化不会用这已经废弃的气来铸造新的物，但理是永远存在的。这新的气，要由理重新产生出来。这样，理，就成了气的本源和产生者。所以只能说"有理则有气"，而不能反过来说有气则有理。

这理，就是人的本性："性即是理。"（《二程遗书》卷十八）"性即理也。"（《二程遗书》卷二二上）那么，这个性，和人的神，是什么关系呢？

心，常常是和神同义的概念。二程也说："理与心一。"（《二程遗书》卷五）似乎理就是心，就是人的精神。然而二程又说："人心，私欲也；道心，正心也。"（《二程遗书》卷十九）而在《二程粹言》中，其表述则是："人心，私欲也；道心，天理也。"也就是说，心，是人的精神，不全是天理。天理，只是心中属于"道心"的部分。至于"人心"，也就是私欲的那一部分，则不是天理。这样，天理就不是和精神或者心等同的概念，它只是人的精神中被认为是正确思想和行动源泉的部分。

至于这个理或者天理和气的关系，二程没有明确的论述。二程只是说过，气，是形而下的："气形而下者。"（《二程遗书》卷三）道，是形而上者："形而上为道。"（《二程遗书》卷一）理与道，处于同一位格，因此，理，当然也是形而上者。不过，这仅是我们根据二程思想逻辑的推论，二程并没有这样明确地说过。明确说明理和人的精神的关系，是由朱熹完成的。

朱熹对理与气在产生人的作用时说到，天地之间，只有理和气。气在凝聚成人时，气构成了人的形体，理成了人的本性。

> 性只是理，不可以聚散言。其聚而生，散而死者，气
> 而已矣。所谓精神魂魄有知有觉者，皆气之所为也。故聚
> 则有，散则无。若理，则初不为聚散而有无也。但有是理，
> 则有是气，苟气聚乎此，则其理亦命乎此耳。……然气之
> 已散者既化而无有矣，其根于理而日生者，则固浩然而无
> 穷也。(《晦庵集》卷四十五《答廖子晦》)

所谓"性只是理"，也就是说，理，只是人的本性，但不是"精
神魂魄有知有觉者"。也就是说，人的精神不是由理构成的。那
么，人的精神是由什么构成的呢？

朱熹首先指出，人的精神可称之为"心"。心，是人身的
主宰：

> 心者，身之所主也。诚，实也。意者，心之所发也。
> (《大学章句》)
>
> 心者，人之神明，所以具众理而应万事者也。性则
> 心之所具之理，而天，又理之所从以出者也。(《孟子集
> 注·尽心上》)

这个心，是气中的精灵。《朱子语类》卷五载：

> 灵处只是心，不是性。性只是理。
>
> 所觉者，心之理也；能觉者，气之灵也。
>
> 心者，气之精爽。

朱熹也没有用很多精力去讨论气之灵和气的关系，而是把

主要精力用在讨论理与气的关系问题上。在这个问题上，一方面，朱熹强调理不离气；另一方面，也承认二程的气有生灭而理无生灭说。尽管从理无生灭而气有生灭在逻辑上是可以推论出理是可以离开气而独立存在的，但是只要谈到这个问题，朱熹几乎都要强调，理是不能离开气的，而气也总是有理的。

这个不离气的理，是形而上者，是气的主宰，是人性的本源，因此，也是精神性存在。这样，在气中，就有了两种精神性的存在，一类是构成人性的理，另一类是构成人心，即人的精神的"精爽"或者说是"气之灵"。如果说理相当于张载所说的"神与性"中的"性"，气之灵就相当于张载"神与性"中的"神"。然而不论哪一种，都认为人的精神，其本源，就是气中固有的存在，而不是在气凝聚成人时，从另外的地方"托生"的。关于精神和物质的这样的主张，首先和中国佛教"心生种种法生"的以心为本源或本体的主张划清了界限，后来又和以古希腊哲学为根源的基督教哲学认为精神可以独立存在的主张划清了界限。这是中国独有的哲学主张，也是中国古代科学对人的精神来源的探索结果和持有的主张。

第三节

魂和魄：中国古人关于精神现象的说明

迄今为止，各个古代民族，各种宗教，几乎都认为人有一个灵魂，而灵魂也只有一个。人的肉体可以分割，而灵魂，是不可分割的。然而在中国古代，却认为人在被称为灵魂的魂之外，还有一个魄。那么，什么是魂？什么是魄？魂和魄，都有什么样的生物学或者生理学上的意义呢？

最早论述魂魄的，是春秋子产的"人生始化曰魄。既生魄，阳曰魂"。第一次说出了魂和魄是两个东西。后来，《礼记》中的"魂气归于天"，"形魄归于地"，进一步肯定了魂和魄的不同。在医学经典《黄帝内经》中，有时把魂和魄分开，如"随神往来者谓之魂，并精而出入者谓之魄"（《黄帝内经·灵枢·本神》），但有时也魂魄并提，似乎是一个东西，如"与魂魄飞扬，使人卧不得安"（《黄帝内经·灵枢·淫邪发梦》）。"志意和则精神专直，魂魄不散"（《黄帝内经·灵枢·本藏》）。魏晋时期出现的《脉经》和《肘后方》中，也常常是把魂魄作为一个概念。不过，这种情况也可理解为有条件的组合。只能说明魂与魄是一类存在，而不是同一个存在，就像心意、精神等概念一样。需要对它们做出区别的时候，它们仍然是两个不同的存在。

依汉代郑玄最早的解释，所谓魂气，就是口鼻呼吸之气。魄，指的是耳目之聪明，"耳目之聪明为魄"（郑玄《礼记注·祭义》）。这样，就把人的精神分成了两个部分：一部分是和呼吸出入之气相联系的神，或者魂；另一部分是和耳目听觉、视觉相联系的魄。这样的区分，得到了后世儒者的认可。唐代孔颖达作《左传正义》，进一步说明，郑玄的意思是"魄附形，而魂附气"（《左传正义·昭公七年》）。孔颖达完全赞同郑玄的说法，并且补充说，子产说的"既生魄，阳曰魂"，不是说人先有魄后有魂，只是因为魄附形而魂附气，"以形有质而气无质，寻形以知气，故先魄而后魂"，其实魂与魄的产生，并无先

后。并且由于气也要依附形体，所以"形强则气强，形弱则气
弱。魂以气强，魄以形强"。那些身居高位、权大势重的人，由
于"奉养厚"，所以魂魄也强。这样，魂魄的状况就随着形体的
状况而盛衰：

> 气形盛则魂魄盛，气形衰则魂魄亦从而衰矣。魂随气
> 而变，魄随形而止。故形在则魄存，形化则魄散。（《左传
> 正义·昭公七年》）

也就是说，人的精神状况，决定于人的身体状况；身体状况，
也决定着死后灵魂的状况。在古代民众常常处于饥饿状态的社
会里，做出这样的判断，是可以理解的。

宋代儒者对魂魄没有重大的新见，但是对传统的观念进行
了新的阐释，其代表人物是朱熹。

朱熹认为郑玄说的"口鼻之嘘吸为魂，耳目之聪明为
魄"，只是说得个"大概"。因为不是口鼻呼吸的气就是魂，而
是"口鼻之所以能嘘吸者为魂"，"耳目之所以能精明者为魄"
（《朱子语类》卷八七）。或者说，"魂便是气之神，魄便是精之
神"。魂是"人之能思虑计划者"，魄是"能记忆辨别者"。魂
是"会思量计度底"，魄是"会记当去底"（《朱子语类》卷三）。
魄又是能记忆知觉者，魂则是运用这些记忆知觉使之发表于
外的：

> 凡能记忆，皆魄之所藏受也。至于运用发出来，是魂。
> 这两个物事，本不相离。他能记忆底是魄，然发出来底便
> 是魂。能知觉底是魄，然知觉发出来底又是魂。（《朱子语

类》卷八七）

用我们现在的话说，魂，指的是思维功能的主体；魄，指的是感觉、知觉和记忆功能的主体。这样，朱熹就更加明确地将人的精神存在分为两个部分：一部分主管感觉、知觉和记忆等；一部分是把感觉、知觉和记忆的材料进行加工处理，使之成为判断或者思想发表出去，指导人的行动。显然，这是对人的精神存在认识的深化，是中国古人对精神现象长期观察、研究的结果。这样的认识，对应着近代哲学、心理学关于理性和感性的区分，是比较接近实际的认识。

朱熹又指出，魂和魄不是互不相干的两个东西：

> 或问：气之出入者为魂，耳目之聪明为魄。然则魄中复有魂，魂中复有魄耶？曰：精气周流，充满于一身之中。嘘吸聪明，乃其发而易见者耳。然既周流充满于一身之中，则鼻之知臭，口之知味，非魄乎？耳目之中皆有暖气，非魂乎？推之遍体，莫不皆然。（《朱子语类》卷三）

> （魂和魄）这两个物事，本不相离。他能记忆底是魄，然发出来底便是魂。能知觉底是魄，然知觉发出来底又是魂。虽各自分属阴阳，然阴阳中又各自有阴阳也。（《朱子语类》卷八七）

比起过去仅仅把魂说成是口鼻嘘吸之气，魄是耳目之聪明，而在魂魄连用时，又不能说明两者之联系，要深刻多了。

朱熹赞成子产说的人生是先有魄，然后有魂。他认为，子产的说法，和《太极图》中"形既生矣，神发知矣"的话，是相合的，说得好：

> 人生初间是先有气。既成形，是魄在先。"形既生矣，
> 神发知矣。"既有形后，方有精神知觉。子产曰"人生始化曰
> 魄。既生魄，阳曰魂"数句，说得好。（《朱子语类》卷三）

"人生初间是先有气。既成形，是魄在先"，然后才有魂。这个
说法，比过去说魂和魄一齐产生、没有先后，也更加合乎实际。

人的衰老过程，则因人而异。"老人多目昏耳聩，记事不
得，便是魄衰而少也。"（《朱子语类》卷八七）这是魄先衰。然
而也有魂先衰的：

> 人有魄先衰底，有魂先衰底。如某近来觉重听多忘，
> 是魄先衰。（《朱子语类》卷三）

这样的观察，也符合实际。

朱熹说，人死的时候，热气上升，这就是魂升；肉体变
冷，这就是魄降。这也就是传统的魂依于气，魄依于体。

儒教的魂魄理论，首先是他们的宗教理论。然而宗教理论
能够成立，也必须是该理论符合实际。这样一来，就为科学知
识进入宗教教义提供了机会。随着人类社会意识的进步，要求
知道真相的愿望也日益强烈，而科学知识进入宗教教义的情况
也就日益增多。证明自己的过程，是科学知识作为宗教教义婢
女、作为神学婢女的过程。然而奴婢的作用增大后，也会逐渐
替代主人，这是人类思想发展的必然进程。这个进程的实现，
则是通过一件件当时具体的认识而逐渐积累的。中国古代魂魄
观念的进展，就是这具体事件中的一件。

第四节

宋金元医学的理论兴趣

宋金元医学的理论兴趣，开始于王冰的《黄帝内经》及其提供的"五运六气"理论。

宋仁宗嘉祐年间（1056—1063），朝廷命令儒者高保衡和林亿等校订《黄帝内经》。两人在校订序言中说，这是黄帝之书。当年黄帝"以理身绪余治天下"，而这部《黄帝内经》，就是"理身"的书。黄帝和臣子们在书中"上穷天纪，下极地理，远取诸物，近取诸身，更相问难，垂法以福万世"。可惜"唐令列之医学，付之执技之流，而荐绅先生罕言之"，致使"至精至微之道，传之以至下至浅之人"。在他们看来，这部书，"以之治身，可以消患于未兆。施于有政，可以广生于无穷"。也就是说，这是一部治国平天下的书。由于宋真宗通过神学的方式确认黄帝乃是他们赵氏的祖先，因此，这部书也被认为是他们赵家先祖的书，因而具有特别的意义。

金元时代，虽然朝代变了，但是对《黄帝内经》的推崇，有增无减。金代著名医学家刘完素著《素问玄机原病式》，其序言中说，根据孔安国的《尚书序》，古代最重要的典籍是"三坟""五典"。三坟是伏羲、神农和黄帝的书，五典是五帝的书。三坟讲的是"大道"，五典讲的是"常道"。因此，三坟是五典的根本，五典是三坟的绪余。《黄帝内经》就是黄帝的书，是三坟之一，是"医教"的经典。

延至元代，遂到处创建"三皇庙"，供奉伏羲、神农和黄帝，医学的地位被空前提高，医学的理论也进入一个大发展的时期。

唐代王冰把"七大论"补入《黄帝内经》，标志着医学界在数百年着重方剂之后，重新燃起了对理论的兴趣。宋代由国家出面校订《黄帝内经》，并认为这是治身、施政之书，进一步提高了医学界对《黄帝内经》，同时也是对医学的理论兴趣。而当时的医学理论，第一是医疗本身的理论，第二是所谓"五运六气"说，即气候变迁和疾病成因关系的理论。

医学理论兴趣的提高，第一个表现是出现了许多医学理论书籍，不像魏晋南北朝和隋唐时期留下来的，除《诸病源候论》以外，基本上都是方剂书或者说是临床的医疗技术书。

宋代流传至今的医书，被载入《四库全书》的，第一部是《颅囟经》两卷。该书被《四库全书总目提要》认为是"唐末宋初人所为"。其后有《铜人针灸经》七卷、《明堂灸经》八卷、《博济方》五卷、《苏沈良方》八卷、《寿亲养老新书》四卷、《脚气治法总要》两卷、《旅舍备要方》一卷，共八种著作。这当然不是宋代这一时期医书的全部，但大体可以看出，这一时期的医学著作，基本上仍是传统方剂书的延续，只讲药方，不讲或基本不讲理论。

从元祐年间开始（1086—1093）情况发生了变化。先是韩祗和著《伤寒微旨论》二卷。数年后，元符年间（1098—1100），名医庞安时著《伤寒总病论》六卷，医学理论著作开始增多起来。接着，就是太医学司业刘温舒著《素问入式运气论奥》，专门探讨五运六气理论。张杲《医说》十卷，兼有医史的性质。

据《续修四库全书》，宋代流传下来的医学理论著作，还有郭雍的《仲景伤寒补亡论》二十卷（缺两卷），许叔微的《注解张仲景伤寒发微论》四卷和《伤寒九十论》一卷，朱肱的《伤寒百问》六卷。

至于金元时期，从刘完素的《素问玄机原病式》开始，所谓金元四大家，或者不属于四大家的医生们的著作，其理论著作数量，可说是占据绝对优势了。金元时期的医学理论著作列于《四库全书》、流传至今的，就有十余种。

宋元时期医学的理论兴趣，不仅表现在专门的医学理论著作的空前增多，还表现在这一时期的方书中。

宋徽宗政和年间，御制《圣济经》十卷，接着又命臣子们汇集所谓"禁方秘论"，撰成《圣济总录》二百卷。由于所谓卷帙繁重，博而寡要，后来经清朝的程林删定，成《圣济总录纂要》二十六卷，使我们大体可以窥到该书的基本面貌。该书的特点是论、方结合，以论带方，先论后方；或者说是论必带方，方必有论。《圣济经》被作为医学生的教材，所以不仅这部书的内容，而且连其形式，都极大地影响了宋代的医学。与《圣济经》和《圣济总录》一前一后撰成、南宋初期颁布的《太平惠民和剂局方》十卷，本是根据元丰年间收集的药方整理而成，加上《指南总论》三卷，以阐明相关的理论问题。

北宋末年，王贶著《全生指迷方》四卷，第一卷讲"脉论"，没有药方；第二卷以"寒证"开始，先论后方；其他诸方，也是如此。《四库全书总目提要》说：

> 方书所载，大都皆标某汤某丸主治某病，详其药品铢

两而止。独觊此书，于每证之前，非惟具其病状，且一一
论其病源，使读者有所据依，易于运用。其脉论及辨脉法
诸条，皆明白晓畅。凡三部九候之形，病证变化之象，及
脉与病相应不相应之故，无不辨其疑似，剖析微茫，亦可
为诊家之枢要。

据《四库全书总目提要》，王觊是"宣和中以医得幸"。而他这
种以论带方的写法，未必早于《圣济总录》。然而无论如何，提
供药方者必须说明相关的理论，以便"读者有所据依，易于运
用"，则成为一个时代医学家的共识。不过，《四库全书总目提
要》对于一般方书和王觊方书分别论述，则是揭示了两种方书
的鲜明区别。

南宋时期，有《小儿卫生总微论方》二十卷："凡论一百
条。自初生以至成童，无不悉备。论后各附以方。"(《四库全书
总目提要》)《卫济宝书》两卷，卷上为论，卷下是方。《妇人大
全良方》二十四卷："凡分八门。首调经，次众疾，次求嗣，次
胎教，次妊娠，次坐月，次产难，次产后。每门各立子目。总
二百六十余论，论后附方。"(《四库全书总目提要》)《三因极一
病症方论》十八卷："是书分别三因，归于一治。其说出《金匮
要略论》。三因者，一曰内因，为七情，发自脏腑，形于肢体；
一曰外因，为六欲，起自经络，舍于脏腑；一曰不内外因，为
饮食、饥饱、叫呼、伤气，以及虎狼毒虫、金疮压溺之类。每
类有论有方。"(《四库全书总目提要》)直到《仁斋直指》，也是
如此。

至于金元时期，方书必须带论，已经成为习惯。

　　医学著作的这种变化，说明了宋元医学在唐代的基础上，把医学对理论的兴趣发展到了一个新的高峰。不少医学史家都明确指出了宋元医学在中国医学史上的特殊位置，甚至认为是革命性的变化。其主要特点，就是对中国传统医学理论的重大发展。这一面是医学自身要求懂得医理，一面也是由于理学兴起对医学的影响。

　　治疗自然要靠药，药必须讲究配方。然而如何使用这些药和配方，则非有理论指导不可。比如药方上说了，桂枝汤治伤寒，那么你就要明白什么是伤寒，这就需要讲明有关伤寒的理论问题。《四库全书总目提要》说，有了理论的阐述，就使"读者有所据依，易于运用"。反之，假如没有理论的阐述，读者就会无所据依，难以运用。《四库全书总目提要》的话，揭示了经过魏晋隋唐时期过于重视方药而轻视理论问题的医学的重新觉醒。我们可以批评他们理论的是非，但是如果说可以只要方药而不要理论，也是对医学发展的危害。在今天，由于文化水平的不断提高，医学知识的普及，不少人，特别是所谓"白领们"，往往自己买一点成药就以为可以解决问题，然而因此而出事的，也不少见。所以医学界常常呼吁，有病最好还是要看医生，在医生的指导下用药。至于古代，即使医生，也常常会拿着方药无所据依，更不必说一般群众。因此，主张中国医学可以只保留方药而不要理论，是幼稚的想法。

　　宋元医学重视理论，无疑是正确的，也是必要的。然而在今天看来，宋元医学的理论兴趣，也发生了一些曲折，这就是对五运六气说的过度重视。

第五节

宋代的五运六气说

《黄帝内经》校订完成后不久，宋神宗时期（1068—1085），国家就开始设立医学教育制度。学生三百人，分方脉、针、疡三科。教材中，《黄帝内经》《难经》《脉经》为大经，《诸病源候论》《龙树论》《千金翼方》为小经。六部教材之中，理论方面的占绝大多数。考试的内容，"第一场问三经大义五道。次场方脉，试脉证、运气大义各二道。针疡试小经大义三道，运气大义二道。三场假令治病法三道"（《宋史·选举志》）。现存的《太医局诸科程文格》，是宋代医学试卷选集。试卷分墨义、脉义、大义、论方、假令、运气六项。少者仅大义、假令、运气三项。也就是说，这三项，是每一次考试所必不可少的内容。和以前比较，运气一项是构成宋代医学理论特色的内容。

"运气"就是"五运六气"说，由于其成为国家考试的必考内容，就使这一学说成为宋代医学的基本理论。由于《黄帝内经》被说成是治身、施政之书，所以它的理论也引起了其他儒者的关注。

首先是医学著作。流传至今的宋代刘温舒的《素问入式运气论奥》，是一部专门论述五运六气的著作。刘温舒认为，对于医学来说，"气运最为补泻之要"（《素问入式运气论奥》序），也就是说，运气学说，是医学的基础理论，所以他写了这部专门著作。该书分上、中、下三卷，都有论有图。首先是"五运六气枢要"及其图像，接着论述五行、干支、音律和天气的匹配；中卷论述气的主运、客运以及周年变化和南北气候的差别；下卷论述不同的气相互之间的胜负关系，以及它们与疾病成因的关联，论述医治的办法。用今天的话说，这是一部"气象医学"专著。作者相信，圣人留下的五运六气理论，是永远不会错的：

> 故圣人指物以候之。其六气终始早晏，五运大少盈虚，原之以至理，考之以至数，而垂示万古无有差忒也。（刘温舒《素问入式运气论奥》卷上《五运六气枢要》）

该书成于北宋末年，作者自题是"太医学司业"。经过医学界领袖人物的推动，五运六气说的地位，也就非以前可比。

南宋时，太医局又将国家考试中的优秀答卷汇集成书，其中每类试卷都有运气的内容。其试题分别为"甲子年五运六气所在所宜处方""乙丑年五运六气所在所宜处方"，以下是丙辰、庚午、癸酉、癸丑、甲寅等年的运气所在以及所宜的处方。医学生经过这样的训练，对运气学说及其内容，可以说是非常熟悉了。

运气学说作为宋代医学最重要的理论，渗透到宋元时代医学的方方面面。不仅一般的理论著作要提到五运六气，即使方书中的理论部分，也往往要讲到运气问题。沈括在《苏沈良方》序言中说：

> （古人治病）……而又调其衣服，理其饮食，异其居处，因其情变，或治以天，或治以人。五运六气，冬寒夏暑，旸雨电雹，鬼灵厌蛊，甘苦寒温之节，后先胜复之用，

此天理也。

王贶《全生指迷方》卷一《脉论》：

> 论曰：人以天地之气生，四时之法成。是以有五脏六府、四肢十二经、三百六十五穴，以象五运六气，四时十二月周天之度。阴阳变化，与天地同流。乖其气，逆其理，则阴阳交错，府脏偏毗，脉行迟速，荣卫失度，百病从生。

陈言的《三因极一病症方论》是又一方书，其卷二《纪用备论》道：

> 夫阴阳运五气行乎天地之间，则神明为之纪，故有德化政令变眚之异。物类禀五行孕于八方之内，则生灵赖其资，故有功能气味性用之殊。苟气运失常，非药石则不疗。

其卷五《六气叙论》又说：

> 夫阴阳升降，在天在泉，上下有位，右左有纪。地理之应，标本不同。气应异象，逆顺变生。太过不及，悉能病人。世谓之时气者，皆天气运动之所为也。

至于专门的五运六气著作，就更不必说。《素问入式运气论奥》卷上《五运六气枢要之图》，刘温舒论"五运六气"的基本理论道：

> 行有五而气有六，以分君火相火之化。六气化者，谓寒暑燥湿风火也。乃天之元气，然后三阴三阳，上奉之谓

之标。标本之论，具在下文。六气皆有一化，举大概也。

依照这个说法，则五运六气就是五行之气中，火分为君火、相火而成六。所以，五运六气其基本理论基础，还是五行之气的运动。

这木、土、金、水、君火、相火，又化为医学所说的风（木）、寒（水）、暑（相火）、湿（土）、燥（金）、火（君火）所谓致病的"六淫"。它们"同为一岁之令，巡环而治之"。这样，"四时寒暄之序，加以六气司化之令，则岁岁各异"。也就是说，这六气，和一年四季的寒暑交替互相配合，决定着每年的气候状况。这样，所谓五运六气，就是在常规的四季变迁之外，又假设了一套气候变迁的系统，并且不否认原来的寒暑变迁，但认为要配合使用。由于这样的配合，就形成了气候的正常和异常的交替：

> 凡春温、夏暑、秋凉、冬寒，皆天地之正气。其客行于主位，则自有逆顺淫胜之异。由是气候不一，岂可一定而论之？（刘温舒《素问入式运气论奥》卷上《五运六气枢要之图》）

这样看来，医学中的五运六气说，一定程度上是为了解释气候的异常状况而假设出来的。气候的异常会导致许多人患同样的疾病，是古人长期实践和观察的结果。五运六气说，是古人对气候异常变化认识的结果，也是企图寻找异常规律，以便准备用药治疗的努力。我们今天也在预测某些大规模群体疾病的发生规律，和古人的思路大体上是一样的。问题在于，古人的期

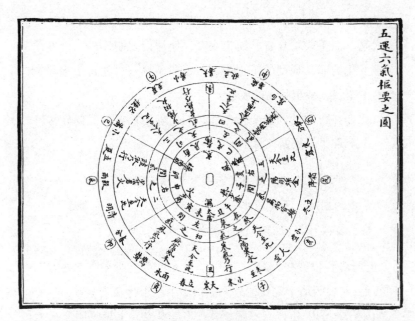

图 6-1 五运六气枢要之图（《素问入式运气论奥》卷上，《四库全书》本）

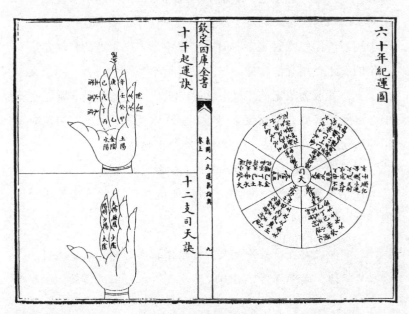

图 6-2 六十年纪运图（《素问入式运气论奥》卷上，《四库全书》本）

望太高，而手段不具备。期望太高，使他们要制作出一个气候异常变化的非常规则的年程表，但手段不具备，使这个年程表充满了牵强，甚至臆测的成分。

比如在正常的四季变迁之外，如何确定该年的气候异常特点。一个重要的依据，就是干支：

> 黄帝《素问》有五运六气。所谓五运者，甲己为土运，乙庚为金运，丙辛为水运，丁壬为木运，戊癸为火运。（沈括《梦溪补笔谈》卷上）

《太医局诸科程文格》载，"问甲子年五运六气所在所宜处方"。回答是："甲为诸干之先，故天气始于甲。子为众支之首，故地气始于子。子甲相合而岁纪始立。""是岁也，上见少阴君火之司天，中行大宫之土运，下临阳明燥金之在泉。以阳干复遇于阳支，两阳相配，故为太过之年。"也就是说，甲子这一年，是两阳相配的阳气太过之年。而决定该年为阳气太过的，就是这一年的纪年是甲子。这样，本来仅仅是作为符号而无实际意义的干支，就成为决定该年气候状况的根据。这显然是非常荒唐的。以此为基础，推测该年的气候变迁以及发病状况，决定应用的药物以及治疗办法，也就不可能是正确的。

五运六气说的广泛影响，引起了儒者们的关注。

沈括不否认五运六气说，但是他认为运用者不知灵活变通，所以常常与实际不符：

> 医家有五运六气之术，大则候天地之变，寒暑风雨水旱螟蝗，率皆有法。小则人之众疾，亦随气运盛衰。今人

不知所用，而胶于定法，故其术皆不验。

> 假令厥阴用事，其气多风，民病湿泄，岂普天之下皆多风，普天之民皆病湿泄邪！至于一邑之间，而雨旸有不同者，此气运安在？欲无不谬，不可得也。（沈括《梦溪笔谈》卷七）

早在唐代王冰补入"七大论"之时，他就特意说明了气候随地域变化的状况。大约宋代医学讲五运六气的时候，连王冰的成果也没有吸收，所以沈括才提出这个问题。

由五运六气问题，沈括想到了对待"物理"的一般原则：

> 大凡物理有常有变。运气所主者，常也。异夫所主者，皆变也。常则如本气，变则无所不至，而各有所占。故其候有从逆、淫郁、胜复、太过、不足之变，其发皆不同。
>
> 若厥阴用事，风而草木荣茂，是之谓从。天气明洁，燥而无风，此之谓逆。太虚埃昏，流水不冰谓之淫。大风折木，云物浊扰，此之谓郁。山泽焦枯，草木零落，此之谓胜。大暑燔燎，螟蝗为灾，此之谓复。山崩地震，埃昏时作，此之谓太过。阴森无时，重云昼昏，此之谓不足。随其所变，疾疠应之，皆视当时当处之候。虽数里之间，但气候不同，而所应全异，岂可胶于一证！（沈括《梦溪笔谈》卷七）

这可以作为一个哲学原则，同时也是一个科学原则。科学发现的那些定律，应用于具体环境，都要考虑到各个方面的影响，且必须有所变通。虽然两点直线最近，但几乎没有一条公路或铁路是直线的。虽然物体在不受外力作用的情况下保持匀速直线运动，但物体不受外力作用的情况其实是不存在的。沈括的议论，具有重要的普遍意义。

关于有常有变的情况，沈括举出了自己有一次根据具体情况预测下雨的经验。他指出五运六气的运用，"造微之妙，间不容发。推此而求，自臻至理"（沈括《梦溪笔谈》卷七）。

有常有变的情况，应该是在五运六气说创立之初，创立者就有所意识。所以五运六气理论中，对于每年的气运，设置了"主气"，即主导该年气候的气；同时也设置了"客气"，即作为辅助的气。两种气的相互作用，使该年气候呈现多种状况，所以才有所谓"从逆、淫郁、胜复、太过、不足之变"。然而一讲到变，则是众说纷纭。由此推广到人体脏器和疾病状况的变化，就更加没有相对稳定的说法。而像沈括那样，能灵活而又比较正确运用的人，极其稀少。所以在儒者阵营中，就有人主张废弃五运六气说：

> 观《素问》文字气象，只是战国时人作。谓之三坟书，则非也。道理却总是。想当时亦须有来历，其间只是气运使不得。错不错未说，就使其法不错，亦用不得。除是尧舜时，十日一风，五日一雨，始用得。且如说潦旱，今年气运当潦，然有河北潦、江南旱时，此且做各有方气不同，又却有一州一县之中潦旱不同者，怎生定得？（《二程遗书》卷十九）

也就是说，即使正确，也无法应用，因为一州一县旱涝就不同。至于这么大个国家，地域如此辽阔，如何可以用一种确定的规则，框套千差万别的事实！程氏兄弟的意见，是正确的。

到了南宋，医学家们也提出了疑义：

> 虽当察五运六气之相胜，亦不可狃泥此说。且如运气
> 相胜，岂独偏于一方一郡，而独于一家二家者乎！如有此
> 证，当先察其虚实冷热。（陈自明《妇人大全良方》卷八）

这里说的"此证"，指的是"疫毒痢"或"毒疫痢"。"当先察其虚实寒热"，也就在事实上规避了所谓五运六气说，也就是五行学说的纠缠。

在医疗实践中，类似的例子一定有许多，而类似的言论也不止这一处。现在发现最早把五运六气改造为对疾病本身的研究的，是北宋末年的史载之。

第六节
五运六气在金元时期的演变

据陈振孙《直斋书录解题》，史堪，名载之，著《指南方》两卷。流传至今的，有《史载之方》两卷。两本书的关系，已经无法弄清。据宋代鲁应龙《闲窗括异志》，史载之曾经为朱师古治好了闻肉味就恶心的怪病。宋施德操的《北窗炙輠录》卷上，记载了史载之曾为蔡京治好了便秘。因此，该人也是宋代一位名医，大约生活于北宋末年。其在《史载之方》上卷中，指出了五运六气的不确定性。他说：

> 己亥之岁，人多肝病，而有病肺者；子午之岁，人多
> 心病，而有病肾者。此一人之身，自有天地之气化，调治
> 之法，与五运六气所至之法同。（史堪《史载之方》上卷）

所以他把研究疾病和气候关系的五运六气，转变为对人体自身气运状况的研究。因为在他看来，"人之气，犹之天地之气。五脏之气，即五运之气。三阴之气，即六气之变。顾一身之气，多寡之如何，亦不必因天地之气化所生"（史堪《史载之方》上卷）。也就是说，人体自身的气的变化，未必要受天地之气的干扰。这样的认识，对中国传统医学的病因学而言，可说是一种挑战。

而与宋对峙的金国，则从刘完素开始产生了所谓"金元四家"。他们的共同特点，就是把气候意义上的五运六气，转变为对人体中五运六气关系的研究，这实际上是一种病理学的研究，并且都做出了相当重要的成果。

据《金史·刘完素传》，刘完素著有《运气要旨论》和《精要宣明论》。后来"虑庸医或出妄说"，又著《素问玄机原病式》。据《素问玄机原病式》刘完素的自序："易教体乎五行八卦，儒教存乎三纲五常，医教要乎五运六气"，"不知年之所加，气之兴衰，虚实之所起，不可以为工矣。由是观之，则不知运气而求医，无失者鲜矣"。也就是说，运气学说，是医生的必修课，也是医学最重要的理论。然而王冰以及林亿等人校正的《黄帝内经》，不仅文字不能保证全都正确，理解更是千差万别。至于传世的运气之书，"皆歌颂钤图而已，终未备其体用，及互有得失，而惑人志者也"。于是人们对运气学说产生了许多非议

和迷惑："或以谓运气无征，而为惑人之妄说者；或但言运气为大道玄机，若非生而知之，则莫能学之者。由是学者寡而知者鲜。"由此看来，在刘完素时代，批评运气学说和神化运气学说的，两种倾向都存在，而刘完素对此十分了解。

他先是"编集运气要妙之说十万余言"，成《运气要旨论》。后来又"集伤寒杂病脉证方论之文一部三卷十万余言"，成《精要宣明论》。这样，传统的理论和临床医术，他都进行了深入的研究。然而"复虑世俗多出妄说，有违古圣之意"，于是又特别举出《黄帝内经》中二百七十七字，加以阐释："以比物立象，详论天地运气造化自然之理"，成《素问玄机原病式》。虽然不能全都论到，但读者可以根据这些加以推论。因此，这是一部纯理论的书。

《素问玄机原病式》以"五运主病"开始，所举的"五运"，有"诸风掉眩皆属肝木""诸痛痒疮疡皆属心火""诸湿肿满皆属脾土"等。接着是六气，有"诸暴强直支痛缠戾里急筋缩皆属于风""诸病喘呕吐酸暴注下迫转筋小便浑浊腹胀大鼓……悲笑谵妄衄蔑血污皆属于热"之类。实际上，这完全是一种以五行六淫为基础的新的疾病分类学。刘完素在序言中说的"虽未备论诸疾，以此推之，则识病六气阴阳虚实，几于备矣"，就是他企图以五行六淫为基础，把所有的疾病重新归类，研究它们之间的病理关系和治疗方法，从而建立他自己的病理病因学新体系。从这个意义上说，以刘完素为代表的金元医学，对传统医学有革命性的变化，这一说法是成立的，虽然这个革命带有改良的性质，尚未涉及根本问题。

按照五运六气说，五行都分别对应，或者说可化为某一致病的淫气，比如木化风、水化寒之类。因此，所谓五运六气，实际上仍然是五行之气或者六淫致病。刘完素的新体系，仅仅是把以前尚不明确的，或者头绪过多的分类，简化为以五行或六淫为基础的分类，这样一来，研究其相互关系以及治疗原则，也就方便多了。

依一般医学史家的认识，刘完素最重要的贡献，就是提出了"六气皆可化火"的论断。

六气之中，热、燥自然近于火。即使被认为是风、湿和寒证的，在刘完素看来，也多是热证和火盛的缘故。

比如由"风"所引起的疾病，"反见燥金之化"。因为五运六气相互作用的规则，是"亢则害，承乃制"。即旺盛到极点，会造成危害；承接它的，会抑制它的危害。据《黄帝内经·素问·六微旨大论》："土位之下风气承之"，"风位之下金气承之"。土为湿，金为燥，所以"风能胜湿而为燥"。又如"吐下霍乱"，这是由于"热气甚"以致"传化失常""火性燥动"的缘故。那些认为这是寒证的观点，是错误的。或有人认为泄白、泄青是寒证，其实都是热的缘故。因此，治疗各种痢疾，"莫若以辛苦寒药"，或者稍微加点辛热，作为辅佐，"或微加辛热佐之"。又如疝气，多认为是寒证。但刘完素认为，脉象"紧急洪数"的，其实是热证。或者"邪热不杀谷，而腹热胀满"，即使"数日不食而不饥"，也不可认为是寒，这是由于"阳热太甚而郁结，传化失常"的缘故。

刘完素说，那些"六气变乱"导致疾病的，往往是几种气共同作用的结果："相兼而同为病。"比如"火热甚而水化制之，反为战栗"，大多是"热甚"，而不是寒气。还有那些昏厥而至于身体发冷的，是热极欲死，但庸医们"皆妄谓变成阴病"，于是"急以火艾热药温其表里，助其阳气"，由于治疗的错误，往往被认为这是必死的症状，所以"十无一生"。

所以刘完素得出结论："病诸气者，必有所因。病本热而变为寒者，实亦鲜矣。"（《素问玄机原病式》）反过来也就是说，病本寒而变为热的，却是大量存在。所以在治疗上，他多用寒凉药。因此，他被医学史家称为"清凉派"。

历史上，大多认为刘完素生活在北方，气候干燥，人多燥热，所以他看到的多是热证，用寒凉药。然而《黄帝内经》早就说过，凡病热者，皆伤寒之类。从传承上而言，他是将这古老的原则推广到更大的范围。从现实的治疗而言，人体对疾病的反应，也是发热为多。所以测量体温，也是现代医学首先和最必要的诊断手段。因此，刘完素认为六气皆可化火，认为疾病多是热证的判断，并不仅仅是身在北方的缘故。

无论从一般的中医理论，还是从当时的医疗实践出发，刘完素的总结带有某些片面的性质。据说有一次他自己病了，服寒凉药没有效果，是张元素给他治好的。但是刘完素的理论及其医疗实践，还是产生了重大的影响。这主要是他企图借助五运六气说，使疾病的分类和治疗统一于更加简明、一贯的理论体系之中。所以不仅他的医术，还有他对待医学理论的思维方法，都开创了一代新的医风。

刘完素的得意弟子张从正，字子和，《金史》本传称他"精于医，贯穿《难》《素》之学。其法宗刘守真，用药多寒凉，然起疾救死多取效"。其著作流传至今的，有《儒门事亲》。据说这本书是他和朋友麻知几、常仲明共同探讨的结果，由麻知几记录成书。麻知几,字九畴,不仅是金代著名的儒者,还精通医学和数学。《儒门事亲》的著作过程,也是刘完素医学理论影响广泛的一个例证。

《儒门事亲》把医疗原则归结为一句话,那就是"发表攻里"。"攻里"的方法,就是用寒凉药。按照一般原则,运气寒冷时,不宜用寒药。但是要攻里,就不能畏避司气之寒。攻里,也就是攻邪。因为在张从正看来,"邪去而元气自复"(张从正《儒门事亲》卷二《汗下吐三法该尽治病诠十三》)。所以他论述的治疗原则,以攻邪为先。这样,张从正就进一步发展了刘完素多用寒凉药的倾向,主张用"峻利"之药。后世称他为"攻下派"或"攻邪派"。

当时可以与刘完素齐名的,是张元素。张元素本是儒生,因为考进士时触犯庙讳而被迫弃儒从医。其著作有《保命集》等,《四库全书总目提要》评价其"学医精通其术,因抒所心得述为此书"。此书"于医理精蕴,阐发极为深至"。

《保命集》卷一从《原道》开始,《原道》从《阴符经》"观天之道,执天之行"开始,论述人体生理和养生之道。然后是《原脉》,该书认为脉"非气非血",而是"命之本"、"气之神"和"形之道"。大约是他看到了经络和血管的不一致。但是他又说,脉是"血之腑",如同人间的官府。官府管理着人,脉则管理着气血的通行:"分而言之,曰气,曰血,曰脉。统而言之,惟脉运行血气而已。"这是他对人体生理的艰难探索。在《气宜论》中,他也认为"治病必明六化分治,五味五色所主,五藏所宜,五行之运行数,六气之临御化"。假如"不明六气五行之所宜,气味厚薄之所用,人身为病之所由",要想取得预想的治疗效果是不可能的。然而他讲的五运六气，也是人体自身的气运，而不是气候和疾病的关联。

张元素的传人为李杲，字东垣，著有《脾胃论》《内外伤辨惑论》等。其《脾胃论》主张"人以胃气为本"。和刘完素"六气皆可化火"是他行医的基本主张一样，"人以胃气为本"，是李杲行医的基本主张。因为"人受水谷之气以生。所谓清气、荣气、运气、卫气、春升之气，皆胃气之别称也"（《脾胃论》卷中《饮食劳倦所伤始为热中论》）。假如胃气出了问题，将会引起种种疾病。从五行理论上说，脾属土，"常著胃土之精"，"土者，生万物而法天地"，所以为万物根本。在治疗上，他主张温补脾胃元气，被医学史家称为"补土派"。然而据《元史》本传，则"其学于伤寒、痈疽、眼目病为尤长"，治疗疾病也用"群阴之剂""寒血之药"。也就是说，温补只是他的主要治疗方法，不是他治疗方法的全部。

张元素、李杲和李杲的传人王好古等，被称为"温补派"。他们反对用清凉"峻利"之药，因为即使这些药治好了病，但"病去之后，脾胃既损，是真气元气败坏，促人之寿"（李杲《兰室秘藏》卷上《脾胃虚损论》）。

刘完素的医学还通过一位僧人传到南宋，这位僧人传授给罗知悌。罗知悌曾经做过御医，深得宋理宗器重。罗知悌又传给朱震亨。朱震亨著《格致余论》，创立"阳常有余，阴常不足"的理论。"阳常有余，阴常不足"，是"六气皆可化火"的缓和性说法。在治疗上，朱震亨也比较缓和，"完素主于泻火，震亨则主于滋阴"（《四库全书总目提要·局方发挥》）。虽然朱震亨是刘完素的三传弟子，但被认为是新的派别——"滋阴派"的创始人。

清凉、攻下、温补、滋阴，被认为是金元时代的四大医学派别，他们的创立者刘完素、张从正、李杲和朱震亨，则被称为"金元四大家"。

金元四大家主张不同，但他们的思路没有差别。他们都是把五运六气说演变为人体内部阴阳五行或者六淫之气，研究它们的相互关系，并且企图寻找一条根本原则来指导医疗实践。他们的科学探索，把隋唐时代开始、宋代发展的重视理论的倾向发展到新的高峰，创立了一系列新的理论。这些理论总体上虽未能超越《黄帝内经》的框架，但他们也自认为是真正从《黄帝内经》出发的理论。因此，如果说他们的工作是一场革命，也是温和的革命。由于他们的工作，才使五行理论真正深入医疗实践，成为贯穿整个医学理论和实践的最重要的基本理论。

第七节
宋元医学的今古之辨

中医的治疗手段，主要是方药。宋元医学不仅在理论上有许多创新，呈现出不同以往的全新倾向，在如何对待传统方剂的问题上，也往往有许多批评或创新。

从北宋开始，首先是儒学，开始怀疑以前的儒经。欧阳修怀疑《易传》，以为不是孔子所作。二程认为《周礼》不是周公所作，而是战国时期的儒者之书。王安石轻视《春秋》，在国家考试中取消了《春秋》一科。医学上对传统的批评，可以沈括

《(苏沈)良方序》为例。

沈括论述了辨病、治疗以及处方、用药的种种困难。特别指出，如果处方只用单药还好，如果好几种合在一起，"有相使者，相反者，有相合而性易者"，最后会成什么样子，不仅现在难以弄清，而且古人也没有说过："古人所未言。"比如醋是酸的，橙子也酸，加在一起，应该更酸，但实际情况是甘而不酸。巴豆、大黄都是泻药，但合在一起，泻利的效果反而较差。蟹与柿，是常吃的食物，"二物相遇，不旋踵而呕"。这些还都是容易认识的。至于那些不明显因而难以认识的，就更加难以说清。他经过研究发现，许多古方都不可轻信。即使葛洪的《肘后方》和孙思邈的《千金要方》，"犹多溢言，使人不复敢信"。其他的方书，就更是如此。

金元时代，刘完素提出"六气皆可化火"，主要用寒凉药医病，本身也是对古方的一种否定。同时的张元素，则明确对古方进行了质疑。《金史·张元素传》载："元素治病不用古方，其说曰：'运气不齐，古今异轨，古方新病不相能也。'自为家法云。"古代从《神农本草经》诞生开始，药物就被分为上、中、下三品。上品往往被当成君药，中品为臣药，下品为佐使。张元素在《保命集·本草论》中说道，如果要治病，应当以该药在药方中作用的大小来决定。哪种药作用大，哪种药就为君。其他，则"佐君者为之臣，应臣者为之使"，不是根据上、中、下三品决定的。在张元素看来，圣人用药的原则是："法无定体，体变布施。药不执方，合宜而用。"因此，所谓"不用古方"，不是完全排斥古方，而是不拘泥于古方，主张根据实际情况，决定取舍。

张从正则对方剂进行了理论研究。他说，"方"的意思就是"合"，把众多药物合在一起。"剂"的意思就是"和"，像调羹一样，把这众多药物调和成一种东西。"方"的另一种意思，是五方。要根据各地地理气候不同，来决定所用配方和用药：

> 如东方濒海卤斥而为痈疡，西方陵居华食而多颏睡赘瘿，南方瘴雾卑湿而多痹疝，北方乳食而多藏寒满病。中州食杂而多九疸食痨、中满留饮、吐酸腹胀之病。盖中州之地，土之象也，故脾胃之病最多。其食味、居处、情性、寿夭兼四方而有之，其用药也亦杂诸方而疗之。如东方之藻蒂，南方之丁木，西方之姜附，北方之参苓，中州之麻黄、远志，莫不辐辏而参尚。故方不七不足以尽方之变，剂不十不足以尽剂之用。（张从正《儒门事亲》卷一《七方十剂绳墨订一》）

所谓七方十剂，就是他自创的、对于药物配方及其作用的分类方法。其中有古方，也有新创的配方。他不排斥古方，主张"通今博古"（《儒门事亲》卷七）。在不拘泥于古方这一点上，张从正和沈括、张元素，都是一致的。

南宋时期，朱震亨自述他学医的经过，起初他相信张从正，后来又怀疑张从正治疗方法的"孟浪"。最后，他师从罗知悌，并做了罗知悌的助手。在长期的医疗实践中，他发现罗知悌用药并无一定之规："一方之中，自有攻补兼用者，亦有先攻后补者，有先补后攻者。"于是他悟道：

> 大悟古方治今病，焉能吻合？随时取中，其此之谓

乎？是时罗又言，用古方治今病，正如拆旧屋揍新屋。其材本非一，不再经匠氏之手，其可用乎？（朱震亨《格致余论·张子和攻击注论》）

由此他想到他的儒学导师许谦的教导。许谦认为，学习张仲景，不是保守张仲景所制定的配方，而是要"得仲景之心"。也就是说，要领会张仲景辨病配药的指导思想和科学精神。而朱震亨把这种理解比喻为周武王灭商之后、汉高祖灭秦之后，根据具体情况采取不同的救民措施。于是，他把自己治病的原则，确定为"阴易乏，阳易亢。攻击宜详审，正气须保护"的治疗和用药原则。

当时流行的古方，主要载于《太平惠民和剂局方》。由于该书收集的都是历代著名的验方，所以特别受到推崇。当初修这部书的目的，就是希望人们能够依这本书为指导，"据证检方，即方用药。不必求医，不必修制。寻赎见成，丸散病痛，便可安痊"。朱震亨认为，这样的用心是好的。长期以来，无论官方还是个人，也都依靠这本书，"习以成俗"。但是朱震亨认为这是不行的，这种做法是"刻舟求剑""按图索骥"，不过是侥幸偶中，问题很多。于是他作了《局方发挥》，阐明为什么不能拘泥于古方。

朱震亨不拘古方的重要原因，是古方所依据的医学理论，本身就是不正确的。古方所依据的医学理论，认为疾病多是外感风寒，实际上却不是这样：

> 外感之邪有寒热虚实，而挟寒者多。内伤之热皆是虚证，无寒可散，无实可泻。《局方》本为外感立方，而以内

伤热证混同出治，其为害也，似非细故。（《局方发挥》）

朱震亨在这里揭示的，就不仅仅是古方、今方的问题，更重要的是配方背后的理论根据问题。医学发展了，认识深刻了，原来人们认识的病因，或是浮浅的，或是错误的。如果用这样的理论指导用过的药方，是不会有疗效的。

依《黄帝内经》"风为百病之长"，这里的"风"，主要指的是气候因素。风与寒相连，所以张仲景的《伤寒论》就认为人的疾病主要是感冒风寒的结果。其"中风"概念，原本指的就是感冒风寒。感冒风寒不仅会发热、流涕，也会口歪眼斜，四肢运动受限，甚至偏瘫或全瘫，而心脑血管疾病，也会引起类似的症状，于是也被称为"中风"。假如用同样的方法治疗，肯定是南辕北辙。金代张元素就认识到，"中风者，非外来风邪，乃本气自病也"（徐大椿《医学源流论》引）。所谓"本气"，就是自身的气，"中风偏枯者，由心火暴甚而水衰不能制"（张元素《保命集》卷上）的结果。他还指出中风的前兆：

> 故中风者，俱有先兆之证。凡人如觉大拇指及次指麻木不仁，或手足不用，或肌肉蠕动者，三年内，必有大风之至。（张元素《保命集》卷下）

这些前兆，分明就是现在所说的心脑血管疾病的前兆。因此，都是"中风"，但这样的中风绝不是外感的结果，而是所谓"膏粱之疾"。也就是说，是生活优越，多吃肥腻的结果。

朱震亨也认为，"中风而有瘫痪诸证者"，既不是所谓"肝木之风实甚"，也不是"外中于风"，而是"将息失宜，肾水虚甚，则心火暴盛，水不制火"的结果。也有因为"喜怒思悲恐五志过极"而猝然中风的。这样的中风，和感冒风寒的中风，绝对不是一回事，所以不可以用同样的方法治疗。

从中风一例可以看出，宋元时期的医学，对于心脑血管疾病，已经有了一定程度的认识。同时也说明，宋元医学之所以要对古方进行检讨，不只是古今之辨，而是他们对疾病的病理有了进一步认识的必然结果。

在对医方进行检讨的时候，宋元时期的医学对于药物作用的机理，也进行了新的探讨。《苏沈良方》一书，记载了沈括对于药物作用的大段论述。沈括说，人的饮食先进入肠胃，"为真气所蒸"，其中的精华气味，随着真气进入人体的肌肉和筋骨，就像天地之气可以贯彻金石草木一样。它们的渣秽则通过肠道排出体外。因此，所谓某药入某脏，并不是该药直接进入某脏，而是它的气味进入某脏：

> 凡所谓某物入肝、某物入肾之类，但气味到彼耳。凡质岂能至彼哉！此医不可不知也。（沈括《梦溪笔谈》卷二十六）

沈括之所以要做这一段辨别，是因为古方中曾经说过"云母粗服则着人肝肺，不可去。如枇杷、狗脊毛不可食，皆云射入肝肺"（沈括《梦溪笔谈》卷二十六）。类似的议论，广泛在世俗流传。沈括的辨明，使药物作用原理得到了进一步的阐发和普及。

在对古方进行甄别和整理的过程中，宋元医学创造了许多新的药方，使中国医学得到了全面的发展。

第八节

更加细密的医学分科

宋元医学的发展，还表现在分科的更加细密，以及相应的专门论著和专科医生的大量出现。

被认为是唐宋之际出现的《颅囟经》，是宋代第一部儿科专著。据《宋史》本传，钱乙就是根据这本书，成为著名的儿科医生。他曾为皇子治病得愈，因此被京城贵族重视。该传称其"为方不名一师，于书无不窥，不靳靳守古法。时度越纵舍，卒与法会"。钱乙著有《小儿药证真诀》《钱氏小儿方》等书。此外，流传至今的，还有无名氏所著《小儿卫生总微论方》等。而根据记载，其他小儿科著作，还有《儿童宝镜》《小儿灵秘方》《小儿至诀》《小儿医方》《小儿斑疹论》等书。宋代可以说是小儿科发展的高峰时期。

宋代的妇科著作，流传至今的有陈自明的《妇人大全良方》。陈自明是南宋理宗时人。陈自明以前，已有李师圣的《产育保庆集》、陆子正的《胎产经验方》等妇科著作，但"卷帙简略，流传亦鲜"。陈自明的著作，"采撮诸家，持纲挈领，于妇科证治，详悉无遗"（《四库全书总目提要》），是一部高水平的、论述全面的妇科专著。本书之外，流传至今的宋代妇科著作，还有《产育宝庆方》《产宝诸方》等书。可见宋代的妇科和儿科几乎同样发达。

宋元时期，中医外科也有了专门著作。流传至今的，有李迅的《集验背疽方》。陈振孙的《直斋书录解题》评论该书"论议详尽曲当",而《四库全书总目提要》的评论是：

> 背疽为患至巨，俗医剽窃一二丹方，或妄施刀针。而于受病之源，发病之形，及夫用药次第，节宣禁忌之所宜，俱置不讲。故夭阏者十恒八九。今迅所撰，于集方之前，俱系以论说。凡诊候之虚实，治疗之节度，无不斟酌轻重，辨析毫芒，使读者了如指掌中。

《四库全书总目提要》还盛称该书配方"纯粹无疵，足称良剂"，其中特别是"忍冬丸"和治乳痈的"发背神方"，都只有金银花一味，"用药易而收功多。于穷乡僻壤难以觅医或贫家无力服药者，尤为有益"。

该书和宋代其他方书一样，不仅有方，而且有论。该书所论背疽的发病原因有五种：第一是"天行"，第二是"瘦弱气滞"，第三是"怒气"，第四是"肾气虚"，第五是"饮法酒、食炙煿物、服丹药热毒"。因而其病因，有来自外因，有来自内因，必须根据具体病情加以诊断。

其手术操作，有的需要切除坏死部分，有的需要排除脓汁，有的需要在患处敷药或进行艾灸。

元代末年，齐德之著《外科精义》。该书借注释《周礼》中"疡医"部分的文字，阐述治疗痈疽疮肿应该内外兼治的主张。《四库全书总目提要》评论说，古代的疡医，是"攻补兼施"，但后来的疡医，"惟持攻毒之方，治其外而不治内，治其末而不治本，故所失恒多"。但齐德之的著作，避免了这样的缺点。

据《宋史·艺文志》，宋代的外科学著作还有徐梦符《外科灸法论粹新书》、王蓬《经效痈疽方》、胡权《治痈疽脓毒方》、史源《治背疮方》、张允蹈《外科保安要用方》、定斋居士《五痔方》、李氏《痈疽方》。其数量比隋唐及其以前，都有很大增加。

针灸在过去就有不少专著，但宋代的特点，是使之普及。宋仁宗时，曾命令御医王惟德考订针灸法，并铸造铜人，内具脏腑，外著经络和穴位，并且画成图，刻板印刷，广泛传播。医学考试时，用蜡封住铜人的穴位，应试者如刺中穴位，就会有水流出，非常巧妙。现存《铜人针灸经》七卷，有图，有说明。流传至今的，还有《明堂灸经》八卷。《铜人针灸经》只讲正面和背面的穴位，《明堂灸经》则兼顾左右两侧的穴位，对穴位的指示更加完整。南宋时，又有《针灸资生经》七卷。除介绍穴位外，该书还介绍各种疾病的取穴。到了元代，则有王国瑞的《扁鹊神应针灸玉龙经》流传至今。该书把针灸的穴位和适应的病症编成歌诀，便于记忆和传播，是一部普及性的读物。该书还用歌诀介绍了子午流注法，指出一日之内不同时刻所适应的穴位。从这些著作看来，宋元时期的针灸疗法，也达到了非常普通而且广泛传播的程度。

眼科在宋元时期也比较成熟。专门的著作见于《宋史·艺文志》的有《刘豹子眼论》一卷、王守愚《小儿眼论》一卷、黄汉忠《针眼（一作眼针）钩方》一卷、穆昌绪《疗眼诸方》一卷、刘皓《眼论审的歌》一卷。在其他《急救仙方》、《宣明方论》和《世医得效方》等著作中，都有"眼科"的专章或专节。其中不仅涉及比较常见的发炎等症，还有去障的手术记载。《急救仙方》中，还有如何制作眼药和点眼的方法。元代危亦林

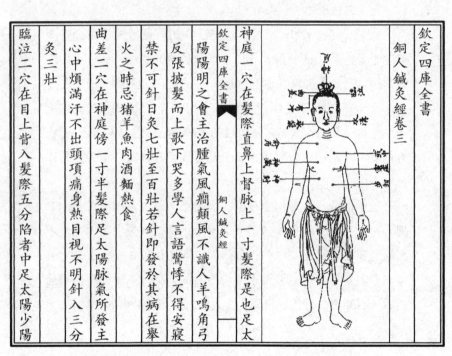

欽定四庫全書

銅人鍼灸經卷三

欽定四庫全書

神庭一穴在髮際直鼻上督脉上一寸髮際是也足太

銅人鍼灸經

陽明之會主治腫氣風癇顛風不識人羊鳴角弓

反張披髮而上歌下哭多學人言語驚悸不得安寢

禁不可針日灸七壯至百壯若針即發於其病在舉

火之時忌猪羊魚肉酒麵熱食

曲差二穴在神庭傍一寸半髮際足太陽脉氣所發主

心中煩滿汗不出頭項痛身熱目視不明針入三分

灸三壯

臨泣二穴在目上眥入髮際五分陷者中足太陽少陽

图 6-3　铜人针灸图（《铜人针灸经》卷三，《四库全书》本）

的《世医得效方》还按风血肉气水"五轮"和天地水火风雷山泽"八廓"分解眼的结构,这大概是中国医学企图研究眼睛结构的最早尝试。

和眼科相伴随的,是耳鼻喉等科,也开始被当作专门的项目,见于各种医书。

此外,还有专讲急救的《急救仙方》。董汲的《旅舍备要方》也是急救书的一种,其内容涉及各科的急性疾病,说明当时的医学已经更加自觉地把急救作为一个专门问题。

至于脚气病,唐朝就已经有专门著作,但都没有流传下来。流传至今的,只有宋代董汲的《脚气治法总要》。该书不仅有论有方,论述比较完备,而且是董汲亲身体验的结果,所以比较可信。

医学的分科,是医学科学发展的必然,也是医学进步的表现。迄今为止,不少人谈起中国学术,常常认为中国古代学术是不分科的,这是一个极大的误解。问题仅仅在于怎么分,分类和分科是否合理或者是否适应当时的需要。一个人就能精通当时所有知识的时代,只能是遥远的、知识量稀少的古代。

第七章
明代医学

第一节
明代的格物说和医学

　　作为中国古代社会思想指导的儒学，在明朝前期和中期对社会的统治都达到了空前的高度和深度。学校教育不仅普及到县、乡，而且普及到农村的里社、军队的卫所。然而从明朝中期开始，政治的日益腐败，社会生活中新因素的成长，极大地冲击着儒学的传统。一批批离经叛道的儒生，或以准确理解为借口行实际突破之实，或公开抨击以理学为代表的新儒学的荒谬和虚伪。而在社会下层，反映市民这个新的社会阶层的通俗文艺作品，甚至公开"诲淫诲盗"。这一切都透露出传统秩序的腐烂和新因素的成长。

　　如果中国社会能够在这个方向上继续发展，其前景如何，无法预料。中国科学将有什么面貌，也难以测知。这时候，新时代曙光比我们提前出现的欧洲，通过传教士，把他们虽然不是最新的，但也是比较新的科学成果，传到了中国，成为明朝科学发展的第三个因素。虽然这些成果传来时已到明朝末年，而且数量很少，但由于它的无可置疑的优越性，预示着中国传统科学的终结。

　　在农学和医学领域，则没有出现如历算学那样的大起大落。传统的农业知识得到了新的总结和发展，金元诸位名医革命性的理论创造，得到了继承和发展，一些偏差也得到了纠正。同时，如小儿痘疹的治疗形成了专科，以《本草纲目》为代表的药物学为明代医学，也为中国古代医学赢得了荣誉。

明代科学还有一个重要的特点，就是实地考察之风有所发展。这主要表现在地理和水利领域，也表现在与医学和农学都相关的生物学领域。以往的同类著作，往往是附带获得的，甚至是无意中道听途说获得的零碎知识。宋代开始有人为了一个地方的水利状况，专门进行考察。到了明代，这样的事情多起来了。徐霞客，是地理科学考察活动的代表；李时珍，则是医药学科学考察活动的代表。

由于社会的需要，宋代理学特别强调的格物致知说，在明代明显地逐渐分化为两股潮流。保持社会的稳定，使人们安分守己，是当时社会的第一需要，所以强调读书、强调实践儒教伦理，最后甚至发展为推行心中固有良知（"致良知"）的格物致知说，成为明代格物说的最强劲的潮流。然而社会生活毕竟需要自然界的知识来指导和维持，所以以格物致知为根据，实事求是地考察各种自然事物，以求获得关于它们的正确知识，则成为格物说的虽不强大，但总也绵绵不断的潮流。由于后者，使数百年后的人们企图用"格物致知"去对应西方的"science"。由于前者，人们最后还是选择了新的名词——"科学"，去对应"science"。

"格物致知"概念出于《大学》。《大学》所讲的是治国措施。从明代初年开始，格物致知就被儒者理解为弄清儒学的道理、搞好内心的修养、正确治理国家的必要条件。因此，明代的格物致知说，首要的内容就是弄清治国的道理，把国家治理好。其代表性著作，是湛若水的《格物通》。这本书也是他"格物致知"的成果："愚谨采五经诸子史及我圣祖、圣宗格言大训，疏解成帙，名曰《圣学格物通》。"（《格物通》卷首《进格物通表》）在序言中，他讲述了自己对于"格物致知"的理解：

> 夫《圣学格物通》何为者也？明圣学也。明圣学何以谓之《格物通》也？宋儒程颐曰："格者，至也。物者，理也。至其理，乃格物也。"

格物就是要弄清事物的理，这是不错的。问题在于，湛若水感兴趣的，仅仅是治国的理，而其格物的方法，也主要是读书。

和湛若水同时的王守仁，则对"格物致知"提供了全新的理解。起初，他曾和朋友一起，遵照朱熹格尽天下之物的教导，先从格竹子开始。他的朋友在竹子旁边格了三天，病倒了。他接着格了七天，也病倒了。于是他明白了：

> 乃知天下之物本无可格者。其格物之功，只在身心上做。（王守仁《传习录》下卷）

他反复阐明他的"只在身心上做"的格物说，最后，他把格物说归结为"致良知"。

王守仁的"致良知"可以说是最极端的格物致知说。虽然有许多人和王守仁争论，反对他的格物说，但是王守仁的格物说还是在明代中后期引起了最广泛的影响。

与上述格物致知说相对的，是把观察、研究自然事物，获得有关的知识，作为格物致知的过程。

明朝建立后不久，朱元璋曾经和臣子们讨论过张载提出、朱熹表示赞同的"天左旋，日月星辰亦左旋"的新说。臣子们大都赞成这个说法。朱元璋根据自己的观察，认为张载的说法是错误的。并且他认为，只有格物致知，才能成为"通儒"：

> 凡通儒贤智者，必格物而致知，然后以物事而成章。
> (《明太祖文集》卷十《七曜大体循环论》)

否则就不是通儒所为。这件事，被清代儒者写进《明史·天文志》，作为明朝天文学史上的一件大事。朱元璋这里的格物，指的是观察和研究天文学。

在医学领域，元代名医朱震亨曾把自己的医学著作称为"格致余论"。明代，周王朱橚著《普济方》四百二十六卷，其第二百四十三卷写道：

> 吁! 愿为良医力学者，当在乎致知，致知当在乎格物。物不格，则知不至。若日只循世俗众人耳闻目见谓之知，君子谓之不知也。

在这里，朱橚不仅把医学作为格物致知的事业，而且区分了"世俗众人耳闻目见"之知和格物致知。这就表明，在他看来，世俗的耳闻目见之知，和专门的格物致知，是有区别的。朱橚没有论述这种区别，但他意识到了这种区别，因而也就有了从事科学工作的自觉。

名医孙一奎著《赤水玄珠》，其卷二十七讨论了胎儿在母腹中是否饮食的问题。有人认为，胎儿在母腹中，"饥则飡母之血，渴则饮母之血"。他认为这种说法是错误的。因为胎儿在母腹中，没有出入的"径窦"。并且认为，这种事情，"格物者自能辩之，毋致疑也"。这里所说的"格物者"，也就是专门的研究者。

明代最著名的药物学著作《本草纲目》，由当时的文坛盟主王世贞作序。王世贞说，这本书，是"性理之精微，格物之通典，帝王之秘籍，臣民之重宝"。也就是说，这是一部优秀的格物学著作。用今天的话说，就是优秀的科学著作。《本草纲目·凡例》中，李时珍也自称，这部著作，虽然是医学，但也是儒家的格物之学：

> 唐宋本所无，金元我明诸医所用者，增入三十九种。时珍续补三百七十四种。虽曰医家药品，其考释性理，实吾儒格物之学，可裨《尔雅》《诗疏》之缺。

在李时珍的心目中，大概他始终认为，自己也是一个儒者，而不甘心仅仅做一个医生。

明朝末年，传教士利玛窦等传入了许多西方的科学知识。徐光启认为，这些知识就是儒者提倡的格物致知之学。在《几何原本》的序言中，徐光启称利玛窦带来的学问中，有一项就是格物致知之学：

> 顾惟先生之学，略有三种。大者修身事天，小者格物穷理。物理之一端，别为象数。一一皆精实典要，洞无可疑。其分解擘析，亦能使人无疑。

从朱元璋论"天左旋"，到徐光启序《几何原本》，是明代格物致知说的支流。在社会需要的支撑下，这股支流虽然在整个古代都未曾成为主流，但也从来没有间断。

从宋代开始，理学特别提倡格物，也就是要从弄清万事万物的道理中，寻找治国的道理。倒过来说，要明白治国的道理，也必须进行格物。在古代社会，无论中国还是外国，甚至那些最荒谬的神学道理，也往往需要真实可靠的科学知识来支撑。这也是神学离不开科学，古代科学得以不断发展的原因之一。

第二节
明代医学的发展概况

明代医学，在元代所奠定的基础上，不断向前发展。

明代初年，朱震亨的医派比较流行。其弟子戴原礼著《推求师意》，阐发朱震亨的医学思想。私淑朱震亨的徐用诚、刘纯著《玉机微意》，对传统医方多有订正。同时，相反的意见也开始兴起。薛己以温补著名，自称"余故考诸名家，宗诸东垣，于凡诸症各补以方药。治者能即色以验其病，察病以固其本，斯无失矣"（薛己《薛氏医案》卷六《保婴金镜录》）。及卷九《原机启微·论目为血脉之宗》，除援引《黄帝内经》《甲乙黄帝针经》外，就是援引李杲的脾胃学说，并发展为"目为脏腑血脉精气之宗"。因此，"凡医者不理脾胃及养血安神"，就是"治标不治本"，是"不明正理"。因此，李杲的脾胃论，实际上成了薛氏的理论基础。元末明初，继承刘完素、张元素等医术的，有葛应雷、葛乾孙父子。

明代后期，又形成了新的寒凉派和温补派。以缪希雍为代表，主张多用寒凉药。其著作有《先醒斋广笔记》四卷、《神农本草经疏》三十卷等。《明史·列传第一百八十七·方伎》称张颐、汪机、李可大等"治病多奇中"。以张介宾为代表，主张温补，其著有《类经》三十二卷、《景岳全书》六十四卷，其中包括外科、妇科和儿科。他是一位医术全面的医生。

此外，还有不少不拘于一家一派的名医。在元末明初，有滑寿，会通张仲景、刘完素、李杲三家，"所治疾无不中"(《明史·列传第一百八十七·方伎》)。有吕复，曾"尽购古今医书，晓夜研究"，并且"皆有辩论"。对于从扁鹊以来的名医，"皆有评骘"。其著作众多，其治病"取效若神"(《明史·列传第一百八十七·方伎》)。另有倪维德，"乃求金人刘完素、张从正、李杲三家书读之，出而治疾，无不立效"(《明史·列传第一百八十七·方伎》)。明代中后期，名医汪机，也不主一家，在《明史》中和缪希雍一起，附于李时珍传之后，也和缪希雍一起，被称为"治病多奇中"者。与缪希雍、汪机同附于李时珍传后的，还有张颐、李可大等。有王肯堂，撰《证治准绳》一百二十卷，《四库全书总目提要》称其"采摭繁富，而参验脉证，辨别异同，条理分明，具有端委。故博而不杂，详而有要，于寒温攻补无所偏主"。

即使在那些金元流派的传人中，许多也不拘守师说。比如戴原礼，是朱震亨的高弟。他撰写的《推求师意》，往往都是得自师传的"秘旨微言"。但是他不像有些拘泥于寒凉药的医者，而"独能委曲圆融"，《四库全书总目提要》称其能使"学者得其意而不滋流弊"。甚至那些新医派的开创者，如缪希雍、张介宾等，也往往能实事求是。所谓"流弊"，多产生于流派的传人之中。无论在科学学派或者哲学学派中，都有类似的现象。学派创建者提出一种主张，其传承者在发扬师说的同时，往往会把师说僵化，从而由正确或基本正确走向谬误。这是明代医学流派发展的大势。

明代医学的重要贡献，就是本草学的发展。李时珍的《本草纲目》，当时就为医家推重，至今更享有世界性的声誉。李时珍历时三十余年，"书考八百余家，稿凡三易。复者芟之，缺者缉之，讹者绳之。旧本一千五百一十八种，今增药三百七十四种，分为一十六部，著成五十二卷"（王世贞《本草纲目序》）。该书问世当时，就被一刻再刻，是当之无愧的中医本草学的代表性著作。

然而明代的本草学著作，不仅《本草纲目》一种，早于李时珍的，有明代初年周王朱橚的《救荒本草》。该书采自医学本草书一百三十八种，自己新加二百七十六种。这二百七十六种可食用的植物，大多也都具有药物的效用。因此，该书也具有医用本草的性质。至于朱橚所著《普济方》四百二十六卷，是由朱橚亲自订正，"凡一千九百六十论，二千一百七十五类，七百七十八法，六万一千七百三十九方，二百三十九图"，被称为"方书之大全"。李时珍《本草纲目》"采录其方至多"（《四库全书总目提要》）。该书对医学的本草学，也有着重要贡献。

李时珍之后，则有缪希雍的《神农本草经疏》。该书不如《本草纲目》简明，但征引丰富而恰当，是一部优秀的本草学著作。和其他本草书不同，该书除了介绍药物性状、功用之外，还有"简误"一项，介绍药物的"过劣"，即今天所说的副作用。其卷一《药性简误指归》道：

> 夫药石，禀天地偏至之气者也。虽醇和浓懿号称上药，然所禀既偏，所至必独脱也。用违其性之宜，则偏重之害，势所必至。故凡有益于阳虚者，必不利乎阴。有益于阴虚者，必不利乎阳。能治燥者必不宜于湿，能治湿者必不宜

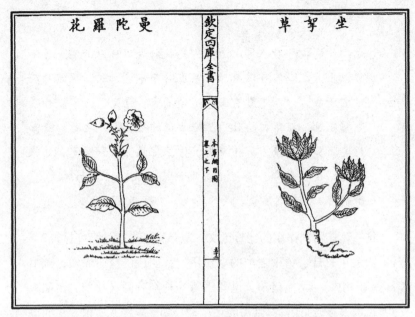

图7-1　曼陀罗花（李时珍《本草纲目·图》,《四库全书》本）

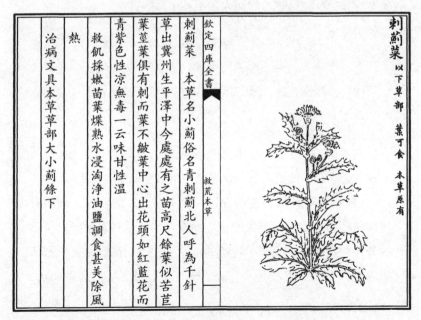

图7-2　刺蓟菜（《救荒本草》卷一,《四库全书》本）

于燥。能破散者不可以治虚，能收敛者不可以治实。升不可以止升，降不可以疗降。寒有时而不宜于热，热有时而不宜于寒。古人半夏有三禁，谓渴家、汗家、血家。仲景呕家忌甘，酒家亦忌甘。王好古论肺热忌人参之属。诸如此类，莫可胜数。苟昧斯旨，吉凶贸焉。人命至重，冥报难逃。医为司命，其可不深思详察也哉！此与十剂互证。十剂对治，反则为误。故作简误，以防其失。

这是一篇药物副作用的完整论文，也是科学态度的高度体现。

关于丹砂、铅汞之类的副作用，在明代已众所周知，该书也一一说明。其他诸药，也几乎每一种都有简误一条。比如人参，该书首先指出："其功能之广，具如《本经》所说，信非虚语。"并且列举了一系列需要人参进补的病症，认为遇到这些虚症，"投之靡不立效"。然而人参不利于肺热：

（人参）惟不利于肺家有热，咳嗽、吐痰、吐血、衄血、齿衄、内热、骨蒸、劳瘵、阴虚火动之候。……若误投之，鲜克免者。（缪希雍《神农本草经疏》卷六《草部上品之上》）

这样的提醒，对于医学，是十分必要的。本草学中出现这样的内容，是本草学的重大进步，也是中国医学的重大进步。

《神农本草经疏》遵照古代"疏不破注"的原则，未能对传统的药物分类进行重大改革。而在《本草纲目》中，对药物的分类就从根本上突破了传统的上、中、下三品，完全依据药物的性质分类。首先是水、火、土、金、石五类。这里的水、火等五类，不是抽象的、统管一切的五行，而是确实的五种矿物药。如水，分雨水、露水、霜、雪等；金，有金、银、锡、铁等。其次是草、谷、菜、果、木五类植物。动物药物，则被分为虫、鳞、介、禽、兽。人，单列一类，其中有发、耳塞、爪甲，也有人尿，特别是童便。也有人肉。这说明李时珍也难以摆脱中医特有的一些迷信。

一部全面完整的本草学著作，在分类问题上的根本变化，也是医学的重大进步。

明代脉学，也有新的进步。其代表性著作，是李时珍的《濒湖脉学》。自从王叔和著《脉经》以后，数百年间，再无类似的专著。宋代，有人将王叔和的《脉经》改为《脉诀》，并假托王叔和所作。由于其通俗易懂，所以很快流传开来。虽然不断有人批评该书，但意见零散，不能从根本上阻止该书流传。元代戴启宗作《脉诀刊误》，系统地辨析了该书的伪撰性质，但是戴启宗只是辨别了该书之伪，未能指出怎么样才是正确的。李时珍根据其父的《四诊发明》，著为《濒湖脉学》，全面而准确地指出各种脉象的表现，给出了正确辨别脉象的根据。因此，李时珍的《濒湖脉学》，就是新时代的《脉经》，是明代医学对于中国医学的重要贡献。

《濒湖脉学》后附有宋代崔嘉彦《四言举要》诗一首，讲述脉学的基本原则。其开始几句为：

> 脉乃血派，气血之先。血之隧道，气息应焉。
> 其象法地，血之府也。心之合也，皮之部也。
> ……

这里明确指出，中医所谓的脉，乃是血的"隧道"。在《黄帝内经》则被称为"经隧"（《素问·调经论》），或"经渠"（《灵枢·本输》），意思都一样，翻译成今天的语言，就是血管。不同的是，今天知道，血管中流通的只是血，而没有气。血流的动力，来源于心脏有节律的收缩运动。但是中国古代医学认为，脉，是血的通道。血液的流动，是由气伴随着的。所以脉就不仅是血的通道，而且是气的通道。气是不断运动的。气的运动，推动着血的流动，就像风推动着河水的流动一样。

李时珍在"四言举要"标题下注道："宋南康紫虚隐君崔嘉彦希范著，明蕲州月池子李言闻子郁删补。"说明这首四言诗在他之前，已经广泛流传。而他的《濒湖脉学》，《四库全书总目提要》称赞其"精核无遗"，有"廓清医学之功"。所谓"廓清医学"，主要是廓清医学中的脉学。这是继晋代王叔和之后在中医脉学上最重要的著作，因而在医学家中间广泛流传。也就是说，认为脉就是血管的意见，应该说是中国古代医学家的共识。

因此，所谓经络，就是经脉和络脉。经脉，是血流的主干道，络脉则是血的支流。经脉有十二条，从手到脚，纵向贯穿人体。络脉，大的有十五条，小的则难以计数，纵横交织。此外，还有"奇经八脉"，交错于十二经脉之间。它们都被认为是气血的通道，也就是血管。古人弄不清血管的真正走向，所以和今天看到的血管差别很大。但在古人的心目中，经络就是血管。只有明白这一点，才能为研究经络的本质提供正确的方向。而李时珍的《濒湖脉学》，则为我们理解经络的本质，提供了明确的说明。

　　明代医学的另一重要进步，是对儿童痘疹的研究和种痘术的推广。

　　种痘是中国古代预防痘疹的医疗方法。中国古代所说的痘疹，包含麻疹、水痘和天花三种。据说葛洪《肘后备急方》中所说的"虏疮"，就是天花，是"建武中于南阳击虏所得"。用种痘的方法预防天花，传说宋代就有，"宋真宗时，峨眉山有神人出，为丞相王旦之子种痘而愈"。然而种痘术的推广，却是在明代，一般认为是在隆庆年间（1567—1572）。

　　种痘的基本方法，是取病者的"痘浆"或衣服使接种者感染，以达到预防的目的。后来则使用痘痂。这种方法是如何发现的，尚未有明确记载。但在明代已有大面积推广，则是事实。

　　明代医学著作往往都设有"痘疹"专章，从明初的《普济方》，到后来著名的《薛氏医案》、《证治准绳》和《景岳全书》，都设有"痘疹"专章。医方和本草书，比如《本草纲目》《神农本草经疏》，也多有治疗痘疹的药物和方剂。关于痘疹的专著，则有徐谦的《仁端录》等。《四库全书总目提要》称："痘疮之症，古所未详，往往以瘢疹统之。自宋以来，治小儿者莫如钱乙，而《药证真诀》亦略之。盖其气之盛行，在元以后，故著为方论者，至明而详。"至于该书，既不"强分南北"，也不"偏主攻补"，是治痘的"法门"。

　　从《仁端录》的叙述可以看出，当时的医生曾经多方努力，探讨了痘疹的病因：

　　　　痘疹之症，有谓在母腹中时食秽血而生者，有谓在交媾时欲火所钟者，盖皆胎毒也。有谓天时疫疠与伤寒同，

则是外感了，与胎毒无干。(徐谦《仁端录》卷一《痘疹溯原》)

> 有云精毒者，即交媾时之淫佚与精俱种者也。有云乳毒者，食息起居稍有不慎，则毒气与血气交变为乳毒也。有云胎毒者，儿在胞中，气团于内，血护于外，内外坚固，风气不通，惟脐带中随母呼吸，水谷之气沁入儿腹，长养儿体，即胞浆是也。……有云秽血毒者，儿降生时，以胞蒂脱于右肾，母气始离，而授于子气即从丹田而涌出。儿之口鼻郁闷，不禁头重于体，故从下而出也。(徐谦《仁端录》卷一《原痘论》)

作者对于上述观点，一一进行了评述。比如所谓伤寒，作者说，伤寒不是人人都要患病，但痘是人人不免；伤寒常常是病愈之后又会得病，痘却是一出而止。所以痘疹不是伤寒。至于父母之欲火，那就应该是从古就有，为什么汉代以前就不见记载？

最后，作者还是以为，把病因归结为"父母之精毒"比较合理：

> 惟父母之精毒为先天之毒，随禀而来，酿为痘毒也。何也？交感之际，胶黏如脂腻者，醇精也，真元之所聚也，故出痘少而顺。不胶如清水者，淫火之佚也，即痘之所种也，故出痘多而逆。自脏腑皮毛筋骨之形既就，而淫火即种矣，其伏于命门者，天一生水故也。(徐谦《仁端录》卷一《原痘论》)

今天看来，这些说法都异常可笑，然而却是中国医学的一大进步。它完全摆脱了传统的七情六淫病因说，也完全没有五行说的影子，只有实事求是寻找病因的努力。至于寻找过程中的曲折和错误，则是科学发展中的常规，也是在黑暗中寻找光明的常规。一下子就能找到正确答案的事，几乎是没有的。

第三节
明代医学的理论问题

　　明代医学的另一进步，就是有人严厉抨击五运六气说。缪希雍在《神农本草经疏》卷一的《论五运六气之谬》中明确指出，五运六气"无益于治疗，而有误来学"：

> 　　原夫五运六气之说，其起于汉魏之后乎！何者？张仲景，汉末人也，其书不载也。华元化，三国人也，其书亦不载也。前之则越人无其文，后之则叔和鲜其说。予是以知其为后世所撰，无益于治疗，而有误乎来学。学者宜深辨之。
>
> 　　予见今之医师，学无原本，不明所自，侈口而谈，莫不动云五运六气。将以施之治病，譬之指算法之精微，谓事物之实有，岂不误哉！殊不知五运六气者，虚位也。岁有是气至则算，无是气至则不算。既无其气，焉得有其药乎？一言可竟已。

这里有两点要注意，第一是说五运六气本来不是医学家创立的医学理论。第二是说五运六气是"虚位"，就是算术中的算法，并不是真实的存在。也就是说，周年循环的运气，并不是每年果然由这样的气在主宰着该年的气候，而只是一种推算的方式。这就从根本上否定了五运六气的真实存在，也否定了它对于医学的必要性质。

接着，缪希雍解释了五运六气说中一些基本的原则。比如"必先岁气"，他说，假如今年"忽多淫雨，民病多湿"。这时候，就应该注意多用风燥类的药物，因为"风能胜湿"。这就是"必先岁气"的意义。也就是说，必先岁气指的是当年出现的天气状况，而不是根据五运六气循环表推算出来的所谓"岁气"。

还有"毋伐天和"，缪希雍说，这是要求医生春夏不要用麻黄、桂枝，秋冬不要用石膏、知母，从而达到"春夏养阴，秋冬养阳"的目的，和五运六气也没有关系。至于过去说的"不明五运六气，检遍方书何济"，在缪希雍看来，这是指那些愚昧的医生，不明白五运六气的原理，拘泥于书本，依样画葫芦，出手就错。如果这样，就是检遍方书，又有什么用呢？

最后，缪希雍总结说，五运六气说，既不是医学经典的内容，也不见于张仲景的著作，倒是在儒者的著作中见到了五运六气的内容。所以，这样的理论，只是"天运气数之法，而非医家治病之书"。也就是说，它不是医学的理论。

缪希雍的论证，自然有强词夺理甚至故意歪曲之处，但整体精神和总的结论，则正确无误，即治病完全可以不用五运六气说。

古代医学的病因说，主要是归结于气候因素。这在当时仅凭感官探讨病因的情况下，是能够得出的唯一合理的结论。这个结论，在今天仍然有它的合理性。气候，确实是导致疾病的原因。细菌和病毒能否发挥作用，也往往取决于气候的条件。从这个意义上说，气候病因论迄今为止也没有过时。为了寻找气候变化的规律，古人发明了五运六气说，这是五行理论在医学中的深化，也是五行理论在医学理论中的僵化。而僵化也就必然导致错误。缪希雍在几乎无人不谈五运六气的情况下，能够有理有据地批判五运六气说，在理论上，是正确的；在探讨真理的态度上，是勇敢的，是科学精神的光辉范例。

明代医学在理论上的最大遗憾，是张介宾重新提起的"医《易》"关系。

唐代孙思邈曾经讲过"欲为大医"的条件，其中一项就是必须"妙解"《周易》等道理。孙思邈这个论断，当时并没有引起多少注意，经过宋元两代，也没有多少人提起。这不过是个人意见，尽管是名医的意见，人们也是该听则听，不该听的，也就放在一边。

明代，理学的统治日渐深入。明代前期，医书还少有援引理学理论的。大约在中后期，孙一奎著《医旨绪余》，其卷上就首先抄录周敦颐《太极图》作为医学的理论根据，并且解释说："天地万物本为一体，所谓一体者，太极之理在焉。""太极之理"，也就是程颐、朱熹说的天理，即天地万物和人所共同具有的普遍原理。作为医生，懂得更广泛的普遍道理，当然是有好处的："医之为教，正示人节宣天地之气，而使之无过不及。攻是业者，不能寻绎太极之妙，岂知本之学哉？"（孙一奎《医旨绪余》卷上《太极抄引》）所谓"知本"，就是了解包括医学道理在内的普遍原理。为此，孙一奎提出了学习《周易》的任务。该卷《不知〈易〉者不足以言太医论》节，孙一奎说道，这个理，《周易》和《黄帝内经》是相通的，所以"深于《易》者必善于医，精于医者必由通于《易》。术业有专攻，而理无二致也"。

孙一奎之后，极力倡导医者学《易》的，是张介宾。

张介宾著《类经》三十二卷，把《黄帝内经》分门别类进行排列，并做出注释。为了进一步说明《黄帝内经》的道理，他又作《类经图翼》十一卷。该书第一卷开始，也是《太极图论》和《阴阳体象》，认为不知太极阴阳的道理，不足以言医，因为"理气阴阳之学，实医道开卷第一义"。

然而张介宾似乎还没有充分表达自己的意思，又作《类经附翼》五卷。其卷首援引《河图》《洛书》以及《先天图》等，并自作两篇长论：《医易义》和《卦气方隅论》，论述《周易》和医学的关系。其《医易义》说道，他起初不相信孙思邈说的欲为大医必通《周易》的说法，直到四十多岁以后，才有所领悟。知道天地万物，包括人，都是阴阳二气所造，也为阴阳二气所养，因此，天地和人的道理，是相通的，因此他提出"天人一理""医《易》同源"的命题。然后依据从理学家那里所得到的太极阴阳、天地万物之理，具体论述了医和《易》的种种同理关系，得出结论说："《易》具医之理，医得《易》之用。"因此，"医不可以无《易》，《易》不可以无医"。假如能使两者结合起来，就能自如地调整人体的虚实寒热等，从而"易危为安，易乱为治，易亡为存，易祸为福"，做一个大医。

假如《周易》，或者经理学家重新塑造过的《周易》，果然是"弥纶天地之道"，放之四海而皆准，那么，孙一奎和张介宾的主张，就是绝对的真理。可惜的是，井蛙所看见的天，并不是天的全部。《周易》中的道理，在今天看来，也仅有不多的合理性。这样，如果相信孙一奎和张介宾，就势必要井蛙从已经走出井口、处于井台之上的地方重新跳入井中。

大约二十年前，一些朋友曾经竭力鼓动中医医生学习《周易》，并且把张介宾的"医《易》同源"说成是"医源于《易》"，影响广泛，论著甚多。鉴于科学在发展中，总是不断有人要人们从井台上再跳回井里，所以本书特意对这段历史做了检讨，并希望人们了解这段历史后，能减少一点类似的错误。

第四节
传统病因学的重大突破

崇祯年间，河北、山东、浙江一带瘟疫流行，传统的治疗方法束手无策。吴有性认真考察了瘟疫的起因、症状，于1642年，即明朝灭亡前两年，撰成《瘟疫论》，对传统病因学提出了根本挑战。

传统的病因学认为，人的患病，大体有两类原因。一为"六淫"，即风寒暑湿燥火六种气候因素；一为"七情"，即喜怒哀乐爱恶欲七种情感因素。病因说是对患病原因的认识，决定着治疗的方法，也决定着医学家的思维方向，因而是一个医学体系的理论基础。两类病因说之中，又以六淫说为主要病因。从汉代开始，医学著作也主要致力于这个方向。张仲景的《伤寒论》，就是把病因主要归结为"寒"。该书被奉为中国临床医学的鼻祖，也引导着对病因的研究方向。

医学中的五运六气说，就是六淫说的理论发展。五运六气说把六淫说规范化，也把六淫说教条化和僵化。到明代为止，医学家或并不理睬五运六气，或设法改造它，但都不能脱出六淫，即气候致病的基本认识。

然而吴有性发现，瘟疫的原因，并不是气候因素，而是六淫之外的"杂气"。《瘟疫论》开篇，吴有性就说道：

> 瘟疫之由，昔以为非其时有其气。春应温而反大寒，夏应热而反大凉，秋应凉而反大热，冬应寒而反大温。得非时之气，长幼之病相似以为疫。

> 余论则不然。夫寒热温凉，乃四时之常，因风雨阴晴，稍为损益。假令秋热，必多晴。春寒，因多雨。较之，亦天地之常事，未必多疫也。伤寒与中暑，感天地之常气。疫者，感天地之厉气。在岁运有多寡，在方隅有厚薄，在四时有盛衰。（吴有性《瘟疫论》卷上《原病》）

瘟疫，也称"温病"。瘟疫的流行，不止一日，从古就有认识。也有不少医家对瘟疫的病因进行过专门的探讨，也有人怀疑是气候之外的别种原因。比如今本《肘后备急方》，其卷二认为："伤寒、时行、瘟疫三名，同一种耳，而源本小异。"其中伤寒是冬伤于寒而夏天发作，时行是冬不甚寒但春天发病，瘟疫则是"其年岁中有疠气，兼挟鬼毒相注，名为瘟病"，似乎看到了瘟疫的病因不是气候因素。然而仅到此为止，没有进一步的探讨，并且大体上还认为瘟疫和伤寒不过是同病异名，难以引起人们的特别注意。宋代名医庞安时，在《伤寒总病论》卷五《天行温病论》中，也发现"冬温之毒与伤寒大异"，温病，即瘟疫，是"冬月温暖之时，人感乖候之气"，或者是"四时自受乖气而成"。他根据《难经》，断定温病"本是四种伤寒，感异气而变成温病"。其中所说的"乖气""异气"，也似乎看到瘟疫的致病原因。他也发现了温病在治疗上与伤寒的根本不同。在给苏轼的信中，他断言："温病若作伤寒，行汗下必死。"（《上苏子瞻端明辨伤寒论书》）但仍然难以脱出伤寒病因说的藩篱。元末明初，王履作《医经溯洄集》，发现"夫秋冬之伤寒，真伤寒也。春夏之伤寒，寒疫也。与温病、热病自是两途，岂可同治"。还发现有一种"异气"或者"时行不正之气"。但在总体上，仍然认为温病和伤寒是"皆起于感寒"，病因相同，只是治疗方法应有区别。"夫通称伤寒者，原其因之同耳。至于用药，则不可一例而施也。"一般医家的解释，如吴有性所说，是因感冒了四时不正之气。比如"春应温而反大寒，夏应热而反大凉"等。但是吴有性说，这种气候的不规范，也是常有的事："亦天地之常事。"这种情况，未必就能造成瘟疫。他发现，瘟疫，乃是感冒了天地间的"疠气"。而疠气，不守五运规律，也不随四季变迁。地域不同，它的多少也不同："在岁运有多寡，在方隅有厚薄，在四时有盛衰。"对传染病源的这种认识，大体上是正确的。

这种疠气，乃是杂气的一种：

> 疫气者亦杂气中之一，但有甚于他气，故为病颇重，因名之疠气。（吴有性《瘟疫论》卷下《杂气论》）

至于杂气，则种类繁多。

　　　　而惟天地之杂气，种种不一。……是气也，其来无时，
　　其著无方，众人有触之者，各随其气而为诸病焉。

　　　　……为病种种，难以枚举。大约病偏于一方，延门合
　　户，众人相同者，皆时行之气，即杂气为病也。

　　　　为病种种，是知气之不一也。（吴有性《瘟疫论》卷下
　　《杂气论》）

杂气种类繁多，所以致病的种类也最多。比如"大麻风、鹤膝
风、痛风、历节风、老人中风、肠风、厉风、痼风"等，都误
认为是风，其实都不是风。"疔疮发背、痈疽、瘅毒、气毒、流
注、流火、丹毒，与夫发斑痘疹"，都被误认为是火，其实不是
火。"霍乱吐泻、疟痢、暴注、腹痛、绞肠痧"等，都被误认
为是暑，其实不是暑。如果按照风火暑病治疗，无一能够奏效。
"至于一切杂证无因而生者，并皆杂气所成"。

　　这样，吴有性就把疾病的原因，奠定于"杂气"致病的基
础之上。而从他上述所列举的疾病种类，用今天的医学知识来
看，也的确不是什么气候因素，而是细菌或者病毒感染。

　　由于把杂气致病误认为是运气致病，也就往往把瘟疫误认
为是伤寒：

　　　　且瘟疫每类伤寒，苟不得要领，最易混淆。夫瘟疫，热
　　病也。从无感寒，阴自何来？一也。治瘟疫数百人，才遇一
　　正伤寒，二也。及治正伤寒数百人，才遇一正阴证，三也。
　　前后统论，苟非历治多人，焉能一见阴证，岂非世间罕有之
　　病耶？观今伤寒科盛行之医，历数年间或偶得遇一正阴证者
　　有之，又何必才见伤寒，便疑阴证。况多瘟疫，又非伤寒者

　　乎？（吴有性《瘟疫论》卷下《论阴证世间罕有》）

　　从今天的观点来看，即使感冒这种确由"感寒"而来的疾病，真正致病的原因，也是感冒病毒。所以从某种意义上说，吴有性关于杂气致病的论断，是中国医学史上一场真正的、革命性的变化。而所谓的"杂气"，也就是今天所说的病菌或者病毒。

　　为了说明是杂气致病，而不是所谓风寒暑湿等，吴有性详细描述了杂气，特别是其中的疠气致病的特征，整理如下：

1. 杂气不在"六淫"或五运六气之内；

2. 无论老少强弱，碰到它就得病；

3. 杂气致病不是先侵犯皮肤，然后由表及里，而是从口鼻而入；

4. 侵犯的部位，内不在脏腑，外不在经络。"去表不远，附近于胃。乃表里之分界，是为半表半里，即《针经》所谓横连膜原是也"；

5. 杂气致病，有的中之则发，有的要等机会。比如遇"饥饱劳碌，忧思气怒，正气被伤"才发作；

6. 杂气所致之病不同于伤寒，伤寒发热而恶寒，此病只热而不恶寒，和疟相似，但疟不传胃；

7. 伤寒有感冒风寒的外因，杂气所致之病为"时疫"，无感冒风寒的外因；

8. 杂气所致之病会传染；

9. 杂气所致之病还能不治自愈，医学往往因此冒功；

10. 杂气虽说也是天地之气，实则是方土之气，它从地上升起；

11. 有某种杂气，就有某种疾病；

12. 动物病，如牛瘟、猪瘟，也是杂气所致，有时猪病而牛不病，可知它们感染的气也不同；

13. 传统的汗、下、吐三法治不好杂气所致之病。

吴有性所论杂气所致之病的特点，即使从今天的观点来看，也难有更多的挑剔。尤其是他指出杂气致病往往多于六气，杂气致病往往待饥饱劳碌、感冒风寒才发，这既是对传统的突破，也是在传统方向上的深入。这种情况说明，在六气之后，真正的致病原因，乃是杂气。如果能够分清杂气的种类，找出针对性的治疗方法，将是新医学的曙光。

然而《瘟疫论》著成两年以后，吴有性即遭亡国之痛。他本人的命运如何，不得而知。而新的王朝，有新的需要和新的学术风气。吴有性开辟的认识和治疗瘟疫的新方向，遭到了中断。而就在这一时期，欧洲大陆因为巴斯德发现了细菌是致病的原因，使西方医学的面貌发生了根本改观。

第八章

清代医学

第一节

中国传统科学的尾声

清兵入关，是中国古代社会后期最重要的事件之一。明末的农民战争，已经使当时的中国遭受了严重的破坏。明清之间的战争，其激烈和残酷，更是远远超过阶级之间的战争。有些研究指出，直到乾隆盛世，许多经济领域，还未回到明代后期的水平。

清朝处于统治地位的满族，相对于被统治的汉族，是文化比较落后的民族。清政府要想统治广大的汉族地区，就必须通晓汉族的文化，读懂汉文的典籍，特别是儒经。而要读懂汉文典籍，首先要认识汉字，还要逐字逐句地理解儒经的意义。这种状况，也是促进清朝初年训诂考据学特别发达并出现乾嘉学派的重要原因。经过所谓汉唐时代，进入宋明时代的儒学，又重新回到了所谓"汉学"的时代。这样，不仅儒学的发展进程被迫中断，连带着其他领域，包括自然科学领域的思想进程也被迫中断了。清朝前期的复古尊经思潮，对于明朝末年新的科学成果的排斥，其更深层次的原因，就是出于当时的统治者对于这些成果的意义的不理解。在许多情况下，不理解、隔膜，比敌对更加可怕。

随着战争的停息、生活的安定、经济的恢复，日子逐渐好过起来。环顾四周，国力最为强盛、日子最为好过的，就是清朝统治的这块地方。此时的中国，君臣、朝野都不觉得自己缺少什么，即使他们看到一点在遥远的欧洲发生的事情，也不觉得与自己有什么相关。新鲜的科技成果，大多被当作玩具，最好的，也不过是传统的补充。研究中国科学史的专家频频追问的那个所谓"难题"，即中国当时为什么科学技术会落后，其最根本的原因，就是这种安富尊荣的结果。直到鸦片战争，亡国的危险摆在面前的时候，君臣朝野才慢慢低下头来，把"师夷"，也就是学习西方的科学技术，作为救亡图存之道。

虽然如此，从明朝末年开始传入的新的科学成果，还是慢慢地在中国内部发酵，并且逐渐替代了中国固有的传统。

首先是天文学。在明朝后期，中国人就接受了西方传来的天文学观念，《明史·天文志》载：

> （西洋）其言九重天也，曰，最上为宗动天……次曰列宿天，次曰填星天……皆随宗动天左旋。

在作者看来，由于《楚辞》曾经说过天有九重，浑天家也说天包地如卵含黄，所以西方人的观念"既不背于古，而有验于天"。从此以后，中国天文学就和世界天文学的发展结合起来，中国传统的天文学结束了自己的历史使命。

清代的历算学开始于王锡阐、薛凤祚等人，接着就是梅文鼎、康熙皇帝等人。虽然他们都念念不忘中国传统，但几乎都接受了西方精密的数学方法。鸦片战争以后，在"师夷制夷"思想的感召下，李善兰、华蘅芳等人又翻译了大量的西方数学著作。此后中国数学的发展，就更少见到中国传统的因素了。

由于接受了地圆说，传统的地理学就难有新的创造。鸦片战争以后，中国出现了两部重要的地理学著作，即魏源的《海国图志》和徐继畬的《瀛寰志略》，介绍世界地理。在中国地理学的历史上，这可以和《汉书·地理志》相比。不过，其所持的地理观念，就完全是现代的了。

西方当时的历算学比中国当时的精密，这是事实。然而这对于中国士大夫来说，又是感情上难以接受的事情。因此，在接受所谓西学的同时，把西学说成是中国既有学问的传流，就保证了自己学术的正当性，也安慰了有所失落的心理。这就是所谓"西学中源"说，即认为西方学术的源头在中国。

据有关研究，最早提出"西学中源"说的，是黄宗羲、方以智等人。接续他们的，是著名的天文学家王锡阐。此后就是康熙皇帝和著名天文数学家梅文鼎。梅文鼎的大部分著作，被集为《历算全书》，其卷四得出结论说："西历源流本出中土即周髀之学。"而中历西传的途径，则如司马迁所说，是"幽、厉之时，畴人子弟分散，或在诸夏，或在四裔"。西方的几何学，就是西周末年这些畴人子弟带到西方的。

西学中源说，是一向居于大国强国地位的中国学者对于其他先进文化的第一，也是自然的反应。类似的心理，也是一切长期处于优势地位的人在面对新力量崛起时都自然具有的。因此，梅氏不仅没有遭到强烈的批评，而且还礼貌地把当时传教士们带来的西方学术，引入了中国。

明朝灭亡后，明朝遗民在反思故国灭亡原因时，许多人认为，是王阳明的"致良知"学说败坏了士风。而"致良知"学说最根本的错误，就是违背了六经。于是，他们发出了"回到六经"的呼声。清朝建立以后，把儒学作为治国的指导思想。儒学的源头和基础，就是儒家的六经。由于清朝的解经盛行和明朝遗民回到六经的愿望结合起来，就形成了清朝初年认真学习和研究六经的风气。这股风气的代表性人物，就是以训诂考据见长的学者方以智、顾炎武、阎若璩、朱彝尊、胡渭等人。

有时代的需要，又有这些著名学者的带动，到乾隆、嘉庆时代，就形成了一股以训诂考据为特征的学风。而这一时代的学者，也被称为"乾嘉学派"。

和以前的儒者不同，乾嘉学派的儒者，往往都有许多关于自然科学的著作。只是他们的自然科学著作，并没有带来中国科学的振兴，因为他们著述的目的，都围绕着一个核心，那就是正确理解六经，这就给他们的科学活动设了一个天然的、不可逾越的界限。在这样的研究中，只有对往事的欣赏，而没有向未来的创新。

他们称自己的学问是"实学"，现在也有人认为他们是"实学"。历史地看问题，实与虚，是个相对的概念。朱熹早就称自己是实学，而抨击佛教、道教是虚学。相对于程朱理学和陆九渊、王守仁的心学，乾嘉学派的治学道路可说确实是实学。然而实际上，他们企图从故纸堆中找到当时治国平天下秘诀的方式，也是非常脱离实际的虚学。

然而乾嘉时代尚未结束，民间的武装暴动就大规模地发生了。后来又出现了鸦片战争的失败和洪秀全的起义。这些事实使人们把指责的矛头指向了乾嘉学派，认为他们的方法和道路，并不能够使天下太平、人民富足。至于他们的自然科学研究，也仅仅做了儒教经学的附庸。

那么，他们难道不知道西方已经进步了，为什么不努力学习西方先进的东西以求富强？要知道，中国人并不保守。或者说，保守，并不是中国人的本性。当年为了寻找佛教的真理，涌现出多少艰苦卓绝的高僧。清朝初年，乾嘉时代，正是西方科学技术大步前进的时候，为什么中国在这一时期就逐渐落后了呢？

这是许多自然科学史学者都要寻找的答案。涉及的理由，可以写上厚厚的几本书。不过在笔者看来，事情其实很简单，就是当时的中国人日子过得还不错，所以不想有什么改变。他们谁也瞧不起，自然也不想向任何人学习。他们也想不到将来有那么一场危机。直到鸦片战争的炮声把他们从梦中惊醒，于是，"师夷制夷"，并且首先治理自己。这从事实上让中国人看到，如果仍然不思变革，就要亡国灭种。而清朝初年直到乾嘉时代，还没有人敢于欺侮他们，所以他们也看不到什么危机。

鹿群在许多情况下，是靠狼群来训练的。能使人类群体变得聪明和勤快的，许多情况下，也是他们的敌人。

而中国人追求这种新的科学技术的劲头，从师夷开始，到今天已经一百多年了，不仅没有丝毫减弱，而是仍然在加油、加力。笔者相信，当"中国科学为什么在近代落后了"的问题尚未获得满意答案的时候，另一个问题不久就会被提出来，并且被更多的学者关注。这个问题是："中国科学为什么在当代能够走在世界前面？"

我们期待着。

第二节
明代医学的进步成果在清代的命运

明代科学最引人注目的成就，是李时珍的《本草纲目》。这本书是传统本草学的集大成之作，记述准确，论说简明，又无离经叛道之论，所以不仅在当时受到重视，而且现在也受到许多赞扬。清代的医生也十分推崇这部著作。但是明代医学的另一进展，是吴有性的《瘟疫论》，在清代，该书则受到不少指责。

清代编的《四库全书》，收入了《瘟疫论》。然而编纂者基本上不知道什么是"杂气"。该书的提要，仍然认为吴有性主张"以四时不正之气发为瘟疫"。也就是说，仍然把吴有性说的"杂气"说成是传统的"五运六气"等气候因素。然而吴有性的"杂气"，恰恰是和气候因素无关的气，并且是四时皆可发病，因而与地域有关。

《四库全书总目提要》没有介绍吴有性的"杂气"理论，只介绍了吴有性对发病过程及症状的描述，然后说道：

> 其谓数百瘟疫之中，乃偶有一伤寒；数百伤寒之中，乃偶有一阴证，未免矫妄过直。

从今天的观点看来，可说数百瘟疫之中，无一是伤寒。富于考证精神的乾嘉学者，却无一人愿意去考察吴有性的结论，所以《四库全书》的编者也不理解他的结论。接着，《四库全书总目提要》就搬出了古人衡量是非的标准：

> 然古人以瘟疫为杂证，医书往往附见，不立专门。又或误解《素问》"冬伤于寒，春必病温"之文，妄施治疗。

"事不师古"，又"妄施治疗"，对于一个医生来说，这可以说是最严厉的批评了。还有，认为吴有性的文章也写得不好：

> 其书不甚诠次，似随笔札录而成。

《四库全书总目提要》常常为许多科学著作辩护，认为对于专门家，不必论文采的优劣。然而对于吴有性，却是另一类对待。其对吴有性的反感，可见一斑。

一方面，《四库全书》的编者承认，《瘟疫论》的出现，使治瘟疫者"有绳墨之可守"，可谓"有功于世"。一方面又尖锐批评《瘟疫论》不合古，甚至"妄施治疗"。这种矛盾心情，反映了当时医学界同样存在的复古尊经倾向。

第三节

清代温病学

纵观整个清代的科学状况，几乎只有医学，还在传统的道路上继续发展，所以在今天，被称为"中医"。也就是说，这样的医学，仍然保持着传统的轨道。

大概是由于吴有性《瘟疫论》的影响，清代的温病学有较大的发展和进步。温病，也称热病，就是病人有发热症状的疾病。依传统的医学理论，所有发热的疾病，都是由于伤寒，也就是气候因素引起的："今夫热病者，皆伤寒之类也。"（《黄帝内经·素问·热论》）直到明朝，中国古代的医学家，绝大多数还弄不清楚，一大部分有发热症状的疾病，与气候因素其实并无关系。直到吴有性《瘟疫论》出世，才初步揭开了这个秘密。虽然吴有性的《瘟疫论》有离经叛道之嫌，但是由于它确实揭示了温病的实质，所以还是引起了一些医学家的重点关注。

首先是康熙时代（约十七世纪）的戴天章，根据吴有性的《瘟疫论》，著《广瘟疫论》。他认为吴有性的《瘟疫论》"贯穿古今，融以心得"，"独辟鸿蒙，揭日月于中天"。可惜的是，不少人没有读过他的书，或者读了也不信。于是他拿来吴有性的书，"或注释，或增订，或删改"，目的在于证明瘟疫不是伤寒。他增加的，主要是如何诊断的知识，即如何辨别气、色、脉、舌、神，以便使吴有性的书，容易被人们掌握和运用。其中"时行疫疠与风寒异气""时行疫疠与风寒异受"两条，则是发展了吴有性的病因说。不过，他把吴有性说的"时行之气"说成是"湿热二气合成"，所以不同于风寒，似乎并没有弄懂吴有性"杂气"中之"疠气"是什么东西。但是他指出伤寒病是"由表传里"，而瘟疫则从"口鼻而入，先中中焦"，是"由里出表"，并且即使出表，里也会有邪气的残留。这些特征，都是瘟疫和一般伤寒的重要不同。

戴天章的书大约著于十七世纪（康熙时代），出版于十八世纪末叶（乾隆后期）。早在十八世纪中叶，出版了署名"郑奠一"的《瘟疫明辨》。该书的"原序"，和《广瘟疫论》戴天章的自序完全一样，只是未署戴天章的名字。书的内容，也和《广瘟疫论》相同。此外，还有四篇序言，都盛赞吴有性的发现，批评诋毁吴有性的言论。其中杨瑗的序言，讲到周仁庵医生依靠吴有性的《瘟疫论》治疗瘟疫的事迹，谈到吴坤像周仁庵笃信吴有性一样，笃信《瘟疫明辨》。

在乾隆年代，笃信吴有性的，还有杨璇和他周围的卢文弨、庄存与等著名儒者。杨璇在《伤寒瘟疫条辨》自序中说，"温病伤寒，划然两途"。然而前代医家，"无人不以温病为伤寒，无人不以伤寒方治温病"，因而"混淆不清，贻害无穷"。

而从晋代以来，"谈温病者，皆伪学也"。只有刘完素和王履，多少能分清伤寒和温病的不同。后来，他读到吴有性《瘟疫论》的"伤寒得天地之常气，温病得天地之杂气"，"心目为之一开"。又读续论中"伤寒自气分而传入血分，温病由血分而发出气分"，于是又"豁然大悟"。他由此明白，《金匮要略论》的"清邪中（念 zhòng，下同）上，浊邪中下。……"，其中所说的"清邪""浊邪"，就是杂气。所谓"中上""中下"，就是"血分热淫于内"，而不是"伤寒常气外感气分"的结果。于是他论述道："杂气伏郁血分，为温病所从出之源，变澄之总。所为赤文绿字，开天辟地之宝符。"他认为，这"千古疑案，两言决矣"。因此，《伤寒瘟疫条辨》，也是一部类似《广瘟疫论》的医学著作。

　　这部著作首先得到了在南京做官的孙宏智的极力推崇和推广。孙宏智的三儿子得了瘟疫，百医不效，半月而死。用治疗伤寒的办法医治，"愈治愈危"。他的儿子死后，官署里也有十来个人患了瘟疫。无计可施的时候，杨璇的儿子把《伤寒瘟疫条辨》送给了他。他看到了杨璇论述瘟疫和伤寒的区别，就像离朱辨色一样明白了伤寒和瘟疫是"冰炭之不同气，南北辕之不相及"。他用杨氏提供的方法治疗家人的病，"无不应手而愈"。于是他又出钱自己配药，免费治疗别人。经他手治愈的有上百人。为了广泛传播这新的医学理论，他又出资刻印此书，以便更多的人掌握。

　　卢文弨为此书作序，认为这部书与戴天章的《广瘟疫论》"极相似"，"皆良书"。庄存与的序言转述了这种新的瘟疫理论，称赞这个理论是如同"良相"一样的"良医"，并且批评以往的瘟疫理论是"一盲引众盲，相将入火坑"。上述情况说明，吴有性的瘟疫理论，就在乾隆时期，还是得到了一部分医家和儒者的热烈拥护。

但是从总体来说，赞成吴有性的医家，还是少数。管希宁《瘟疫明辨序》称：

> 吴又可先生著论详明，宗者绝罕。

这句话可以理解为，他希望有更多的医家采纳吴有性的理论，但这更可能是一种现实的反映。从《四库全书总目提要》对《瘟疫论》的评论来看，现实的确可能是"宗者绝罕"。

即使那些热烈拥护吴有性的人，也有意无意地要把他的理论纳入传统的框架，或者和传统的医学理论融合起来。《广瘟疫论》或《瘟疫明辨》，和吴有性的《瘟疫论》一样，不谈五运六气，也不谈什么"冬伤于寒，春必温病"之类的话。但是同样是热烈尊崇《瘟疫论》的《伤寒瘟疫条辨》，其卷一第一条，就是"治病须知大运辨"："天以阴阳而运六气，须知有大运，有小运……"完全是五运六气理论。

至于给《伤寒瘟疫条辨》作序的儒者，一面盛赞该书彻底划清瘟疫和伤寒的界限，一面又把该书的理论归于经典的轨道。袁枚的序言称，《伤寒瘟疫条辨》是"破叔和之窠臼，追仲景之精微"。庄存与的序言认为，作为医生，"必因五运岁时，以别六淫杂气"。他认为，张仲景所创立的《伤寒论》，是应该"万世长存"的书。只是由于王叔和"妄纂序例，绞乱经文"，才使医术走向了荒唐。

而从吴有性的理论本身看来，他只是说瘟疫不是伤寒，但没有否定伤寒也是一类疾病，或者说伤寒也可以致病。因此，伤寒和瘟疫的关系，就成为这一时代医家讨论的基本话题。而调和瘟疫和伤寒的治疗方法，就成为清代医学的重要课题。这个时候，人们找到了名医叶桂。

叶桂，字天士，生活于康熙到乾隆初年。《四库全书》"医家类存目"收有他的《临证指南医案》十卷，说他"以医术名于近时，然生平无所著述。是编乃门人取其方药治验，分门别类，集为一书，附以论断，未必尽桂本意"。十卷文字，涉及约九十种疾病。或按病因分类，如卷一主要讲风病，卷五讲六气等致病。或按病症和器官分类，如卷二、三、四和卷六、七、八就包括咳嗽、呕吐、肝、肾等近六十种疾病。卷九讲妇科疾病，卷十讲幼儿疾病。这就是说，叶桂的医学建树，涉及医学的各个领域。与温病或称瘟疫相关的，仅卷五中寒、风温、温热、疫等三四项。也就是说，《临证指南医案》不是温病学的专著，叶桂也不是专门研究温病的医家。该书卷五中记载，在讲"寒"症一项时，叶桂的后学华岫云概述了叶桂对于伤寒和温病的见解：

> 先生虽天资颖敏，若拟其治法，恐亦不能出仲景范围。其所以异于庸医者，在乎能辨证耳。不以冬温春温、风温湿热、湿温伏暑、内伤劳倦、瘟疫等症，误认为伤寒。其治温热暑湿诸症，专辨邪之在卫在营。或伤气分，或伤血分，专究三焦。故能述前人温邪忌汗、湿邪忌汗、当用手经之方、不必用足经之药等明训，垂示后人，此乃先生独擅见长之处也。（叶桂《临证指南医案》卷五《寒》，华岫云语）

这里的"或伤气分，或伤血分"等，显然是受到了吴有性的影响。

该卷"温热"一项，多次讲到口鼻吸入热秽，肺先受邪，逆传心胞。"疫"症一项四个病例，三例都讲到了口鼻吸入秽浊。最后邹滋九的总结是：

> 疫疠一症，都从口鼻而入。直行中道，流布三焦。非比伤寒，六经可表可下。夫疫为秽浊之气，古人所以饮芳香，采兰草，以袭芬芳之气者，重涤袯也。用方。（叶桂《临证指南医案》卷五《温热》，邹滋九语）

邹滋九还指出，叶桂治疗疫疠的用药，在"清解之中，必佐芳香宣窍逐秽"。

以上是叶桂的后学总结的叶桂关于温病的基本理论见解。

华岫云后来又编成《种福堂公选良方》，其卷一收集了叶桂的"温热论"。温热论的内容，又见于唐大烈的《吴医汇讲》第一卷，题名"温证论治"。清代晚期，王士雄撰《温热经纬》，其卷三"叶香岩外感温热篇"，不仅收录了叶桂论温病、热病的内容，而且有章虚谷、华岫云、吴瑭，包括王士雄自己的解说。

上述著作中收录的叶桂论温病的理论建树，主要是开头的，也就是被认为是总论的以下几句话：

> 温邪上受，首先犯肺，逆传心包。肺主气属卫，心主血属营。辨营卫气血虽与伤寒同，若论治法，则与伤寒大异。

> 盖伤寒之邪，留恋在表，然后化热入里；温邪则化热最速，未传心包，邪尚在肺。肺合皮毛而主气，故云在表。

其他内容，都是讲用药的原则和如何辨别病症，特别是通过舌苔进行辨症。

虽然叶桂这几句话被认为非常重要，然而历史的考察，使我们只能得出这样的结论：叶桂的这些说法，是接受了吴有性《瘟疫论》的基本理论的结果。叶桂的贡献在于，如果说吴有性重在努力说明温病和伤寒的不同，因而主要从理论上论证两者的区别，那么叶桂则主要是提供了如何辨症、如何治疗的方法。因此，对于后世的医家，叶桂的理论和实践，更便于接受。

更重要的是，叶桂虽然看到了伤寒和温病的不同，但仍然"不出仲景范围"，因而叶桂的医术，可更易被尊经重道的医生们接受。因此，叶桂逐渐成为清代温病学的开创者和贡献最大的医家，吴有性的名字，则几乎被清代的医家忘记了，甚至是故意不提；即使提及，也要遭受许多批评。

然而从《临证指南医案》经《种福堂公选良方》到《吴医汇讲》，再到王士雄的《温热经纬》，叶桂在温病学方面的成就，是被逐步推高和提炼出来的。因此，与其说是叶桂对温病学做出了贡献，倒不如说是由于清代的医生认识到温病的重要，逐步发现和塑造了这样一位医学英雄。而发现和塑造的过程说明，中国传统医学正在面临着一场重大变革，在病因学上的重大变革。把气候因素作为基本的病因，气候因素又被归结为伤寒，已经越来越不符合实际，越来越需要新的病因学理论。

继承叶桂，创立了较为系统的温病从病因学到诊断、治疗一整套理论的，是吴瑭。吴瑭本是儒生，参与《四库全书》抄写时，读到了吴有性的《瘟疫论》，认为该书"议论宏阔，有发前人所未发"，但是又认为该书不免"支离驳杂"（吴瑭《温病条辨·自序》)。在其所著《温病条辨》的"凡例"中,吴瑭又说道,吴有性"力为卸却伤寒,单论温病",这是"立论不精,立法不纯","不可从";只有叶桂,"持论平和,立法精细"。于是他主要以叶桂为基础加以发挥,著成《温病条辨》。

所谓叶桂"持论平和",就是说,叶桂没有"卸却伤寒"。这是叶桂和吴有性的最大区别,也是叶桂能得到多数医学家承认的地方。

为了把吴有性的瘟疫论和传统的医学理论调和起来,清代的医学家和儒者都做了很多工作。其最重要的工作,就是解读温病的"温"字。

吴有性在《瘟疫论补遗》中,专门考察了温、瘟二字的异同,认为古代所说的温病,就是瘟;证,就是症。也就是说,瘟疫,就是古代的温病。但是吴瑭等人认为,据《黄帝内经》,温有多义。比如暑、湿,也属于温病。他们认为,《黄帝内经》说的致病因素有六种——风寒暑湿燥火,可是张仲景仅仅论述了寒。虽然风可以附属于寒,但暑湿燥火,就另当有论。张仲景无论,后人就用治伤寒的方法治疗其他因素所导致的疾病。这是肯定要出错的。温病,就属于伤寒、中风以外的因素所导致的疾病。这样,温病也就被重新纳入了传统的病因学系统。温病中,有由气候因素引起的,如暑温、湿温等;也有所谓"温邪"导致的。因此,以叶桂为旗帜的一派医者,一般不用或者少用"瘟"字,而依照传统,把瘟疫也称为"温病"。温病的种类,据吴瑭《温病条辨》,则有风温、温热、温疫、温毒、冬温、暑温、湿温、温疟、秋燥九种。温(瘟)疫,仅是这九种之一。而瘟疫理论,也就被纳入传统的病因学理论。

吴瑭的《温病条辨》，还极力强调温病和伤寒的不同，批评张仲景以后的医家不能摆脱《伤寒论》的蓝本。在病因学上，他虽然尊崇《黄帝内经》，但也承认吴有性所说的"非其时而有其气"的"戾气"，不过认为这种气不经常出现，是"间亦有之"，是时气的变异："乃其变也。惟在司命者察其常变而补救之。"（吴瑭《温病条辨》卷首《原病篇》）

数十年后，咸丰年间，当和叶桂、薛雪、吴瑭并列称清代温病四大家的王士雄撰《温热经纬》时，传统医学的病因学就完全回到了传统的轨道。其自序道：

> 《内经》云，天有四时五行，以生长收藏，以生寒暑燥湿风。夫此五气，原以化生万物。而人或感之为病者，非天气有偶偏，即人气有未和也。《难经》云，伤寒有五：有中风，有伤寒，有湿温，有热病，有温病。此五气感人，古人皆谓之伤寒。（王士雄《温热经纬·自序》）

然而人们常常混淆伤寒与其他时气所感导致的疾病，这是以往医家出错的基本原因。王士雄的任务，就是要分清外感暑、温等气所得的疾病，与伤寒不同，不可以伤寒对待。

温病，或者瘟疫，从伤寒中区别出来了，这是清代温病学家都承认的。然而导致瘟疫的究竟是一种什么样的气？按照王士雄的自序，仍然是天的四时五气。不过不是风寒，而是暑、温、湿等。因为暑也是温，或者温也是暑。这一点，逐渐成为清代医学家的共识。其《温热经纬》卷二，有《仲景疫病篇》。疫，就是瘟疫。然而陈安（戴安）的注释称："此一节，言受疫之源。疫者，即寒暑燥湿风夹杂而成。……"就是说，也是气候因素。王士雄深知"温热之邪，迥异风寒"。但迥异只是寒热之别，至于它们都属于四时五行之气，则没有区别。

传统的医学理论，在温病学或瘟疫论中，又站稳了脚跟，取得了胜利。中国医学，仍然在传统的道路上行走，终于没有跨出气候病因说的门槛，走向现代。直到从西方传入近代医学，遂形成所谓"中医""西医"对峙的局面。

第四节
清代解剖学与王清任《医林改错》

王清任和吴瑭同时，稍晚于叶桂。他最主要的贡献是在解剖学。

中国传统医学，也非常想要弄清人体的结构。为此，王莽时期和宋代都曾解剖过被判死刑的犯人。然而古代社会，无论是中国还是西方，都对解剖人体设置了种种限制，使这项工作难以普遍进行。因此，医学赖以治疗的解剖学知识，长期存在着许多错误。到了清代，王清任决心来纠正这些错误，于是著成《医林改错》一书。在序言中，王清任明确表示，自己的著作不是治病的书，而是"记脏腑之书"。他说自己的书中可能会有"不实不尽之处"，盼望后人有机会加以改正。

序言之后，是《脏腑记叙》。其中他把认识脏腑称为"病本"，也就是治疗的根本。假如失去了这个病本，纵有"绣虎雕龙之笔，裁云补月之能"，也做不了一个好医生。

王清任的这段话，非常重要。长期以来，学界，不仅是医学界，不少人认为中医的脏腑理论仅是一种功能性理论，而不是实际的脏腑，并认为这是中医的优点。王清任说了，中医，如果弄错了脏腑，也是当不了好医生的。王清任的话，比现代的中医医生，特别是比现代的非医生的学者，具有更强的说服力。而中医的脏腑学说之所以会成为一种功能的符号，归根到底是由于古代无法，或者有法而没有弄清楚人体结构究竟如何。这是中医的缺陷，不是中医的特点，更不是中医的光荣。

由于从古以来都弄不清人体脏腑的情况，所以王清任认为："治国良相，世代皆有；而著书良医，无一全人。"因为他们书中的脏腑情况，都有很多错误。

用今天的话说，这是打击面过宽的言论。在解剖学上的王清任，和病因学上的吴有性一样，当他们怀着满腔义愤，甚至是悲愤来批评医学中的错误的时候，难以遏制自己的情绪。

王清任认为："夫业医诊病，当先明脏腑。"但是他看古人关于脏腑的言论以及绘图，发现不仅错误太多，而且"立言处处自相矛盾"。

比如关于脾脏，说脾属土，主静，不宜动。然而又说"脾闻声则动，动则磨胃化食。脾不动则食不化"。那么，脾到底是宜动还是不宜动？自相矛盾之一。

关于肺，说是"虚如蜂巢，下无透窍。吸之则满，呼之则虚"。又说"肺有二十四孔，行列分布，以行诸脏之气"。那么，肺到底有没有孔窍？自相矛盾之二。

肾有两枚。说两肾"中间动气为命门"，但又说左肾是肾，右肾是命门。如果说"中间动气为命门"，那么，"动气"又藏在哪里？自相矛盾之三。

再论肝脏。说肝脏左右有两条经脉，也就是血管（按：注意，王清任也明确认为，经脉或者络脉，就是血管）。这两根血管从两胁上贯头目，下经少腹环绕阴器，到足大指而止。但又说肝居左胁。那么，肝到底是在左，还是居中？自相矛盾之四。

心，一向被认为是"君主之官"，"神明出焉"。意、志、思、虑、智，都藏在心里。但又说脾藏意智，肾主技巧，肝主谋虑，胆主决断。如此说来，就是身体各个部位，都有"灵机"，那么，"灵机"又是什么东西？它藏在哪里？自相矛盾之五。

至于胃与小肠和食物的消化、营养的输送、大小便的分离，在王清任看来，过去的论述都是非常可笑的。

接着王清任着重谈了"三焦"，这是中国传统医学的重要概念，然而众说纷纭。他列举了种种自相矛盾的说法，认为这"更是可笑"的事情，其原因在于失了本源："本源一错，万虑皆失。"于是他要设法纠正。因为在他看来，"著书不明脏腑"，是"痴人说梦"；"治病不明脏腑"，是"盲子夜行"。这里他再次强调了解剖对于医疗的基础作用。

于是，王清任着手来完成改正古人解剖错误的事业。嘉庆二年丁巳（1797），王清任将近三十岁，当地闹幼儿瘟疫，他就到坟地里观察那些残破的尸体。虽然未能解剖一个完整的人体，但还是发现了许多问题。后来，他又数次观察被处死的犯人的尸体。由于死刑犯胸中膈膜太薄容易破损，始终未能观察得到。直到四十年后，他才从一个镇守过哈密、经历过残酷战争的将军那里，知道了胸膈膜的情况。他想把他知道的东西刊布出去，怕别人说他"故叛经文"。不刊行，又担心后世的医生弄错，又要糊里糊涂地过几百年。又想起黄帝为救百姓疾苦，不耻下问岐伯等人。然而岐伯、鬼臾区却无知妄说，"遗祸后世"。秦越人著《难经》，明代的张世贤又配上插图，讲脏腑形状颜色，大小长短，重量容量，"仿佛是真，其实脏腑未见。以无凭之谈，作欺人之事。利己不过虚名，损人却属实祸。窃财犹谓之盗，偷名岂不为贼"。于是王清任决定，还是要把它刻印出来：

> 今余刻此图，并非独出己见，评论古人之短长。非欲后人知我，亦不避后人罪我。惟愿医林中人，一见此图，胸中雪亮，眼底光明，临症有所遵循，不致南辕北辙，出言含混。病或少失，是吾之厚望。（王清任《脏腑记叙》）

王清任的责骂，除了神农、黄帝之外，从岐伯开始，历史上医林中所有的人，几乎都被他骂了。从做人来讲，可说不够厚道。从现代的观点来看，也缺乏一点历史主义态度。然而在科学是非问题上，是宁可失之刻薄，也不可因顾及脸面而不说真理。从另一面说，对于科学上的守旧者来说，新的发现者即使仅仅说一个"不"，因而遭受迫害，甚至有性命之忧的，古今中外，似乎都不乏此类事件。如念及此，则王清任的态度、气量问题，都可以置之不论了。这是对错误观念长期压抑的暴发，是为新知识出世的呐喊。这样的暴发和呐喊，往往是要付出代价的。也正因为要付出代价，那些先驱者、牺牲者，才被称为科学英雄。

王清任所画的图不多，只有十三幅，同时他附上了古人所绘的图十二幅，以便人们从对照中辨别是非。

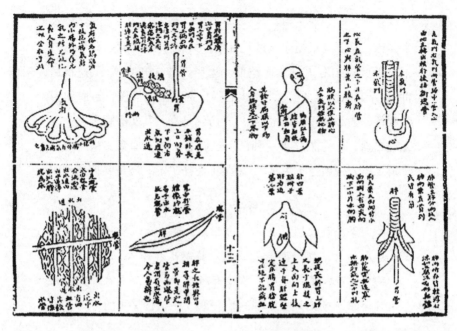

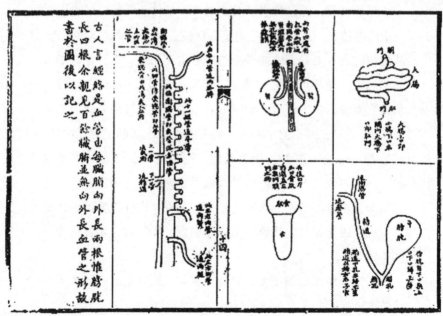

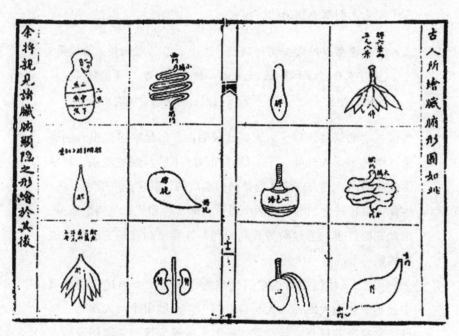

图 8-1　王清任脏腑图与古人脏腑图（王清任《医林改错》，《续修四库全书》本）

为了进一步说明人体脏腑的状况，王清任还附了许多说明。

王清任要说明的第一个问题，是"出气、入气与进饮食之道路"。他发现，舌根后部是喉，喉是肺管的上口，管出气和入气的。喉的后面是咽，管咽食物的，是胃管的上口。然而这是四千年来人们都不知道的结构：

> 谓咽以纳食，喉以纳气，为千古不易之定论。自《灵》《素》至今，四千年来，无人知其错而改正者。（王清任《医林改错》卷上《会厌左气门右气门卫总管荣总管气府血府部》）

他说，咽咽饮食入胃，大家都比较明白，但是喉是气出入的通道，则几乎无人知晓。于是他详细叙述了肺与喉的关系。解剖学使他明白，过去许多认为是肺内疾病的，其实是气管的疾病。因此，发现进食和纳气是两个通道，即食管和气管是两个通道。由此知晓许多此前诊断为肺病的乃是气管疾病，是王清任要说明的第一个问题。

第二，《津门津管遮食总提珑管出水道记》描述食物在胃中经小肠化为大便，入大肠自肛门出。水则由津门入津管，经过非常复杂的过程，经珑管"沁"入膀胱为尿。王清任说，人体出水的管道，最难观察。他通过多次观察，又参考了治病的经验，而后又通过动物实验，才弄明白这个问题：

> 出水一段，体查最难。自嘉庆二年看脏腑时，出水道有满水铃铛者，有无水铃铛者，于理不甚透彻。以后诊病，查看久病寿终之人，临时有多饮水者，有少饮水者，有不饮水者，故后其水仍然在腹。以此与前所看者参考出水道

> 出水一节，虽然近理，仍不敢为定准。后以畜较之，遂喂
> 遂杀之畜，网油满水铃铛；三四日不喂之畜，杀之无水铃
> 铛，则知出水道出水无疑。（王清任《医林改错》卷上《津
> 门津管遮食总提珑管出水道记》）

假如医生都能有这样认真的态度，中国古代医学则应有更大的
成就。

最为今天医学史家推崇的是王清任的《脑髓说》。该文开
头，他说道：

> 灵机记性不在心在脑一段，本不当说。纵然能说，必
> 不能行。欲不说，有许多病人不知源。思至此，又不得不
> 说。不但医书论病言灵机发于心，即儒家谈道德，言性理，
> 亦未有不言灵机在心者。因始创之人，不知心在胸中所办
> 何事……（王清任《医林改错》卷上《脑髓说》）

接着他论述灵机记性在脑，耳听、目视都归于脑。从幼儿发育、
老年人的记性和癫痫病的症状，说明记性在脑，"灵机在脑"。

王清任关于脑功能的论述，有人认为这是他接受西方医学
的结果。《中国科学技术史·通史卷》的作者认为，王清任的
《医林改错》"丝毫看不到西学影响的痕迹"[1]。笔者认为，这个
判断是正确的。这是一个中国医生认真求知的成果。

传统的医学，认为半身不遂是中风。王清任批评说，朱
震亨认为东南气湿，不是真中风。于是王履就认为这是"类中

---

[1] 杜石然主编：《中国科学技术史·通史卷》，北京：科学出版社，2003
年，第815页。

风"。因此，半身不遂病仍然脱离不了风类疾病。王清任说，这是不正确的。他认为，半身不遂的原因，是自身的元气亏损："亏损元气，是其本源。"(《医林改错》卷下《半身不遂本源》)

王清任用了许多篇幅，论述半身不遂不是风，所谓"抽风"也不是风。论痘症不是胎毒，论汗液不是血液所化，论述"三焦"是不存在的器官，论述人体内气管和血管是两种管道，对于当时的中国医学，都具有纠错的意义。

《医林改错》也有不少错误。比如认识到中风不是风的，不仅有朱震亨，而且张元素《保命集》也认为中风偏枯不是外来风邪，而是"由心火暴甚而水衰不能制"所造成的。至于喉管，宋代就认识到有两个：一个通气，另一个通食与水。这些并不是他在两千年后才发现的。至于说"心乃是出入气之道路"(《医林改错》卷上《心无血说》)，更是完全的错误。造成这些错误的原因，主要是缺乏必要的技术手段。可贵的是在尊经卫道的大思潮之下，他敢于怀疑经典，并且直率地批评经典的错误。在同样技术手段的情况下，他尽心尽力地去认真观察和认识自己要服务的对象。这是真正的科学态度，是古代，也是现在，许多学者仍然缺乏的认真求知的科学态度。可以设想，假如从汉代起，每个时代的医学家都有几个像王清任这样的，千方百计地、通过实际观察和多方验证，弄清人体的结构和疾病的原因，那么，中国的医学一定会较早地出现更高的成就。

大约是惺惺相惜，王清任特别推崇两个人：一个是张仲景，一个就是吴有性。他说：

> 伏思张仲景论伤寒，吴又可著瘟疫，皆独出心裁，并未

引古经一语。（王清任《医林改错》卷下《半身不遂论叙》）

他称赞两者的，是他们"并未引古经一语"。自然，古人的经验是要吸取的，任何人不可能把什么事都从头来过。然而不迷信古人，实事求是地面对自己的研究对象，乃是科学发展的必要条件。从这个意义上说，王清任对张仲景和吴有性的称赞，也是他对科学精神和科学态度的称赞。

今天我们重新检讨王清任的《医林改错》，已经不必着重于他提供的知识是否正确。重要的是，他提供了一种实事求是、认真负责的科学态度。不怕传统惯性的压迫，不受权威和书本的束缚，一切以事实为根据，以求真为目标，是一位医生的可贵品质，也是一切科学工作者的可贵品质。本文之所以较为详细地介绍王清任的探索成果和过程，也是因为，这样一种品质，是现在仍然需要的，也是以后永远需要的。

清代中期，医学著作中出现了较多的人体解剖图和医疗图。从这些图中，可以看到清代的医家对解剖更加重视。这可能与王清任的影响有关。清代末年，出现了一些中西汇通的医学著作，其中有采用西方医学成果的人体解剖图。在解剖学方面，采用更为准确的西方现代医学成果，是一个不可遏制的趋势。

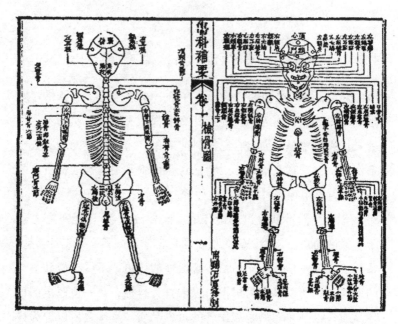

图 8-2　检骨图（钱秀昌《伤科补要》卷一，清嘉庆十三年［1808］刻本）

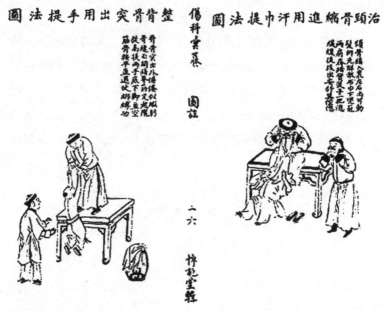

图 8-3　整背骨突出用手提法图
（胡廷光《伤科汇纂图注》，清嘉庆
二十年［1815］写本）

图 8-4　治颈骨缩进用汗巾提法图

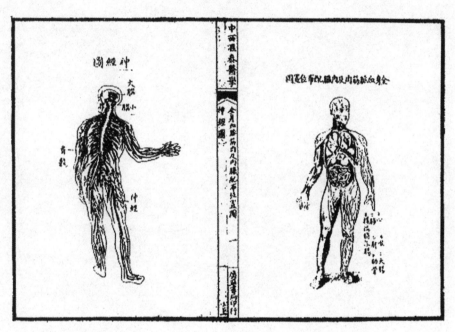

图 8-5 神经图
（王有忠《简明中西汇参医学图说》，
1906 年，《续修四库全书》本）

图 8-6 全身血脉筋肉及内脏配布位置图

第九章
近现代医学冲击下的中医之路 [1]

---

[1] 本章除特别说明者外，主要参考了赵洪钧《近代中西医论争史（修订版）》，北京：学苑出版社，2019 年；傅维康《中国医学通史》，北京：人民卫生出版社，2000 年；刘小斌、郑洪《岭南医学史》，广州：广东科技出版社，2012 年。

第一节
西医东传概略

本节所说的"西医东传"，起始于十六世纪后期利玛窦来华，延续到十九、二十世纪之交，大约三百余年。在这期间，西医逐渐完成了现代化的过程，因而更准确地说是"近代医"或"现代医"。由于西医的称呼已经约定俗成，本节也就沿用了这个概念。

以利玛窦为代表的天主教传教士入华传教，把自然科学做了他们传教的敲门砖。当时所传入的自然科学，虽然不是欧洲最先进的成果，但许多对于中国人来说也是新鲜的。据医学史家统计，从明万历年间到清康熙朝末年，来华的传教士共翻译引入西书 300 余种，其中自然科学约 120 种。自然科学书籍中，医学专著只有两种：1620 年邓玉函译的《人身说权》和 1630 年罗雅谷译的《人身图说》。此外就是其他科学著作中提到的医学知识。比如《泰西水法》卷四提到欧洲用蒸馏方法制造植物性药"药露"；《职方外纪》卷二介绍欧洲城市多有医院，大学有医科等，此外就是介绍一些可以入药的植物。

传教士传入的医学知识在国内造成了一些影响。比如当时的名医王宏翰著《医学原始》，其中用"四行"说代替中国的"五行"说。后来赵学敏著《本草纲目拾遗》，收录了不少西方传来的药物，如强（镪）水、鸦片烟、鼻烟、西洋参等。并且介绍了二十几种"药露"，如至今仍然在用的枇杷露等，这说明西方传入的药露法已经广泛流行。

　　不过总体说来，这一时期传入的西医，远不如传入的天文历法的影响之大。西方天文历法在数十年后取代了中国古代的天文历法。但在医学领域，四行和五行说哲学水平相当，药物方面，不过是又增加了几种药物或者炮制方法，很快就被纳入中国传统的医药体系。这一时期，倒是呈现一种"中医西传"的趋势。明末清初，西方出版的中医药书籍有 10 种。而从十八世纪初到 1840 年这 140 年间，西方出版的中医药书籍约 60 余种，其中大多是针灸书。但值得注意的是，还有一本英文的《中国医学史》和法文的《关于中国医学史研究》。自然，这种情况也没有改变西方医学的走向。直到二十世纪初，译为西文的中医书约 128 种，而译成中文的西医书，只有 50 种。不过在这时候，中国人引进西医的呼声已经开始高涨起来。

　　西医东传的第二波，开始于鸦片战争前后。

　　1805 年，英国东印度公司的船医皮尔逊，把牛痘术带到了中国，由广州开始，广泛传播，许多地方还成立了牛痘局。这件事大约启发了传教士。1827 年，受聘于东印度公司的英国外科医生传教士郭雷枢（T. R. Colledge）来到广州，并开办了一个眼科诊所。十一年后，郭氏和美国医生传教士伯驾（Peter Parker）、公理会教士裨治文（Elijah Coleman Bridgman）组成"中国医药传道会"（The medical Missionary Society in China），自任会长。伯驾后来成为美国驻华公使，成为推动医药传教最为有力的人物。他们认为，欲介绍基督教于中国，最好的办法是通过医药；欲在中国扩充商品的销路，最好的办法是通过传教士。医药是基督的先锋，而基督教又是推销商品的先锋："医生这一职业给接触各阶层的人提供了方便。医疗卫生最容易与

'慈善'事业结合。这两者最适合于教士出面维持，时间长了不少人就会失去戒心。"① 郭雷枢还发现，利用医药传教，对于贸易也有巨大的好处。因此，西医东传不仅得到了基督教会的支持，也得到了许多商业公司的支持。

这样，明朝末年传教士所说的"病院"就首先由传教士在中国各地陆续开办起来。先是在广州，由传教士开办了眼科医院。鸦片战争以后，美国传教士伯驾等又在广州开办了规模更大的西医医院。根据不平等的《南京条约》，传教士还陆续在上海、福州、厦门、宁波等被强迫开放的所谓通商口岸办起了医院。香港被割让后，1843 年，也由传教士开办了西医医院。此后随着帝国主义列强强加给中国的一系列不平等条约中都规定了自由传教的条款，教会医院也开办到更多的城市。据 1905 年的统计，教会医院已经遍及中国 20 多个省区，数量达 166 所，较小的诊所 241 个，教会医生 301 人。不过，医院虽然像郭雷枢、伯驾等所发布的《中国医学传教会宣言》所说的那样，"促进"了传教事业，"有助于"贸易往来，甚至用于"收集情报"，但效果似乎有限。十九世纪末发生的义和团运动，给了传教士新的教训，促使他们把更多的精力用于发展医学教育。也是从广州开始，由传教士主导的医学教育蓬勃发展起来。据 1915 年的统计，教会开办的医学学校全国共有 23 所，各类护士学校、药学学校、助产学校等 36 所。

就在借医传教的势头正旺之时，欧洲发生了第一次世界大

① 赵洪钧：《近代中西医论争史（修订版）》，第 15 页。

战。这场大战削弱了帝国主义国家的实力，也削弱了各国教会的实力。各国教会逐渐感到支持以医传教力不从心。1919年，中国发生了五四运动，马克思主义传入中国，促进中国人民进一步觉醒。1922年2月，上海青年学生首先发起成立"非基督教学生同盟"，指责基督教教会是帝国主义的侵略工具，并通电要求北京学生起来抵制。此后不久，非基督教、非宗教运动深入教育界。全国教育联合会年会要求取缔外国人在中国兴办教育事业，学校内不得传布宗教思想，包括传教士开办的医学院校。从此以后，传教士在中国办医办学的劲头有所收敛，而传教士办的医院和医校中，传教的因素也逐渐淡化，医疗的因素逐渐增强。

　　传教士传来的医术，首先是牛痘术，接着是外科手术，特别是眼科手术。随着西方医学向近代化推进，新的医疗技术逐渐形成体系，外科麻醉术、西医听诊术、测量血压和体温的技术，陆续传入中国。特别是巴斯德于十九世纪六十年代发现的细菌病因说，和以前已经传入的西医解剖学，构成西方医学的两大理论支柱，对中国传统的中医都发挥着重要的影响。解剖学领域，由于王清任《医林改错》的出版，在中医界引起了极大的震动。据赵洪钧教授统计，《医林改错》自1830年出版，到1950年为止，一百二十年间，共再版40次，平均每三年就再版一次。王清任作为知名中医师，对传统解剖学的批评，对弄清人体构造的热情和执着，就"像一颗永不陨落的明星划破夜空，使沉闷许久的中医学术界发现一个新的境界"[1]。它"言

---

① 赵洪钧:《近代中西医论争史（修订版）》，第36页。

简意赅，朴实无华。一反神秘玄奇、侈言奥理、烦琐论证的坏风气"①，"开一代学术新风"②。他指出了"中医学术欲求飞跃必须来一场方法论上的革命"③。这部书的出版，自然带动了中医学界关注更加准确的西医解剖学，促进了西医解剖学以及整个西医学术在中国的发展。

第二节
中医界对于西方医学的接受

　　古代人类对于非本土文化的态度，似乎从来就不是盲目排外。从古埃及经古希腊到古罗马的文化传播是一个典型。古代中国和古印度，也是如此。

　　中国上古文化的中心，是所谓"华夏"。然而据孟子所说，虞舜是东夷人，文王是西夷人。他们都"得志行乎中国，若合符节"（《孟子·离娄下》），都是中国的圣人。后来则有所谓佛法东传，西天取经，释迦和孔子、老子被中国人并称"三圣"。至于明朝末年传来的西方科学，其天文历算很快被中国朝廷采纳。明末还仅载于传教士著作上的"药露"，赵学敏的《本草纲目拾遗》中，已经有了二十多个品种。在这些问题上，一旦发现新事物确实优越，中国人就会采纳。鸦片战争前后传入的牛痘术，也是如此。那些虽然传入但传不开的文化成果，基本原

① 赵洪钧：《近代中西医论争史（修订版）》，第 36 页。
② 同上。
③ 同上书，第 36—37 页。

因还是它本身并不优越于中国传统。如果一种已经传开的文化受到抵制，也一定是因为它的传播和应用损害了本土很多人的利益。比如历史上的几次反佛、灭佛，基本原因就是佛教建筑的过度发展，以及僧人的侈靡生活，过多地消耗了社会财富，其天堂、地狱的说教诱使过多的群众脱离了当时国家的主流信仰。后来清初杨光先反对传教士，并不是反对传教士制定的历法，而是反对在历法前面写上"依西洋新法"。杨氏所说的"不可使中国有西洋人"，也是因为他看到了传教士来华并不是为了传播科学，而是别有用心。

鸦片战争前后，传教士向中国传播医学，其为了传教和商业利益的用心，已经用不着掩饰。就在这样的情况下，大约在近百年的时间里，中国人民，还有中医的医生，对于这种外来的医学还是采取了欢迎的态度。

首先是陈定泰，他于道光九年，即 1829 年，《医林改错》出版的前一年，因母病到广州访医，就接触到了王清任的脏腑学说。另一种说法是，他此时得以见到西医解剖图，了解到西医的解剖知识。1844 年，即鸦片战争刚刚结束不久，他撰成《医谈传真》。书中把西医解剖图和王清任的脏腑图加以对比，认为西医的解剖图才是更准确的脏腑图，并援引《周礼》中的条文，证明西医的正确。他的儿子陈相静继承父业，于三十一年后，即光绪元年（1875），将父亲的著作进行增补，刻印出版，书中附有《西医解剖简图》和《陈定泰考订脏腑全图》。他的孙子陈珍阁则在新加坡英国皇家大医院系统地学习了西医，并于 1890 年撰成《医纲总枢》，企图把中西医内科统一于中药。

从陈定泰开始，到二十世纪初，我国还出版了一系列讨论中西医的专著。据赵洪钧统计，主要有十一种，分别是：罗定昌《中西医粹》（1887），朱沛文《华洋脏腑图象约纂》（1892），唐宗海《中西汇通医经精义》（1892）、《本草问答》（1893）、《金匮要略浅注补正》（1894）、《伤寒论浅注补正》（1894），刘廷桢《中西骨格辨正》（1897）、《中西骨格图说》（1897），刘仲衡《中西汇参铜人图说》（1899），王有忠《简明中西汇参医学图说》（1906）等。当然，这不是全部，比如还有陈定泰之孙陈珍阁于1890年出版的《医纲总枢》。

以上著作的共同特点是：第一，几乎都要讨论中医和西医解剖学的异同；第二，都认为西医的解剖学比中医精确；第三，都希望把中医奠定于准确的解剖学基础之上；第四，并不认为西医可以完全取代中医。这些中医学家被称为"中西汇通"派。

首先提出"中西汇通"概念的是唐宗海。他的《中西汇通医经精义》，是汇通派的代表作。他在该书的序言中说，这本书"兼中西之说解之。不存在疆域异同之见，但求折衷归于一是"。在该书"例言"中，他批评"唐宋以后医学多讹"；批评宋元以后所绘脏腑图多错，"与人身脏腑真形多不能合"；认为王清任曾剖视脏腑，与西医所言略同，但是西医的更加准确。所以他主张"采西人脏腑图"，不过并不完全认同西医的说法："非但据西人之说。"因为"经络奇穴，皆西人所不能知"。如此等等，可以代表当时汇通派的基本思想。

到十九世纪末为止，中医学习西医的劲头，可说是有增无减。一方面，是发现西医解剖等项技术确实优越于中医；另一方面，也当是鸦片战争以后受"师夷制夷"思潮的影响，中医师希望通过学习西医，使中医有一个大的进步。

不过总体说来，"在我国近代史上，相当一段时期，西方医学并不像其他近代科学那样具有全面优势，因而必然迅速输入中国……中医当时在许多方面的优越性，至少在临床实践上这样说完全不过分"①。

赵著所说的"相当一段时期"，可以从 1840 年前后延伸到十九世纪的七八十年代。随着巴斯德细菌病因说的出现，奎宁、阿司匹林、吗啡等药物的应用和推广，西医对于中医的优势越发明显，加上中国在甲午战争中战败，救亡图存的要求更加迫切，学习西方的劲头也更加迫切。学习西方医学，改造中医的要求也随之更加高涨。上述主张中西汇通的医学专著，大多是十九世纪八九十年代的作品。

进入二十世纪，又不断有新的中医师发展了中西汇通的理论。其中代表性人物，是张锡纯和恽铁樵。

1909 年，张锡纯著成《医学衷中参西录》。他在该书自序中说："著书以衷中参西为名，原欲采西人之所长，以补吾人之所短。"② 他通过药方、药物、医论等分门别类地、逐项逐个地讨论中医和西医的短长，以求以中医为主体，采纳西医的长处，构建新的中医治疗体系。在中西汇通派中，这是位独树一帜的医师。1918 年，该书开始印行，到 1934 年，该书分七期，印行完毕，在社会上造成了广泛的影响。

继张锡纯之后的恽铁樵，则是中西汇通派的另一代表性人

---

① 赵洪钧：《近代中西医论争史（修订版）》，第 19 页。
② 张锡纯：《医学衷中参西录》，北京：人民卫生出版社，1974 年，第 18 页。

物。恽铁樵曾入南洋公学学习，接受西方教育，38 岁时立志学医。他的中西汇通思想主要表现在和西医论战的《群经见智录》中。他承认西医的长处，主张中医应吸收西医的长处，不断进步。但他认为中医、西医是两个不同的思想体系，基础理论不同，各是一套科学；两者的化合是必然趋势，但不应该互相否定。

二十世纪开始，还出现了不少讨论中西汇通的医学杂志。1904 年，有周雪樵的《医学报》；1908 年，有汪锡予的《医学世界》、何廉臣的《绍兴医药学报》；1910 年，有丁福保的《中西医学报》、袁桂生的《医学扶轮报》、蔡小香的《医学杂志》。其中有些虽然以中医文章为主，但也不否认西医。而多数，则是讨论中西汇通或化合的刊物。

然而，当中医师兴高采烈地学习西医，企图改造中医的时候，废止中医的言论出现了。这种言论不久又变成国家的法律制度，于是引起了以后一波又一波的中西医论争。

第三节
近代以来的废除中医思潮

明末清初，中医的西传和西医的东渐，对双方都没有造成什么大的影响。

1820 年，传教士马里逊和东印度公司医生李文斯敦来华传教行医的时候，还曾借助中医，如同佛教传入之初借助道教一样。为了研究中医，他们曾建立了有八百多卷中医书籍的图书馆，邀请一些知名的中医师和他们合作，并配备了一些中药，供他们使用。但是后来，当教会医生来中国的时候，出于传教的目的，他们就不再和中国医生合作。不过这个时期，他们也不敢或不能发出排斥甚至废除中医的声音。

第一个发出废除中医声音的，是著名的儒者俞樾，其《废医论》主张废除中医。其理由是：

> 第一，古代医术和占卜术本是一家，占卜术都被废弃了，为什么还不废除医术？
>
> 第二，《本草》不是神农的著作，《黄帝内经》也不是黄帝的著作，不能相信。
>
> 第三，古代医巫一家，医就是巫。巫被废了，医为什么不废？
>
> 第四，现在中医最重要的诊病方法是脉诊。脉诊办法出自扁鹊，不是古法，不可信。
>
> 第五，本草书不断演变，所说的药性都不可信。
>
> 第六，周公不懂医，孔子不言医。许国世子给有病的父亲吃药，父亲因吃药而死。所以求医还不如不求医。
>
> 第七，人得病，是因为有作恶之心。如能发扬善心，去掉作恶之心，人就不病，不必求医。

《废医论》撰成于1879年。据说后来由于家里数人陆续去世，他又修改了原来的主张，不认为医与药都可废，只主张废医，但主张"存药"，著《医药说》。他的弟子章炳麟（太炎）批判阴阳五行说，就是受他《废医论》的影响。后来激烈主张废除中医的余岩（云岫），几乎采纳了《废医论》中所有稍有可用的内容。不过，俞樾的《废医论》在当时似乎没有产生什么影响。赵洪钧认为此文是"不通之作"①，是中肯的评价。

俞樾以后，就有一批文化名人反对中医，首先是被邀出任京师大学堂总教习但最终没有赴任的吴汝纶。

甲午战争惨败，中国学人救亡图存的心情更加迫切，否定旧物、提倡新事的声音也日益高涨。吴汝纶作为文化名人，不仅激烈抨击中医的阴阳五行说，还激烈抨击中医的脏腑学说。他的孙子患眼病，他指示不能使用中药。自己病危垂死，西医不能确定病名，束手无策。他宁可待死，也坚决不用中医。

同时代的严复，是翻译引入西方学术著作的第一人。在他看来，中国古代以圣人是非为是非，根本没有什么学问。特别是阴阳五行之类，纯粹是臆说。

梁启超则批评阴阳五行为两千年来迷信的大本营。1926 年，梁启超因尿血住进协和医院做手术，被医生刘瑞恒错割了健康的肾，留下病肾。但梁启超仍然为西医辩护，说治疗效果很好。

鲁迅讥讽中医，说父亲患腹水，中医认为是鼓症，给药"破鼓皮"，并且用一对蟋蟀做药引，但要"原配的"。他的小说《明天》中，医生何小仙对着单四嫂子垂死的儿子，念什么"中焦塞""火克金"。这些文字，给人们刻画了一个个臆说、昏庸的中医形象。

陈独秀认为中医不科学。郭沫若认为中医的五行理论类似巫神的梦呓。梁漱溟认为，中医的五行生克，是和科学对立的"玄学"，中医只是一门手艺，说不上是学。

① 赵洪钧：《近代中西医论争史（修订版）》，第 44 页。

胡适曾说，"无论大病小病都求助过中医"，中医师陆仲安还曾治愈了他严重到垂危的肾病，他因此曾推荐陆仲安为病危的孙中山先生治病，但他仍然否定和贬低中医。他的学生傅斯年认为，中医的阴阳五行是"胡说"，信中医的人都"头脑不清楚"，"人云亦云"。1950年，傅斯年在台北突发急性脑血管病去世。赵洪钧评论说："我相信，如果他不是坚决拒绝中医，则不会如此早逝。因为大约1953年以前，西医对高血压还完全没有可靠疗法，而中医治此病至今还有可补西医不足处。"①

上述诸人，当时都是站在时代潮流前面的人。他们的倾向，就是当时时代的倾向。胡适受了中医的好处仍然贬低甚至否定中医，固然有个人品德问题，但也反映出当时否定中医势力的强大。不过，上述人物关于中医的主张，尚未引起大的论争。中医和西医论争的真正起点，是余岩即余云岫的《灵素商兑》问世。

余岩（1879—1954），字云岫。据说少年时曾学中医，成年后到日本学医科，毕业后归国行医。1917年著《灵素商兑》，即和《黄帝内经·素问》《黄帝内经·灵枢》商榷的意思。他之所以要和《素问》《灵枢》商榷，是因为在他看来，这是"堕其首都""塞其本源"②的做法。一旦这两部书被批倒，中医自然就完结了。

《灵素商兑·自叙》中，余岩不认为中医是治病救人的仁术，反而是杀人不见血的工具：

---

① 赵洪钧：《近代中西医论争史（修订版）》，代再版序第34页。
② 余岩：《灵素商兑·序》，载《〈灵素商兑〉与〈群经见智录〉》，北京：学苑出版社，2007年，第4页。

　　　　《灵》《素》之杀人，四千余年于兹矣。……蓬曲拘滞
　　之士，固强顽钝之人……日以汤药刀圭戕人之生，夺人之
　　命，鳏寡人之夫妇，孤独人之父子，其惨狠阴毒有过于盗
　　贼、虎狼、兵戎、刀锯、汤火、枪炮者矣。①

中医的理论，如"骨度、脉度、筋度、内景，皆模糊影响，似是
而非"，并且"称道阴阳，陈设五行"，与"祝卜、星相、瞀巫为
伍"，而没有"精确之理论实验"。那么，怎么办呢？"为今日计，
惟有扑灭一切不根之虚说！"② 他的《灵素商兑》，就是要从根本
理论上，扑灭中医那些"不根之虚说"。这些虚说的总根据，就
是阴阳五行。所以《灵素商兑》的第二章，就是批判阴阳五行。

　　余岩认为，阴阳五行说，和印度的婆罗门、埃及的僧侣们
一样，都是一套"设教"的神道之说。《灵》《素》的根源，就
是巫祝：

　　　　《灵》《素》之渊源，实本巫祝，宜其笃守阴阳五行之
　　说而不之悟也！③

阴阳五行之后，就是中医解剖学理论。在该书的第三、四章，
余岩批判中医脏腑结构和生理的理论荒谬；第五、六章，批判
中医经络走向和功能说的荒谬；第七章，批判中医诊脉方法的
荒谬；第八章，批判中医认为病由皮毛进入，然后向内传变说
法的荒谬；第九章，批判中医"风寒暑湿燥火"病因说的荒谬，

① 余岩：《灵素商兑·序》，载《〈灵素商兑〉与〈群经见智录〉》，第
　　3—4页。
② 同上书，第5—6页。
③ 同上书，第8页。

特别是认为"风为百病之长",更是荒谬;第十章,批判中医"寸、关、尺"切脉的荒谬。

此后余岩还写了《砭新医》,揭露新医,也就是西医,有才能庸劣者,有医德败坏者,有弄虚作假者,但那都不是西医理论的问题。而中医,则是根本的理论问题。

那么,中医是如何治好病的呢?余岩的回答是,靠药:

> 要晓得阴阳、五行、十二经脉等话都是谎话,是绝对不合事实的,没有凭据的……中国的药品确是有用的。①

到此为止,形成了余岩关于中医的全部意见。这个意见和俞樾一样,可以用四个字概括,叫作"废医存药"。

余岩的《灵素商兑》,使当时中医、西医的零星争论,陡然升级为激烈的全面辩论。然而直到五年以后,恽铁樵的《群经见智录》问世,中医这边的反击,在理论上才达到了高峰。

第四节
中医师对废除中医思潮的反驳

在余岩《灵素商兑》发表的前一年,即1916年,恽铁樵正在经历着丧子之痛。他14岁的大儿子,患伤寒病亡。第二年,即1917年,其第二子、第三子又相继死于伤寒。他虽然也

---

① 余岩:《科学的国产药物研究第一步》,载《学艺》第二卷第五号,1917年。

多少知道一点医道，但不敢贸然行动。他给医生的建议，也不被采纳。一年以后，第四子又患伤寒。请来的名医，据说熟读《伤寒论》，但不敢用伤寒方。恽氏这时只好痛下决心，与其坐以待毙，不如冒险用药。于是他自己按照《伤寒论》，开了一剂"麻黄汤"，治好了四儿的病。从此，他开始认真研究中医，很快成为一代中医名家。1922 年，也就是《灵素商兑》问世五年以后，恽铁樵著《群经见智录》对其进行了反驳。

恽铁樵本是一位作家，曾做《小说月报》主编多年，他自己也创作小说。然而在《群经见智录·自序》中，他说自己治医"才十年"。也就是说，他从做《小说月报》主编开始，就已经留意医学，所以才能在儿子发病时向医生提出建议，而当建议不被接受时，才不得已冒险开药。

《群经见智录》所说的"群经"，不仅指《素问》《灵枢》，也包括《伤寒论》《金匮要略论》等。他自述从医经历，先是知道当时医家的技能，后来读宋元以下医家的著作，从这些著作中，知道了《伤寒论》，"以之治病多验"，并且还治愈了西医医生的病："间有西医谢不敏，不佞治之竟愈者。"这些成果，都"出自《伤寒》"。后来他又钻研了《难经》《针灸甲乙经》《诸病源候论》《千金要方》等，企图通过这些医经，考察《伤寒论》的价值。考察的结果，使他更加相信《素问》。后来又通过张介宾的《类经图翼》，知道了《周易》的价值。在这个基础上，他撰写了《群经见智录》，意思是要从这些经典著作中，见识中医的价值和智慧。

恽氏首先考察了《黄帝内经》的成书历史。他认为，现在的《黄帝内经》，虽然成书于汉代，此后又经过多次的集合与删改，但书中的内容，则已经有了数百上千年的历史。把医学内容撰写成书，可以追溯到春秋时代以前。这实际就是在说，《黄帝内经》是此前中国古代数百上千年医疗经验的总结。

《黄帝内经》成书到现在，又经过了一千多年的历史。所以恽氏强调，要以"怀疑"的态度阅读《黄帝内经》，而不能完全相信，"不当盲无别择，一味信仰"①。应当"博考唐以前名家之说"来"推求"《黄帝内经》的意思，因为他们"去古未远"②，不应当用《黄帝内经》来驳斥汉魏唐代医家的学说。这实际上是说，汉代以后到唐代，中医的理论和治疗方法，又有了新的发展。

在恽氏看来，《黄帝内经·素问·玉版论要》"揆度奇恒，道在于一。神转不回，回则不转，乃失其机"一段，是《黄帝内经》的总纲。所谓奇恒，就是正常和非常的区别。健康为正常的（恒），疾病是不正常的（奇）。《黄帝内经》研究的，就是正常如何转为不正常，又如何使不正常转为正常，这中间的枢纽或者统摄，就是"道在于一"。一，就是天。而所谓天，就是《易经》讨论的一年四季 365 天天气的变化。恽氏认为，《黄帝内经》和《周易》，都是建筑在一年四季气候变迁的基础之上："四时为基础。《黄帝内经》与《易经》同建筑于此基础之上者也。"③ 所以"《黄帝内经》与《易经》，则其源同也"④，就是说，两者有共同的根源。

---

① 余岩：《〈灵素商兑〉与〈群经见智录〉》，第 86 页。本节以下所引此书，只注页码。
② 第 90 页。
③ 第 98—99 页。
④ 第 104 页。

《易经》(恽氏这里谈的实际上是《易传》)讨论的变化,最重要的是一年四季的变化。至于《黄帝内经》讨论的基本问题,也是一年四季气候的变迁,因而是抓住了《黄帝内经》的根本。就这一点上,认为"医《易》同源",是可以成立的,也是恽氏的独到见解。

在恽氏看来,《易经》不讲五行,因为它的宗旨只是要说明"阴阳消长、吉凶治乱之道",所以仅仅知道它们在变化就行了。但《黄帝内经》则必须确切地说明一年四季气候的状况:"《内经》则确凿言天地之状况。"①所谓天地之确凿之状况,也就是一年四季的"气之所加"②,即气候的演变状况。因为这是直接影响人体健康的因素,是古代仅凭感官所能感受到的最重要的病因。

为了说明一年四季气候的变化,《黄帝内经》引进了五行说。因为五行说,就是把世界上所有的物体划分为五类,同时把它们的物质基础,也就是气,分为五类。四季的变换,被认为是五行之气的循环往复。五行相生,讲的是四季正常的变换;相克,讲的是正常中出现了不正常。因此,所谓五行,不过是四季的代名词。

恽氏对医学引进五行说的缘由,有着比他人更加深刻的理解。中国哲学发展到汉代,阴阳五行体系比较成熟,但是阴阳说不易说明四季气候的变迁。阴阳五行之外,汉代学者事实上还用过音律体系、八卦体系,来说明一年四季的气候变迁。但是比较起来,都不如五行体系更加接近四季气候的变迁。五行说引入医学,在汉代,带有一种必然的性质。

---

① 第 106 页。
② 第 107 页。

恽氏继续说道，一年四季的气候变迁，影响着人体的健康与疾病状况。以五行配五脏，说的也是四时气候问题。因此，《内经》之五脏，非血肉的五脏，乃四时的五脏"①。如果要从解剖学上批评中医脏腑说的谬误，等于没有看懂《黄帝内经》。

恽氏又讨论了中医和西医"病理的不同"。比如水肿，西医认为易由心脏的病变引起，中医则称为肾病。不过，恽氏说，这里说的肾不是血肉的肾。从这里，中医、西医显出了各自的理论基础："西说从血肉之躯研究而得，《内经》则从四时运行推考而得。"也就是说，中医的肾，当然也包括心、肝、脾、肺等，不过仅仅是表示四时五行之气的运行符号。

接着，恽氏讨论了扁鹊、仓公等人的医案，讨论了《伤寒论》和《黄帝内经》的关系。最后，他讨论了余岩的《灵素商兑》。余岩把《黄帝内经》的基本理论归结为阴阳五行，又把阴阳五行归结为古代巫祝的延伸。恽氏反驳说："(《黄帝内经》)全书无一语涉及迷信祸福。"② 所以余氏的这个抨击，是站不住脚的。余岩以"西国解剖学以证《内经》之非，此为《灵素商兑》一书之中坚"③。恽氏回答说："《内经》之五脏，非解剖的五脏，乃气化的五脏。"④ 所说的心肾之类，不过是判断"病证"的代名词。所以余氏的抨击，是无效的。至于余岩说"《灵》《素》杀人"，有过于盗贼、虎狼之类，在恽氏看来，这不过是"村姬之骂"⑤，没有意思。

---

① 第 113 页。
② 第 159 页。
③ 第 157 页。
④ 第 160 页。
⑤ 第 161 页。

　　恽氏还从疗效上对比中医和西医，说"西医之良者能愈重病，中医治《内经》而精者亦能愈重病，则殊途同归也"①。恽氏作为一个医生，他讲这样的话，是有底气的。最后，恽氏总结道，中医之所以能够治病，"全在天时之囚王，与脏腑之配合，脉色之所著，证候之所见，复求病人之所感觉与其平日之所嗜好，交互比较，逐层推勘，去其众假，得其一真……"②，也就是说，靠的是凭借疾病的"证候"推断疾病，根据各人的具体情况决定治疗。换句话说，中医判断病情，乃是根据病人表现出来的"证候"。脏腑的名称在这里只是一个判断病情的分类符号，而并非是指该血肉脏腑。恽氏的这个思想，在中医界曾经造成了广泛的影响。

　　然而，《黄帝内经》的五脏，如果和解剖的五脏没有关系，为什么病名、病机等都要用五脏的名称？恽氏对此未能做出合乎逻辑的解释。中医理论形成时的基础，确实和西方医学不同。西方医学从盖仑开始，就以解剖的脏腑为基础，去探讨生理和病理。所以西方近代医学也从解剖开始，去反对盖仑，去建立新的医学。但中医从春秋战国时期的扁鹊、仓公等人开始，是依靠"望色、听声、写形，言病之所在"。虽然说扁鹊依此可以"尽见五脏症结"（《史记·扁鹊仓公列传》），但表现于外的，可视、可听的那些后世称为"症候"的现象，与五脏的关系，也确实处于若即若离的状态。肾主生殖已经是广泛知道的错误，至于中医所说的心，又常常指的是胃。因为仅仅依靠人的感官，来判定病症或病症和脏腑的关系，确实是困难的。但是，古代

———————————

① 第 161 页。
③ 第 163 页。

的中医又力求弄清病症和脏腑的关系，这也是不争的事实。否则，王清任就不会那样地大声疾呼。如果中医迄今为止，甚至认为以后，也应该仅仅满足于症候诊病，就只能故步自封。所以，恽铁樵深刻地洞察到中医、西医立论基础的差别，有力地反驳了余氏对中医的隔膜和抨击，但也留下了这个深刻的、关系中医前景的重大问题，即症候和脏腑的关系问题，以待后来者讨论和解决。

恽铁樵以后，陆渊雷于 1928 年在《医界春秋》第 5、第 6 两期发表《西医界之奴隶派》，抨击西医是洋人，包括东洋日本人的奴隶。抨击西医的细菌病因说，在是什么病菌致病没有弄清楚之前，西医只能让病人忍受痛苦。1931 年，陆士谔在《金刚钻报》上发表多篇文章，与余岩论战。北平、天津、重庆等地也都发生了类似的论战。不过在学术上，大多都未能超出恽铁樵的主张。有些论战文字激烈，成为一种纯粹的抨击。

第五节
中西医论争向社会和政治层面延伸

二十世纪开始，中医和西医都组织了不少医学学会。西医方面，较为著名的有伍连德于 1915 年在上海创建的中华医学会。同年，汤尔和创建中华民国医药学会。这些学会虽然是西医学会，但尚未把消灭中医作为自己活动的主要目标。

十年后，1925 年，余岩等发起成立"上海医师公会"，成为要求废除中医的中坚力量。

甲午战争以后，中医曾想发展自己的教育事业，但得不到政府的支持。一些自办的中医学校，影响力很小。1925 年 7—8 月，中华教育改进社在山西开会，中医界提议，把中医教育纳入国家的医学教育体系。同年 9—10 月，全国教育联合会在长沙开会，中医界又提出了类似提案，并得到了响应。11 月，北洋政府教育部召开部务会议，实际上否决了把中医教育纳入国家教育体系的提案。

鉴于以前得不到政府支持的教训，1928 年，中医界从自身建设入手，组织人力统编教材，希望能够得到政府的支持。5 月，南京政府召开全国教育会议，支持中医教育的提案遭遇更惨，根本未能提交大会讨论，大会上反而出现了汪企张提出的废止中医案。汪企张是上海医师公会的发起人之一，也是该会的主要负责人。

1929 年年初，上海医师公会的发起人、首届会长余岩，和该会的骨干宋梧生、陈方之等三人，出席了南京政府的第一次全国卫生会议。这次会议上，余岩提出《废止旧医以扫除医事卫生之障碍案》。提案中说："旧医一日不除，民众思想一日不变，新医事业一日不能向上，卫生行政一日不能进展。"其他还有三个有关中医的提案。由于都是主张废止中医，最后合并为《规定旧医登记案原则》。该提案规定：

1. 旧医登记限至民国十九年（1930）年底为止；
2. 禁止旧医学校；
3. 取缔新闻杂志非科学医之宣传及有关介绍。

这就是所谓"废止中医案"。废止了中医师的行医资格，也废止了中医的学校教育和媒体宣传，也就全面扼杀了中医的生存环境。

"废止中医案"在中医界引起了轩然大波，遭到激烈反抗。

该案 2 月底通过。3 月 2 日，余岩在自己主编的《社会医报》上公布了提案全文。当时，全国各中医团体，许多药商，都纷纷致电南京政府卫生部，表示反对。上海中医协会召集全上海医药团体联席会议，倡议于 3 月 17 日在上海召开全国医药团体代表大会。与会者来自十五省区，130 余个团体，260 余人。会上喊出"中国医药万岁！""打倒余、汪提案就是打倒帝国主义！"等口号，成立"全国医药团体总联合会"，确定 3 月 17 日为"国医节"，并决定派代表赴南京请愿。

代表们到南京，绕开国民党政府的卫生部，到国民党中央党部以及政府首脑、行政院、立法院、监察院、考试院等部门寻求支持。行政院长谭延闿表示中医不能废止。他做院长，还要提倡中医。监察院长于右任表示，自己一生都看中医，吃中药。说陕西全省只有三个西医医生，废了中医，陕西人如何看病？西医要消灭中医，就像洋教要消灭一切和尚、道士，怎么能行！当时还是立法院副院长，后来做了国民政府主席的林森表示，废止中医案是荒谬的，四川省的经济就要靠国药产品的支持。

请愿行动延续到 3 月 24 日下午，当时的国民政府主席蒋介石用 5 分钟时间接见了请愿代表，表示对中医中药绝对拥护。代表们回到上海不久，就收到了蒋介石"撤销一切禁锢中医法令"的批示。中医界的这次抗争，表面上是取得了胜利。

一年多以后，即 1931 年 3 月，国民党中央执行委员会常务委员会，以不符合法律的理由，强令解散了中医的全国性组织——全国医药团体总联合会。

此后，关于中医药的存废问题，仍然争论不断，中医实际上仍然处处受到压制。1934 年 1 月 22 日，国民党四中全会开幕。为争取和西医的平等权利，全国中医药界 54 人赴南京请愿，南京市参加请愿的有 2 600 多人。全国中医药界停业一天，表示支持。

这次请愿提出的要求是：中医和西医应有平等待遇；迅速宣布立法院通过的《中医条例》；取消不准中医办学的命令，并设专款支持中医事业。

这次请愿促使冯玉祥等 82 人于 1935 年 11 月在国民党第 5 次全国代表大会上提出"政府对中西医应平等待遇"的提案。次年 1 月，南京政府公布了《中医条例》，承认中医行医的合法性，承认中医学校的合法性，并将中医、中药改称国医、国药。

至此为止，历经 6 年的废止中医的政治法律行为暂时告一段落。

不久，抗日战争全面爆发，中医、西医的争论暂时停止下来。抗战胜利以后，国民党政府又不断出台打压中医的法令、决议，不过多为局部影响，要全面废止中医、中药已经不可能了。

第六节
伍连德抗击鼠疫与中西医论争

当前那些主张废止中医的朋友，常常援引伍连德医生 1910 年抗击鼠疫的事例，来证明中医的无用和该废。其中一个重要的证据，就是这次抗击鼠疫，中医死的人多，西医死的人很少。

《鼠疫斗士——伍连德自传》①一书第 47 页，公布了一个
"参与抗疫"人员的死亡名单。其中：

> 有从业资格的医师 20 人，死于鼠疫 1 人，占 5%；
>
> 医学堂学生 29 人，死于鼠疫 1 人，占 3.5%；
>
> 中医 9 人，死于鼠疫 4 人，占 44.4%；
>
> 还有其他人员的情况，从略。

该书在名单后评论道："死亡人数最多的从业者是当地中
医、救护车司机和辅助劳工……这些人经常与患者和病死者密切
接触又不曾接受过有效的专门训练。"②接着该书继续评论："中
医对鼠疫的病因普遍认识不正确，诊察时，通常面对着不断咳嗽
的病人……但他们还是不戴任何防护口罩。"③该书在下一页还继
续写道：当时长春市有 10 万人，西医很少，所以中医的生意特
别兴隆。登记在册的 31 位中医，17 人死于鼠疫，死亡率更高，
占 54%。这个数字，也是当代主张废止中医人士的重要数据。

在这里，值得注意的是该书的这一句话：那些死亡率高的
参与者"经常与患者和病死者接触又不曾接受过有效的专门训
练"，这说明，参与者中的西医，即"有从业资格的医师"和
"医学堂学生"，之所以死亡率低，是因为他们接受了"有效的
专门训练"。是谁给了他们"有效的专门训练"？当然是伍连德
医生。给了他们什么样的有效的专门训练，下面再说。我们先

---

① 伍连德：《鼠疫斗士——伍连德自传》(上)，程光胜、马学博译，长
  沙：湖南教育出版社，2020 年。
② 同上书，第 47 页。
③ 同上。

来看一看那些没有接受过这种专门训练的西医又怎么样！

死于抗疫的西医

第一位要说的，是曾参与抗疫的当时北洋医学堂首席教授，自称是鼠疫专家的法国医生麦斯尼（梅聂）。

麦斯尼经过沈阳时，曾要求东三省总督锡良任命他统管防疫事务，被拒绝。1910 年 1 月 2 日，他到疫区哈尔滨后，主张要大力灭鼠，不相信伍连德这个新手主张隔离患者、戴纱布口罩的建议。争论持续了 38 个小时，中间他还忍不住对着伍连德吼道："你，你这个中国佬，胆敢嘲笑我！顶撞你的前辈？"① 三天后，1 月 5 日，他进入哈尔滨的俄国医院考察。"在进入传染病房之前，（他）穿上了白工作服，戴上了白帽子和一双橡胶手套，但是没有戴口罩。"② 他在医院里，检查了 4 个病人。三天后，1 月 8 日，他感到不适。又过了三天，他因感染鼠疫死亡。

九十多年以后，《光明日报》也简单叙述了麦斯尼和伍连德医生的争论，并且评价道：

> 据统计，此次东北的鼠疫流行，共吞噬 6 万余条生命，其中傅家甸为 7 200 余人。在此次防疫行动中，参与的工作人员为 2 943 名，有 297 人殉职，其中包括麦斯尼医生和年轻的小哈夫肯医生。这些外国医生在人类的瘟疫面前，没有退缩，展示了医生崇高的人道主义精神。③

---

① 伍连德：《鼠疫斗士——伍连德自传》（上），第 24 页。
② 同上书，第 25 页。
③ 阿成：《伍连德医生——纪念伍连德医生扑灭东北鼠疫 100 周年》，《光明日报》2010 年 12 月 17 日第 12 版。

麦斯尼医生，是这次抗击鼠疫战役中，为中国人民的生命而牺牲的英雄。然而，若从中医和西医之争的角度看问题，如果这次抗疫真的任命他做了总管，结果将会如何？

第二位值得讨论的，是参与抗疫的由日本南满铁路部门派来的日本医生。这位医生有"东方巴斯德"之称，他和麦斯尼医生持有类似的主张。《光明日报》的文章写道：

> 早在哈尔滨瘟疫刚刚爆发之时，日本的南满铁路部门曾派了一名日本医生专程到哈尔滨，进行该地区鼠疫流行的调查。伍连德医生也拜访了他，希望情报共享、联手防疫。这名日本医生有"东方巴斯德"之称，是发现鼠疫杆菌的日本著名学者北里柴三郎教授的学生。他并不屑于伍连德医生作为清廷官员的身份，在见面时亦表现出了对中国医生的蔑视。伍连德医生的助手林先生遂向对方介绍，伍连德医生是英国剑桥大学毕业的博士时，对方即放下架子。但是，他坚持说，他已经在哈尔滨解剖了几百只老鼠。并请伍连德医生观看他解剖老鼠的样本，果断地说，我没有从一只老鼠身上发现鼠疫杆菌。因此，我可以证明，此地流行的不是鼠疫。面对这个固执的日本医生，伍连德医生深感难以说服对方。①

《光明日报》的文章没有披露这位医生的名字。试想一下，如果由这些纯粹的西医，又是鼠疫专家的"东方巴斯德"来主持这次抗击鼠疫的战役，结果又会如何？

---

① 阿成：《伍连德医生——纪念伍连德医生扑灭东北鼠疫 100 周年》，《光明日报》2010 年 12 月 17 日第 12 版。

　　《鼠疫斗士——伍连德自传》一书也写到了这位日本医生。说他表示要参与抗疫，愿助伍医生"一臂之力"，并且尽职尽责，"终日坚守"在伍医生的实验室里，"下班回家才离开"。但是，他"只要求捉老鼠给他"。伍医生告诉他，"当前纯系人与人之间的传染，家鼠并不介入，不起作用，但是徒费口舌。"两周以后，麦斯尼因感染鼠疫死亡，"那位日本人便不知去向了"①。

　　试想，如果这位日本人不是仅仅在实验室，而是也经常与患者和病死者接触，并且按照他的理论行事，结果会如何？

　　第三位值得一说的，是俄国传染病医院负责人哈夫肯（哈夫金）医生。《鼠疫斗士——伍连德自传》一书介绍说，哈夫肯医生是犹太人，洁白无须，健谈，时年28岁。他的叔叔老哈夫肯是位名人，曾在孟买研究过鼠疫，并且研制成哈夫肯防鼠疫疫苗。伍医生在他陪同下视察医院的时候，是戴口罩，还是"听天由命随着漫不经心的哈夫肯医生走进病房"？伍医生是犹豫的，因为"这样会被视为胆怯或者缺乏医生的职业勇气"！当然，最后伍医生决定，自己还是戴口罩，但哈夫肯院长不戴。这位和蔼的医师"对客人的不安报之以微笑，并说他和他的同事对他叔父的疫苗之神奇功效极有信心，无须其他保护措施"。然而，"这种信心很快就被证明显然是空中楼阁，他的医院里就有太多的同事死于鼠疫"。十天后麦斯尼医生来医院访问，"酿成的惨剧即是证据"②。

　　"太多的同事死于鼠疫。""太多"是多少？该书没有说。至少应该有五六个吧，否则怎么能说是"太多"？而且不仅是他

①　伍连德：《鼠疫斗士——伍连德自传》（上），第17—18页。
②　同上书，第20—21页。

"太多的同事"，还包括哈夫肯医生本人！

如果把麦斯尼医生、哈夫肯医生和他"太多的同事"都算作参与抗疫的从业医生，则参与抗疫的有从业资格的西医医生的死亡（加上临阵脱逃的）比例，就绝不止 5% 了。

事情至此还没有完结。

还有许世铭医师。他"认真使用棉纱口罩，接诊病人时亦极小心谨慎"，但还是感染鼠疫去世了。《鼠疫斗士——伍连德自传》一书分析，很可能是他因茶水颇凉责备仆役时，这位仆役转身说"新鲜热水尚未烧好"，此时"口中喷出了带菌飞沫"①。这位仆役 2 月 3 日死亡，许医生死于 2 月 8 日。

这是一起虽然经过严格训练又小心谨慎但因一时疏忽而出现的悲剧。

还有杰克逊医生。他两个月前刚从苏格兰来到沈阳，"负责京奉铁路北段奉天和山海关之间的防疫工作"。他曾经注射过疫苗，但仍然感染了鼠疫，"于 1 月 25 日在众人哀悼中死去"②。

如果再加上这两位参与抗疫的西医医师，西医医师的死亡率又要增加。

加上这些病例，我们可以得出结论：1910 年在我国东北地区抗击鼠疫的战役中，参与其事的职业医生，西医或中医，能够统计上来的，死亡率大体持平。死亡的原因，除了个别事例，主要是没有接受伍连德医生"有效的专门训练"。

还有进一步的设想，假如东三省的总督锡良任命麦斯尼医

① 伍连德：《鼠疫斗士——伍连德自传》（上），第 42 页。
② 同上书，第 43—44 页。

生做了这次抗疫的总管，或者是那位日本医生，这次抗疫的命运会怎么样呢？这个设想也提示我们，这次抗疫的胜利，还真就不能简单地归结为西医对中医的胜利或者说西医的优越性。

伍连德医生的抗疫措施

那么伍连德医生"有效的专门训练"都有哪些内容？包括一般的抗疫措施，可以归结为以下几项：

第一，调查发现这次瘟疫是鼠疫；

第二，鼠疫的病源，是土拨鼠，中国也叫"旱獭"；

第三，传播途径是呼吸道和唾液，不是老鼠；

第四，严格实行隔离政策；

第五，特别是要戴口罩；

第六，焚烧病死者尸体，消灭传染源。

严格的隔离措施与不同的医学环境

严格的隔离措施，可以说是防治传染病最有效的方法，至少是最有效的方法之一。从伍连德医生抗疫开始，到现在为止，多数讨论此事的人，还几乎都一致认为，这是西医的功劳。然而如果我们细心一点，就发现并不如此。

我们也看看当时纯粹西医环境的防护情况，就是当时俄国的中东铁路管理局。

这次鼠疫的首发地在俄国。第一例病例出现于1910年10月12日，由俄国的西伯利亚传至中国境内的满洲里。10月26日，满洲里车站首先发现了鼠疫患者。全长530英里（约853

千米）的东清铁路，成了满洲里至哈尔滨鼠疫传播的大通道。10 月 27 日，鼠疫传到哈尔滨，10 月 30 日，到达长春，11 月 2 日，抵达沈阳。当时的哈尔滨住有许多外国侨民，人口占全部人口的二分之一还多。这次鼠疫死亡人数最多的是傅家甸地区，每天都有一二十人吐血而死。侨居在哈尔滨其他区域里的外国人，特别是俄国人，死于这场瘟疫的人数也在与日俱增。而且，"发生在这一区域瘟疫之疫源，来自满洲里的一个俄国人和当地人捉土拨鼠的窝棚"①。

这就是说，疫情首先波及的是俄国，而且俄国人也在每天大量地死亡。在 12 月 24 日，伍连德到达哈尔滨时，鼠疫流行已经近两个半月。俄国也派来了医学专家依沙恩斯基，但是并没有采取什么有效的控制措施。直到 12 月 31 日，伍连德医生去拜访被中国老百姓称为"白毛将军"的中东铁路管理局局长霍尔瓦特和依沙恩斯基医生。起初，"白毛将军"和依沙恩斯基医生并不相信这位中国医生，伍连德医生还是提出了自己的建议：

> 建议俄方应立即采取相应的防护措施，对俄籍医院和病人采取隔离的方式，以避免瘟疫进一步扩大传播，俄方随即认同了伍连德医生的观点及建议。②

俄方答应给予伍医生尽可能的支持。这就是说，在伍医生建议之前，俄国人并没有采取隔离措施，至少是没有采取严格的隔离措施。上面我们已经谈及的俄国传染病医院负责人漫不经心

---

① 阿成：《伍连德医生——纪念伍连德医生扑灭东北鼠疫 100 周年》，《光明日报》2010 年 12 月 17 日第 12 版。
② 同上。

的样子，可以进一步证实，俄国的部分医学专家并没有把隔离作为防疫的重要措施。

另外一个例子，发生在鼠疫最严重的傅家甸地区，一座罗马天主教堂中，不大的院落里住着 300 多位男女老少。负责的，是一位法国神父。

> （他）曾经得到指令，要他将疑似病人上报防疫局，但他们从未执行。遇有病死者，就在夜间将尸体秘密运出掩埋。结果两周以来，估计有 100 人死亡。到月底，这 300 人中竟有 243 人死于鼠疫。①

就在疫情期间，他们"依然定期举行礼拜仪式，并毫不介意地与咳嗽者或濒临死亡的病人坐在一起"②。结果，这位法国神父和一位中国神父，都因感染鼠疫死亡。

这位法国神父之所以对防疫措施毫不介意，除了他的宗教信仰之外，我们只能归因于西方的医学没有培养起与流行病病人隔离的意识。

但是在隔离病人方面，中国人，显然头脑要清楚得多。

1910 年 11 月 15 日，就是在疫情发生后的一个月左右，伍连德医生到达疫区一个半月之前，清朝政府的派出机关——滨江厅，就组成了防疫局，并且对中国人聚居的地区，"严绝交通，厉行隔离"③。后来，1911 年 1 月 6 日，当伍连德医生提出

① 伍连德：《鼠疫斗士——伍连德自传》（上），第 46 页。
② 同上。
③ 阿成：《伍连德医生——纪念伍连德医生扑灭东北鼠疫 100 周年》，《光明日报》2010 年 12 月 17 日第 12 版。

具体严厉的隔离措施，也很快得到了已经处于风雨飘摇中的清朝中央政府的支持。

> 据哈尔滨疫情之实际，及医界人士争论之弊，施肇基建议朝廷委任伍连德医生为哈尔滨防疫之全权者。清朝政府尤为欣赏伍连德医生的隔离政策，亦恐病菌流入京城，危及朝廷，当即批复施肇基的奏折，任伍连德医生为东三省防鼠疫全权总医官。①

1840 年以后的清朝政府，已经被历史学家认定是腐朽政权，而且随着时间的推移，腐朽也日益加深。1910 年 1 月 6 日，距离清朝皇帝退位的 1912 年 2 月 12 日，仅剩下两年一个月零六天，可以说已经是腐朽透顶，病入膏肓。就在这个时候，中央政权还能很快批准伍连德的报告，并且让他全权负责。特别应该注意的是文章中的这一句："清朝政府尤为欣赏伍连德医生的隔离政策！"这主要也是中国医学一直以来保有的防疫意识：知道在这种时候，隔离，是有效的防治办法。

至少从晋代开始，中国人就知道要和瘟疫患者隔离。并且知道，瘟疫会通过呼吸道传播！

欧洲大陆十四世纪流行的鼠疫，曾经造成了大约 2 500 万人口的死亡。然而在各种有关这次鼠疫的文字中，很少甚至几乎没有见到大规模推行的隔离措施。

经过了一次鼠疫大流行，西方医学，包括近代医学，应该

---

① 阿成：《伍连德医生——纪念伍连德医生扑灭东北鼠疫 100 周年》，《光明日报》2010 年 12 月 17 日第 12 版。

懂得实行隔离措施。但是，就在中国这次鼠疫流行以后，1918年，发源于美国、被称为"西班牙流感"的瘟疫，全世界大约死亡2 000万—4 000万人，是第一次世界大战的死亡人数的2至4倍。这次流行病也传到了中国。从广州开始，经上海、北平，到四川，再到东北哈尔滨。当时中国的人口，被称有"四万万七千万"，大多数依靠中医医病。

如果有人把当时的西医服务区和中医服务区加以对比，我相信，中医服务区的患病比例和死亡比例，肯定不是最高的。原因就是，中国医学培养起来的防疫隔离意识，已经有一千多年的历史。而所谓西医，则没有能够在广大民众中培养起防疫隔离意识。

口罩与不同的医学环境

隔离，有个如何隔离的问题。戴口罩，是伍医生要求隔离的最重要的措施。这项措施，最初也得不到西医的响应。麦斯尼不响应，哈夫肯也不响应，以致伍医生在访问俄国医院时对于要不要戴口罩，还有点发怵。这里有一个问题，伍医生是如何决定要戴口罩的呢？麦斯尼和哈夫肯都不戴口罩，说明戴口罩不是西医的传统，至少在此以前还不是，否则麦斯尼和哈夫肯不会不戴口罩，也不会因为不戴口罩而死亡。那么，伍连德医生是如何想起来要戴口罩的呢？没人注意，更没人讨论。但是《鼠疫斗士——伍连德自传》一书上有这样一段记述：伍医生刚到疫区的时候，姚医生向他汇报情况，一面说这是肺部的瘟疫，一面说当时当地的防疫措施。除了收集尸体运到公共墓地埋葬之外，还有一项，就是要求所有参与防疫的人员，都要戴口罩。

> 所有的医务人员，包括医师、助手，还有杂役、消毒工和掘墓人都要求戴防护口罩。①

姚医生汇报了这个情况，但没说是他要求采取的措施。因为他更看重消毒剂的效果，比如焚烧硫磺和喷洒石炭酸。因此，戴口罩这项措施，应该是当时当地的防疫部门的要求。这是中国长期的医学传统，知道瘟疫有从口鼻传染的，而护住口鼻，或者在口鼻中施用某些药物，以阻断疫情，是传统的防护方法。但是传统中没有戴口罩的记载。戴口罩，应当是当时当地防疫部门为防止口鼻传染的新发明。如果有人考证出，这在世界上是首次大规模使用口罩，那就是中国医学传统对于世界医学的重要贡献。

然而伍连德医生发现，他们的口罩做得不规范，佩戴也不正规。

> 它或用现成的线织布片包以黑纱布制成，刚好遮住口鼻；或用一块外科手术用纱布衬上棉花盖住脸的下部。但是，通常戴防护口罩的方法都不对，没有遮住呼吸道入口，而只是挂在颈上，因而这些戴口罩的人依旧完全暴露在感染之中。②

这样简陋的口罩，只能是"土"得掉渣的发明。发明者是谁？不知道。但肯定是中国人，而且主要应该是那些土医生，也就是中医师。

不过，这些口罩实在不规范，于是伍连德医生加以改进，

---

① 伍连德：《鼠疫斗士——伍连德自传》（上），第 11 页。
② 同上。

自然也训练佩戴方法。虽然起初不被理解，但麦斯尼的死，使口罩广泛推广开来。而在口罩推广的过程中，似乎又是中国人特别积极。

> 或许慌乱之中，居民们反应过度了。在大街上几乎人人都戴上了这样或那样的口罩，虽然不是所有人戴口罩的方法都正确。……中国防疫组织推荐的简单的纱布口罩很快便推广开来。许多志愿者在家中赶制出数千个。①

哈尔滨居民对待口罩的态度，只能归结为中国古老的防疫传统，也就是中医培养起来的传统，所以才能很快就接受戴口罩这种隔离措施。

未解之谜

《鼠疫斗士——伍连德自传》一书写道，当时参与抗疫的有位叫顾喜浩的"民间草药医生"和他"仅有的配药助手贾凤石"。他们被雇用在接收感染了鼠疫的医院工作两个多月，至少亲手护理过 1 500 多名病人。工作期间，他们住在医院里一个小房间内，没有任何特殊防护，昼夜连续暴露在鼠疫病菌之中。他们忠于职守，从未离开，直到疫情消失，医院被付之一炬。这样的两个人，在四月底于沈阳召开的国际鼠疫大会上，受到了各类专家的极大关注。

> 他们的血清经过反复测试，但未见异常。②

---

① 伍连德：《鼠疫斗士——伍连德自传》(上)，第 11 页。
② 同上书，第 45 页。

后来，他们成为"研究者的人体实验志愿者"。至于他们被研究的结果怎么样，伍医生的书中没再写。很可能，他们两人的事迹，到现在，还是中医、西医共同的"未解之谜"。而类似的未解之谜还有多少，恐怕谁也说不清楚。这也是中医、西医都需要努力解决的问题。

而在这个未解之谜中，还有一个令人不解的，就是极大关注这两个人的各类专家，为什么只关注他们的血清，而不问问他们采取了什么措施没有？要知道，他们可是"民间草药医生"！

第七节
中医的前景和中华人民共和国的医疗卫生政策

中医、西医之所以发生论争，根本是因为西医，也就是西医在近现代有比较先进的医疗技术；其次是因为无论从社会需要还是医疗实践，西医都无法完全取代中医。如果西医的医疗技术不比中医先进，或者说相差不大，就不会有那么多的西医敢于要求废止中医，甚至得到当时国家医疗部门的支持。如果西医能够完全取代中医，就像西方近现代的天文数学完全取代中国传统的天文数学一样，中医抗争的人数再多，也没有用，也会被废止。因此，中国近现代史上中医和西医的论争，就是在西医确实比中医优越，但又不能完全取代中医的情况下发生的，而且至今也没有停息。

只是中医应"废医存药"的言论，仅仅止于一种思潮，已经没有了借助政治力量，诉诸国家法令的可能。至于中医方面，如何改进和发展自身，仍然是个重大的课题。

　　中医要求改进的呼声，可以从西方近代医学传入开始，也就是十九世纪中叶，鸦片战争前后。第一波提倡学习西医改进自己的中医师们，被称为"中西汇通派"。继汇通派之后，中医界又提出了"改变中医""中医科学化""创立新中医"等口号。一些有代表性的人物，也创造了颇具个人色彩的命题。比如主张中西汇通的唐宗海，提出"（中西）折衷归于一是"；朱沛文提出"华洋医学各有是非"；张锡纯主张"衷中参西"；恽铁樵则主张"吸收西医之长，与之化合，以产生新中医"。虽然主张略有差别，但是这些近现代著名中医师，"几乎全部致力于从中西医比较中取长补短，以求得中医发展"[①]。据《近代中西医论争史》的作者赵洪钧的估计，比较系统地论述中西汇通思想不下两百家，其中深思熟虑、言之有物的也有数十家。至于《中国医学通史》，在总结"中西医汇通的经验教训"时，则指出，近现代的中西汇通思想，"在学术思想上存在明显的崇古尊经思想，不同程度上束缚了他们的创新"[②]。也就是说，今后中医的发展，望新是主流，但念旧也难以消除。因此，关于要不要仍然坚持五行学说，中医的证候要不要安置在解剖学基础之上，如何处理中医的六淫病因说和细菌病因说的关系，中医和西医的病名要不要统一，等等，都存在着争论。这些争论的解决，关乎着中医的前景。然而历史是面镜子，以往的经验教

---

① 赵洪钧：《近代中西医论争史（修订版）》，第 220 页。

② 邓铁涛主编：《中国医学通史·近代卷·中医篇·近代中西医汇通之探索》，北京：人民卫生出版社，2000 年。

训，也是未来的指路明灯。本书的目的，就是想从非业内的角度，回顾中医的历史，为中医今后的前景，提出一点不足道的建议。至于现实中中医该怎么做，中华人民共和国的医疗卫生政策，早已有了明确的规定。这就是"中西医结合"。

中国共产党人在建立革命根据地时期，实行的就是中西医结合的政策。这一面是因为当时居统治地位的国民党政府，后来还有日本侵略者，掌握着几乎全部的西医资源。但更重要的，还是中医确实具有的疗效，有时甚至是在西医束手无策的情况下，中医发挥着作用。近来有不少理论文章和文艺作品，都披露陕甘根据地开明人士李鼎铭给毛泽东主席治愈关节炎的事。国民党那边的许多要人，虽然他们掌握着几乎全部的西医资源，但他们还是用中医治疗，并且确有成效。陆仲安医生用中医治愈胡适严重肾病的事实，于右任说他自己一生都是看中医吃中药，鲁迅先生自1925年之后也改变了对中医的态度，其原因也只有一个，那就是中医中药确实有疗效。

中华人民共和国成立以后，共产党领导的人民政府，在毛泽东主席的主持下，确定了中西医结合的医疗卫生政策。这个政策也得到了当时还健在的主张废止中医态度最为激烈的余岩医生的赞同。1950年10月，《医药世界》第5卷第1期发表余岩的《团结》一文，讲述他两次参加全国性的医疗卫生会议的见闻和感想。该文描述了会议上中医、西医团结的气氛，也讲到了中医组欢迎余岩去参与讨论。他把自己的感想归结为两个字，就是"团结"。

关于中西医结合、中西医团结的话题，毛泽东主席不止一次地提起，甚至要求严格推行。尽管中间也有曲折，但中西医要互相团结、互相学习，要结合起来，为中华人民共和国的医疗卫生事业服务，这个大势，在今后多少年的时间也不会改变了。至于如何结合，特别是中医面对日新月异的现代科学技术，如何改进提高自己，都是一个重大的时代课题，需要在长期的医疗实践中不断解决。

以屠呦呦为代表的科研团队，研制成青蒿素，代替了金鸡纳霜。这为中医中药赢得了荣誉，也为中医赢得了发展和振兴的契机。中医的前景，将有着更加光明的未来。

附　录

艰难的探索，不懈的努力

——中国古代医学防治瘟疫的历程①

中国古代把流行性传染病称为"疫病"，由于疫病多有发热症状，所以又被称为"温疫"或"瘟疫"。中国古代医学，也就是中医，为防治瘟疫，一直进行着艰苦的探索和不懈的努力。

一、频繁的疫病，严重的灾情

流行性传染病，先秦文献就多有记载。从汉代开始，记载逐渐详尽，今天读来，仍然触目惊心。

《后汉书·五行志》载，东汉疫情11次，多数发生在东汉末年。

《宋书·五行志》载，从曹魏黄初四年（223）到南朝刘宋大明四年（460），237年间，疫情23次，平均约10年一次。

《新唐书·五行志》载，唐代289年（618—907）间，疫情16次，多为"大疫"，18年一次。

《宋史·五行志》载，宋代319年（960—1279）间，疫情约38次，8年多一次。

---

① 原载《科学与无神论》2020年第3期。

《明史·五行志》载，明代 276 年（1368—1644）间，疫情约 27 次，约 10 年一次。

《清史稿·灾异志》载，清代顺治元年（1644）到同治十一年（1872），228 年，疫情 300 余次，发生在 95 年间。平均 3 年多一次，每年常常三四起。

每次疫情的死亡人数，少则数千，多则数万。最严重的一次发生在元兵进攻金朝当时的都城开封。《金史·哀宗本纪》载："汴京大疫，凡五十日，诸门出死者九十余万人……"而据《金史·后妃传》："大元兵围汴，加以大疫，汴城之民死者百余万……"

因此，有人说中国历史上"五年一小疫，十年一大疫"，大体是实情。

古人对待疫情的办法，基本上是两种：一种是借神驱鬼，一种是使用医药。

二、社会的神祇信仰和驱鬼传统

中华民族，和其他民族一样，在古代都相信神祇主宰着这个世界。中国古代信仰的天神称"神"，地神称"祇"，人死以后的神称"鬼"。那些作妖害人的邪神，也往往被称为"鬼"。

最高的神是"天"或称"上帝"。上帝最常用的名称是"昊天上帝"或"皇天上帝"。基督教的神，拉丁文是 Deus（音译陡斯），英文称"God"。利玛窦儒服传教，把 Deus 译为"上帝"，以致今天许多人认为，上帝是基督教的神。

认为鬼神是世界的主宰，人间发生的大事自然也与鬼神相关，而且神比鬼的力量大。从这样的观念出发，产生了请神驱除疫鬼的巫术——傩。至少在周代，傩就被列入国家正式的礼仪制度。《论语》记载，家乡人行傩礼时，孔子要穿上朝服，恭恭敬敬地站在自家台阶上。

据《后汉书》记载，皇宫中举行傩礼时，被称为"方相氏"的官员蒙上熊皮，用黄金做出四只眼睛，穿黑上衣，红下裳，手执戈、盾，率领十二人，都身穿野兽毛衣，头戴兽角，手持火把。再选一百二十名男童，全部黑衣红帽，每人一个拨浪鼓。数千士兵担任警卫。

仪式开始，方相氏和"十二兽"跳起驱除疫鬼的舞蹈，宦官领唱，男童和声。唱词的意思是：命令伯奇、强梁两位凶神，吃掉各种疫鬼。唱词最后是（译文）："节解你的肉，抽你的肺肠，你要跑得慢，就是我的粮。"最后由守卫的士兵把火把丢进洛河，就是赶走了疫鬼。

傩礼举行时，皇帝和文武百官要在皇宫前殿观礼。各级官府也要画上专门驱鬼的神荼、郁垒二神的画像，设置桃木、苇索等驱除疫鬼的工具，还要画上老虎、熊等被认为可以吃掉疫鬼的猛兽，共同参加仪式。后世所谓"新桃换旧符"的春节民俗，就是由此而来。而神荼、郁垒两位门神，其主要作用，不是防止盗贼，而是防备疫鬼。

驱除疫鬼的巫术，不止一种，统称"禳除"。据元末谢应芳的《辨惑编》和《龟巢稿》记载，当时民间曾把唐代抗击安禄山叛乱的将军张巡，认作可驱除疫鬼的"疫疠之神"，造成青面獠牙的凶恶样子，抬着游行。至于历代民间各种驱疫的小巫术，则不胜枚举。

然而流行广泛的大疫，就未必是小疫鬼作祟，而往往认为是上帝降下的灾祸。

三、天降灾祸是因为人事不修的信仰

先秦时期，人们认为瘟疫只是山野、河边的小鬼怪作祟，所以借助山川之神来驱除它们：

> 山川之神，则水旱疠疫之灾，于是乎禜之。日月星辰之神，则雪霜风雨之不时，于是乎禜之。(《左传·昭公元年》)

这就是说，风雨雪霜是天上下来的，如果造成灾害，由日月星辰之神驱除。水旱和瘟疫之类，是地上生的，所以由山川之神驱除。上面引文曾被广泛引用，作为对付此类灾害的神学指南。

从汉代开始，人们认为，瘟疫的发生，是由于人类自身的过错，招致了上帝的不满。其理论，首先见于《礼记·月令》：

> 孟春……行秋令，则其民大疫……
>
> 季春……行夏令，则民多疾疫……
>
> 仲冬……（如有土功作业）民必疾疫。

汉代独尊儒术，认为儒经中最重要的是《春秋》。解释《春秋》的权威，是《春秋公羊传》。精通《春秋公羊传》的儒者，是董仲舒。据《春秋》记载，鲁庄公二十年，"齐大灾"。《公羊传》解释说，大灾，就是"民疾疫"。民疾疫的原因，董仲舒认为，乃是因为齐国的君主，齐襄公、齐桓公，都"淫乱"不轨，导致上帝惩罚。

对待上帝惩罚的措施，通常是皇帝下诏"求直谏"，即邀请臣民批评自己，并且"损膳减乐"，即减少食物数量，少听音乐；"议狱详刑"，即审查案件等以改进政治以及救济灾民等。

汉元帝初元元年，即公元前48年，发生瘟疫，甚至要求大臣们也都"损膳减乐"，其目的是"上答天谴"，即回应上帝的批评和惩罚。

东汉延光四年，即公元125年，冬天，京城洛阳瘟疫大流行。第二年，著名的古代科学家张衡"上封事"。他认为瘟疫的原因，第一是安帝在当年二月外出视察，死在路上，臣子们秘不发丧，没有正确处理安帝的丧事。第二是安帝六月被埋葬以后，冬至前后又打开陵墓，"发冢移尸"。根据《礼记·月令》所载，仲冬进行土功作业，"民必疾疫"。这两件大事，引起了上帝的不满："天地明察，降祸见灾，乃其理也。"解救的办法，就是要大臣们讨论如何改进政治，以"取媚神祇"（刘昭《后汉书注·五行志》）。

汉代朝廷的做法，是后世的榜样。虽细节不尽相同，但认为瘟疫是上天所降的灾祸，皇帝应该改进政治以答复上帝的批评和惩罚，其思想则完全一致。

就在这样的神学气氛之中，中国古代医学，也就是中医，艰难地探索着治病的方法，包括对抗瘟疫的方法。

四、医是医，巫是巫

在介绍中医探索防治瘟疫的历程之前，必须首先讲讲中医和巫术的关系。这个关系可以归结为以下结论：医是医，巫是巫。医曾经混于巫，但医不源于巫。

长期以来，学术界流传着一句话：医源于巫。证据之一，是《山海经》中，巫师掌管医药：

> 大荒之中……有灵山，巫咸、巫即、巫肦、巫彭、巫姑、巫真、巫礼、巫抵、巫谢、巫罗，十巫从此升降，百药爰在。(《山海经·大荒西经》)

第二条是《论语·子路》，孔子援引南方人的话说："人而无恒，不可以作巫医。"

然而，这两条都只能说明，在古代，巫师往往兼做医生，而不能说明医学就是源于巫术。因为在古代，任何科学门类，几乎都掌握在巫师，或者用一个更普遍的词——神职人员手里。其中最典型的，就是天文学。无论是古代中国还是西方，几乎所有的天文学家，同时都是占星家，包括身处近代世界门口的天文学家第谷。

其他科学门类，也差不了多少。不仅古代，即使近代，甚至当代，用生物学证明神创论或变形神创论的，用物理学手段证明灵魂存在、降神术的，不乏其人。就在二十世纪后期国际性的特异功能运动中，相信并为之鼓吹的科学家，不少还是"泰山北斗"型的人物。近年来，各种媒体上也不断披露，不少实验科学家相信，是某些不相干的小事件，比如门上是不是贴了什么小纸条等，影响了实验的成败。类似的信仰积累起来，就是典型的巫术。

至于古代社会，在宗教神学观念作为社会生活总的理论的时代，不仅科学，一切政治、经济、文化的活动，都无法摆脱神学的控制和纠缠。然而，宗教仍然是宗教，科学仍然是科学。中国传统医学，也是如此。

有人考察了中国古代医学的演变。起初写作"毉"，后来写作"醫"，以此证明医源于巫。其实，这只能说明，医学曾经混于巫，而且后来摆脱了巫术的控制。

《山海经》不仅记载了十名巫师从灵山上下去采药，更记载了数十项病名，如瘕疾、聋、肿疾、蛊、疥、心痛、疠、虫、胕（浮肿）、瘿、瘅、疣、疽、忧、风、嗌痛、痹（痴）、喝（中热）、腹痛、狂、呕、疫疾、疟、白癣、瘾（瘘）、痔等。每种病名，都有相应的治疗药物。这才是医学的真正起源。

五、医疗实践是医学的真正起源

医疗实践是医学的真正起源，也是中国古代医学即中医的真正起源。

从历史考察可知，许多动物，特别是高级动物，就懂得一些医疗知识。类人猿进化为人类，寻求医疗的愿望，应当更为自觉。《山海经》中的病名和相应的药物名，就是中国人最早的医疗知识，也是中国传统医学的真正源泉。而"神农尝百草"、伊尹制汤药等，则是早期中国人自觉寻求医疗知识的英雄故事。

周代，中医已经有了分科。据《周礼》记载，中医和巫，已经明确分开。据《左传》等所载，鬼神致病说在许多情况下遭到了否定。而据《史记·扁鹊仓公列传》记载，当时的名医扁鹊明确地把"信巫不信医"作为疾病致死的原因之一。这样的主张后来被载入《黄帝内经》：

> 拘于鬼神者，不可与言至德。（《黄帝内经·素问·五脏别论》）

这是中医摆脱鬼神观念的严正声明，也是中医从鬼神观念控制下寻求独立的标志性事件。

至少从东汉时代开始，当时的国家政权，遇到瘟疫，不仅要检讨自己什么地方违背了天意，同时也懂得，必须用医疗手段对付疫情。《后汉书·安帝纪》载：元初六年（119），"夏四月，会稽大疫，遣光禄大夫将太医循行疾病，赐棺木"。汉桓帝元嘉元年（151），"春正月，京师疾疫，使光禄大夫将医药按行"（《后汉书·桓帝纪》）。汉灵帝熹平二年（173），"春正月，大疫，使使者巡行致医药"（《后汉书·灵帝纪》）。从此以后，每逢瘟疫流行，朝廷派员"致医药""给医药"的记载，逐渐成为中国封建政权的常规措施。

这是中国古代医学为自己争取的日益增大的生存空间。就在这样的空间中，中国古代的医学家艰难地探索着治疗瘟疫的方法。

六、瘟疫催生的医学进步

春秋战国时期，已经产生了一系列中医著作。这些著作后来被整理成《黄帝内经》。东汉末年，瘟疫流行，催生出中医"临床医学鼻祖"张仲景的名著《伤寒论》。

张仲景，名机，东汉末年人，曾做过长沙太守。据《名医录》载："（张氏）宗族二百余口，建安纪年以来，未及十稔，死者三之二，而伤寒居其七。乃著论二十二篇。"也就是说，张仲景做医生，与当时的瘟疫流行有直接关系。《伤寒论》中的"麻杏石甘汤"，即由麻黄、杏仁、石膏、甘草四味药组合的汤剂，其他方剂，也为历代防治瘟疫的医家所重视。

张仲景以后，从葛洪的《肘后备急方》到唐代孙思邈的《千金要方》，医学家们不断探索着预防、治疗瘟疫的方法。孙思邈的《千金要方》和王焘的《外台秘要方》，都正式把"转相染着乃至灭门"的"温疫"作为一类特殊的疾病，制定了预防、治疗和防止传染的药方。到宋代，名医庞安时的《伤寒总病论》，其卷五中的《辟温疫论》，试图为这类疾病创立专门的理论。

明代末年，瘟疫流行，医生吴有性在治疗的过程中，有了一系列新的发现。他把自己的发现写成书，命名《瘟疫论》。这是中医历史上第一部瘟疫专著，并且正式把以往的"温疫"定性为"瘟疫"。该书详细描述了瘟疫的发病特征和发病原因，讨论了不同于以往的治疗方法。《四库全书总目提要》评论道：

> （该书）以四时不正之气发为瘟疫，其病与伤寒相似而迥殊，古书未能分别，乃著论以发明之。……（从此以后）瘟疫一证，始有绳墨之可守，亦可谓有功于世矣。

到了清代，《瘟疫论》被它的崇拜者注释、传播，同时也出现了一系列防治瘟疫的著作，出现了以治疗瘟疫著名的名医叶桂等人。瘟疫，成为中国传统医学中独立的病类，得到了专门的研究和重视。

七、不断加深对瘟疫的认识

从《左传》记载的秦国叫"和"的医生议论晋平公的病因开始，中国传统医学对于疾病的成因，逐渐形成了所谓"七情六淫"说。即"喜怒忧思悲恐惊"或"喜怒哀惧爱恶欲"七种感情因素和"风寒暑湿燥火"六种气候因素。《黄帝内经》多次强调，六种气候因素之中，风，最为重要。但是张仲景发现，寒，才最重要，所以他的著作定名为《伤寒论》。

在只能依靠感官诊病的时代，把病因归结为感情和气候因素，而不认为是鬼神，乃是最先进的科学理论。

然而张仲景发现，有一种温病，似乎不是通常所说的气候因素：

> 以伤寒为毒者，以其最成杀厉之气也。中而即病者，名曰伤寒。不即病者，寒毒藏于肌肤，至春变为温病，至夏变为暑病。暑病者，热极重于温也。是以辛苦之人，春夏多温热病者，皆由冬时触寒所致，非时行之气也。(《伤寒论》卷二《伤寒例》)

所谓"时行之气"，乃是不正常的气候因素："春时应暖而反大寒，夏时应热而反大凉……此则时行之气也。"但是使人得"温虐"或"温疫"的，不是这种"时行之气"，而是一种"异气"：

> 若更感异气变为他病者，当依旧坏证病而治之。……重感于寒者变为温疟。……更遇温热变为温毒，温毒为病最重也。……更遇温气变为温疫。(《伤寒论》卷二《伤寒例》)

这是中国医学史上第一次称这种病为"温疫"。

张仲景关于"时行之气"的论述，多被后世医学著作引用。不少人也似乎发现，导致温疫的原因，不是气候因素，而是另外一种气。

葛洪《肘后备急方》卷二认为：瘟疫是"其年岁中有疠气……名为温病"。宋代名医庞安时，在《伤寒总病论》卷五

《天行温病论》中也发现："冬温之毒，与伤寒大异。"元末明初，王履作《医经溯洄集》也发现，伤寒是由于"感寒"，温病则是由于"异气"。

然而，这些医学家都未能对"疠气"或者"异气"多说些什么，突破性的进展是明朝末年吴有性的发现。

八、瘟疫理论的突破及其艰难进程

崇祯十四年辛巳，也就是1641年，河北、山东、浙江等省，同时瘟疫大流行。用治伤寒病的方法治疗，没有效果。于是，吴有性"推求病源"（《四库全书总目提要·〈瘟疫论〉提要》），有了新的发现。他发现，导致瘟疫的原因，不是传统所说的气候因素，而是一种"杂气"，或者称为"疠气""戾气"。这种杂气，"非寒、非暑、非暖、非凉，亦非四时交错之气"，而是气候之外的一种气。这种气，有如下特点：

1. 杂气不在"六淫"或五运六气之内；
2. 无论老少强弱，碰到它就得病；
3. 杂气致病不是先侵犯皮肤，然后由表及里，而是从口鼻而入；
4. 侵犯的部位，内不在脏腑，外不在经络。"去表不远，附近于胃。乃表里之分界，是为半表半里，即《针经》所谓横连膜原是也"；
5. 杂气致病，有的中之则发，有的要等机会。比如遇"饥饱劳碌，忧思气怒，正气被伤"才发作；
6. 杂气所致之病不同于伤寒，伤寒发热而恶寒，此病只热而不恶寒，和疟相似，但疟不传胃；

7. 伤寒有感冒风寒的外因，杂气所致之病为"时疫"，无感冒风寒的外因；

8. 杂气所致之病会传染；

9. 杂气所致之病还能不治自愈，医学往往因此冒功；

10. 杂气虽说也是天地之气，实则是方土之气，它从地上升起；

11. 有某种杂气，就有某种疾病；

12. 动物病，如牛瘟、猪瘟，也是杂气所致，有时猪病而牛不病，可知它们感染的气也不同；

13. 传统的汗、下、吐三法治不好杂气所致之病。

吴有性描述的杂气致病的种种特点，即使放在当代的医学著作中，也几乎是无可挑剔的。

这是对传统医学理论的根本突破，也是中华新医学的曙光。可惜的是，这道曙光没有得到它发扬光大所需要的外部条件。

九、曙光的暗淡和回归经典

吴有性的《瘟疫论》在清代曾得到热烈的追捧。

康熙年间，医生戴天章著《广瘟疫论》。他认为，《瘟疫论》"贯穿古今"，"独辟鸿蒙"。他的著作，就是要发展吴有性的学说。

乾隆年间，杨璇著《伤寒瘟疫条辨》，说前代医家"无人不以温病为伤寒"，因而"混淆不清，贻害无穷"。吴有性的论述是"开天辟地之宝符",解决了"千古疑案"。

著名儒者卢文弨、庄存与都为杨璇作序,批评以往的瘟疫理论是"一盲引众盲,相将入火坑"。

然而,历史没有给吴有性的《瘟疫论》以合适的发展环境。

明朝灭亡,清兵入关。明朝遗民反思亡国之痛,认为根源在于没有认真遵照儒家的经典行事。清朝新贵们批评明代儒学:"经学非汉唐之精专,性理袭宋元之糟粕。"(《明史·儒林传》)其共同倾向,是要求"回到六经";认为精通了儒经,就可以治国平天下,不至于遭受像宋明那样的亡国之痛。于是,一门被称为"汉学"的学术发展起来。汉学要求逐字逐句地弄通儒经,带动了一门被称为"训诂""考据"的学问也发展起来。

与清代大环境的尊经思潮相适应,《黄帝内经》等医学经典则在医学界得到了新的尊崇。吴有性虽然有不少"粉丝",但只是少数甚至个别人物是医学界的。吴有性明确写明的"瘟疫",又多被改写为"温疫",其发病原因重新被纳入所谓"七情六淫"的框架之内。

此外,吴有性的《瘟疫论》未能发扬光大,也有学术上的原因。因为他说不清楚"异气"究竟是什么东西。中国当时没有显微镜。说瘟疫不同于伤寒,那么,该怎么治疗呢?吴有性开出的药方,也还是中草药的组合,和以往的治疗方法,无法显示出根本的区别。

中国传统医学的新的曙光,在乾隆时代以后,就逐渐暗淡下去了。

那么,如果从张仲景算起,中国医学家一千多年间探讨瘟疫的病因和治疗的努力都白费了吗?当然不是。

十、张仲景以来古代的抗疫成果

首先，瘟病学作为一个新的学科，已经在清代医学中站稳了脚跟，不断出现防治瘟疫的专著和名医。清代初年，名医叶桂（天士）的治疗经验被总结成《临证指南医案》。书中明确指出："疫疠一症，都从口鼻而入。……非比伤寒。"治疗方法，在"清解之中，必佐芳香宣窍逐秽"。这里显然有着吴有性《瘟疫论》的影响。

其次，叶桂以后，除了发扬吴有性《瘟疫论》思想的医学著作以外，还出现了一系列防治瘟疫的专著和名医。其中较有代表性的，有吴瑭的《温病条辨》、王士雄的《温热经纬》等。这些著作，尽管总体上不像吴有性那样基本否定气候病因说，但都一致承认，瘟疫的病因，和伤寒有着根本不同。治疗上，自然也应和伤寒不同。

中国传统医学防治瘟疫的成果，可以归结以下几项：

1. 认识到瘟疫的病因不是气候因素，而是一种"异气"；
2. 异气不止一种；
3. 瘟疫可以传染；
4. 传染需要隔断；
5. 事先应做好预防；
6. 治疗方法必须不同于治疗伤寒；
7. 发明了一系列预防、阻断和治疗的药物与方法。

预防、隔断的方法之一，就是往鼻孔里滴入某种液体或吹进某种粉末。在这个方法里，就包含着中医预防天花的"人痘接种术"。

这些成果，在中国近现代，许多已经成为人们对付瘟疫的常识。

十一、传统抗疫治疗的赞歌

唐代及其以前，虽然每逢瘟疫流行，国家会派医生用药物治疗，但效果如何，几乎没有记载。宋代开始，正史虽然常有遣医抗疫的记载，但效果如何，正史似乎仍然不大注意。只是在一些文人的文集中，偶尔能见到医药抗疫效果的记述。

宋代陈渊《默堂集》卷二一：陈伯瑜晚年所居，离城市较远。当地人有病，多求巫祝。为此，他储备"金石草木之可以疗疾者，依古方和之，散以予民"，"当疬疫并兴，公前后所全活甚众"。

朱熹《晦庵集》卷九十一：翁某"出为江南东路安抚司……当涂涝疫，君……拯疗极力，全活甚众"，卷九十五：张浚做统帅，值"疮痍之余，重以疫疠。……公亲为分课医工，置历诊候。自帅司给药饵及它费……全活甚众"。

真德秀《西山文集》卷四四：叶某到安仁县任职，当地"番俗杂吴楚之旧，春夏疫作，率惟巫是听"。他"选医往视，随其证以疗。或扶病来告，则亲问而药之"，"全活甚众"。

元代吴澄《吴文正集》卷八十五：王进德"每遇疫疠，市善药，命良医，家至户到，随证治疗。……全活甚众"。

杨翮《王氏恤灾诗序》记：某年春，从河北到淮汉，皆大饥疫。王氏"辟大屋一区，贾良药其中剂之，畀来告疾之人。且日遣精谨而勤者数辈，杂出访病者。……全活甚众"。

明代，周王朱橚《普济方》卷一五一、王肯堂《证治准绳》卷八、张介宾《景岳全书》卷四十七等医书均记载：金泰和二年（1202）四月，"民多疫疠。初增寒体重，次传头面肿盛，目不能开。上喘咽喉不利，舌干口燥，俗云大头"。李杲发明"普济消毒饮子"治疗，"全活甚众"。

吴宽《家藏集》卷三三：某年淮南大疫，"有往施紫苏汤者，全活甚众"。

顾璘《息园存稿文》：火城"值江淮疫疠，乃合良药施诸病者，全活甚众"。

王世贞《弇州续稿》卷七六：某年"大饥疫"，冯氏"煮粥南禅寺哺饥者，剂药以治疫者，所全活甚众"。卷九二：处士翁君，某年"大疫，复捐橐施药于要祠，而以名医主之，所全活甚众"。卷一一九：浙江按察副使张公，某年"疫大作，公选医授方而治之，全活甚众"。

上述记载，由于多是为亲故所写，难免有所谓溢美之词，但也没有理由认为他们全是谎话。而且共同赞扬医药，否定巫祝，至少可以说明：第一，在他们的心目中，医和巫，已经泾渭分明；第二，中国传统医药是可以治疗疾病，也可以治疗瘟疫的。

然而药方的发明和治疗的过程，也是充满了曲折甚至艰险。

十二、检验、改进的曲折历程

中医药方的创制，当然包括防治瘟疫的药方，不仅有创制者的实践经验和殚精竭虑，而且一定要在医疗的实践中接受检验。药方的流传过程，既是药方被检验的过程，也是药方不断改进或重新创制的过程。其案例之一，就是前文介绍的"普济消毒饮子"。

金泰和二年，济源县瘟疫流行时，名医李杲当时是该县的税务官。这种病俗称"大头瘟"，县丞李某被感染了。某医生按照传统办法，用张仲景治疗头痛的"承气汤"加板蓝根治疗，这本是有效的药方，但这次无效了。于是找到了李杲。李杲认为："此邪热客于心肺间，上攻头目，面为肿盛。以承气汤下之，泻胃中之实热，是诛罚无过。"于是，他用黄芩、黄连等"泻心肺间热"，用橘红、玄参等"泻火补气"，用连翘、鼠粘子等"散肿消毒定喘"。由于医好了县丞的病，他的药方被刻在碑上，长久流传。

在抗击瘟疫的过程中，争论最多的药方之一，是苏东坡的"圣散子"方。苏东坡说，方子得自巢某。他任黄州太守时，"连岁大疫，所全活者不可胜数"（《苏沈良方》卷三）。苏氏朋友名医庞安时，把此方收入所著《伤寒总病论》。后来又被收入由北宋国家政权组织编写的医书《太平惠民和剂局方》。苏轼的弟弟苏辙，也曾在筠州一带用"圣散子"方对抗瘟疫，"所活甚众"（《江西通志》卷六十）。但是后来，医生陈言却大力抨击"圣散子"方，说是辛未年间（1151 或 1211），永嘉地方发生瘟疫，用"圣散子"方治疗的，"被害者不可胜数"（陈言《三因极一病症方论》卷六）。究其原因，陈言认为，"圣散子"方对付的是"寒疫"，而永嘉流行的，是瘟疫。不加分辨，自然要出问题。

关于"圣散子"方的争论，一直持续到清代。比较一致的结论是，"圣散子"方不可一概否定，但要分辨病情。

关于承气汤和"圣散子"方的争论，不过是中国古代医学界争论的一个例子。像一切科学领域一样，中国传统医学界的争论，从未间断。至少从金元时代开始，古代的药方可不可以治疗现时的疾病，就发生了数百年的争论。

鲁迅先生慨叹煤的形成，说当初那么多的树木，形成的仅仅是一小块。科学，包括中国传统医学的进步，也是这样。许多心血和生命，换来的，可能仅仅是一个药方、一项治法。

十三、强烈的愿望和不成功的预测

预测未来，可以说是人类的类似本能的愿望。古代依靠占卜和神谕，现在我们依靠科学。从某种意义上说，任何科学，都具有预测的功能。所谓"温故知新"，"数往知来"，都是说，研究过去和现在的事情，可以预测将来。在医学，人们也具有这样的愿望。

数年以来的疫情，似乎有规律变化的气候，好像都在告诉人们，疾病在时间中的发生，似乎有一种规律存在。于是，在汉代，人们创造了一种预测气候和疾病发生的学说——五运六气说。

宋代人考证，五运六气说原来不是《黄帝内经》的内容。唐代，王冰把所谓"七大论"补入《黄帝内经》，五运六气说就成为传统医学的有机组成部分。到宋代，甚至出现"不明五运六气，检遍方书何济"的格言。国家组织的医学考试，五运六气说是必考内容。

所谓"五运"，就是金木水火土五行之气的运行。"六气"，就是导致疾病发生的六淫之气：风寒暑湿燥火。五行和六气逐年的循环变化，决定着每年的气候，也决定着每年的发病情况，当然也决定着每年的疫情。这就是五运六气说的基本思想。

当王冰把七篇大论补入《黄帝内经》的时候，似乎觉得五运六气说不大靠谱。因为各地的风雨旱涝，并不均匀。于是，他把气候从南到北、从东到西各分为三段，甚至还顾及高山和平地的不同，以说明气候的差别。但是宋代的医学家并不理会王冰的修正，仍然原原本本地按照七篇大论，进行着他们的医学预测。

预测往往不如人意，于是沈括告诫说，气候有正常的情况，也有不正常的情况，必须灵活运用。然而，照本宣科容易，一旦灵活，可就没了边界。于是，著名的理学创始人程颐认为，每年各地的气候不同，五运六气说无法预测。

到了南宋，医生史堪，字载之，著《史载之方》，认为五运六气预测病情是无效的。他认为，人体的气也就是天地之气。所谓五运六气指的是人体之气的变化，与天地之气，也就是气候变迁，没有关系。史堪的理论到了金元时代，医学家从刘完素开始，把气候意义上的五运六气转变为对人体中五运六气关系的研究，开创了一代新的医风。

到了明代，缪希雍的《神农本草经疏》和张倬的《伤寒兼证析义》，都认为五运六气说与医道无关。从此以后，真正相信五运六气说并用它来预测气候和病情的，就很少了。

科学在发展中，不断产生着新的学说，也不断否定着旧的学说。中国传统医学，也经历着同样的过程。

十四、中医和鬼神说的诀别

《黄帝内经》虽然告诫医生，医病不可"拘于鬼神"。但人为什么做梦，中国古代的科学和哲学，都弄不清楚；当时世界上的其他民族，从古希腊文化到所谓古希伯来文化，也都弄不清楚。或者说，都认为人的灵魂是个独立的东西，它可以脱离人体而自由活动。所以人死以后，它还能独立存在。

中国医学也接受了这样一种观念，并且由此发展出了一种新的治疗方法：咒禁术。这是一种巫术。唐代，咒禁术还被正式列为国家承认的医学学科。

咒禁术起初主要是用来对付精神障碍类疾病，后来扩大到其他领域。包括名医孙思邈的著作、李时珍的《本草纲目》，都有咒禁术的内容。

然而也正是从唐代开始，文献中抨击所谓巫师求神无效、赞颂医药治疗的文字也增多起来。从宋代开始，宫廷中方相氏驱鬼的傩礼也不再实行了。《宋史·方技传》一面认为"圣人欲斯民趋安而避危，则巫医不可废也"，一面认为"后世占候、测验、厌禳、荣禬，至于兵家遁甲、风角、鸟占，与夫方士修炼、吐纳、导引、黄白、房中，一切恚蒿妖诞之说，皆以巫医为宗。汉以来，司马迁、刘歆又亟称焉。然而历代之君臣，一惑于其言，害于而国，凶于而家，靡不有之"。这可以说是一篇义正词严地讨伐巫医的誓词。而在上述那些颂扬医药治疗瘟疫的文字中，往往同时抨击巫祝之类。中国传统医学，对巫术的排斥，可以说一代比一代强烈。

到了清代，名医徐大椿著《医学源流论》，上卷有《病有鬼神论》，下卷有《祝由科论》。《病有鬼神论》证明，鬼神也是致病的原因之一，不可否认。《祝由科论》则认为，虽然"祝由"之术载于《黄帝内经》，但那是"古法"，"今已不传"。至于近代的那些巫祝之类，"间有小效，而病之大者，全不见功"。

两千年前，有人说信巫不能治病，说明当时医生信巫的众多；两千年后，却要为鬼神致病进行论证，说明相信鬼神致病的医生越来越少了。巫祝医病，载于经典，然而却说此法失传，说现在的巫祝几乎无效，这也是对两千年来医学实践的总结。两条合一，中国传统医学中的鬼神巫祝因素，是越来越淡薄了。

尾 语

清朝末年，西方医学传入中国。准确地说，是近代医学从西方传入中国。所谓"西医"，实际是现代医。

现代医借助显微镜和其他仪器，看清了中国传统医学所说的"异气"，乃是病菌或病毒，并且发明药物来对付它们。现代医依赖解剖，看清了人体的结构，因而能够实施精准的治疗。

那么，既然有了先进的手段，或者说是先进的武器，为什么还要保留传统的医疗手段呢？如同既然有了飞机大炮，还需要大刀长矛吗？

实践证明，人体和医学的复杂性，远非其他科学技术门类可比。迄今为止，从国家层面到普通老百姓，之所以还相信中医，并不是盲目信奉，而是从医疗实践中发现，中医不仅能够补充现代医顾及不到的地方，而且能在现代医可以顾及的地方，发挥自己独特的作用。

中国人民的革命事业胜利以后，中国古代医学不仅从现代医学中汲取了新的技术手段，也汲取了新的理论和方法。而在所谓"中西之争"的问题上，应该相信的，只能是医疗实践的疗效。"实践是检验真理的唯一标准"，也是认识真理和发展真理的唯一途径。医疗实践的结果，也是真正的科学成果。

中国传统医学将为人类的健康事业做出更大贡献！

科学与科学观
——中国科学史·导言（摘选）

一、什么是科学

目前关于科学的定义，据说是数以百计。据笔者所知，处于两个极端的，大约有两种。一种认为，只有从一个或少数几个基本原理出发，逻辑地推出一系列定理或判断的知识系统，才是科学。甚至认为这些原理或者定理，都必须能够用数学方式加以表示。其标本，就是欧几里得的《几何学》。依照这个标准，不仅中国古代没有科学，即使在古希腊，符合这个标准的科学，大约也只有欧氏的几何学。亚里士多德到托勒密的天文学，亚氏本人的《动物学》，都难以符合标准。因为直到现在，天文学和生物学的许多内容，还必须依靠经验的观察。其所含知识之间，也未必都能组成一个逻辑系统。

实际上，这样严格的定义主要不是说古希腊如何如何，而是为了要说明，只有像近代以牛顿为代表的那样的学科，才是科学。其他的，都难以称为科学，最多也就是经验而已。经验，仅仅是一些没有系统的知识的堆集，因而未必正确。

这样的科学观暗自包含着这样的前提：科学所提供的知识

都是正确的，而这些正确的知识之间都是有严密逻辑相联结的。凡是不能用严密逻辑联结的知识，很难保证是正确的。

把这样的科学观打开缺口的，是以爱因斯坦为代表的新物理学。相对论和量子论的出现，使以牛顿为代表的物理学原理仅仅在宏观情况下才是正确的，因而并不是放之四海而皆准的知识。与此相伴，欧氏几何的真理性也打了折扣。在曲面条件下，两点间并不是直线最近。这样，被认为正确的科学知识，原来仅仅在一定范围内才是正确的。新物理学曾经使不少传统的物理学家惊惶失措，而伴随着新物理学所带来的新科学观，给学术界所带来的震动，并不亚于物理学本身。

牛顿科学并不是完全正确的，这就不由人不想起被牛顿科学推翻的亚里士多德的物理学。物体只有被推才能运动，重物体比轻物体下落得快，太阳是绕着地球转的，在当时人类的实践范围内，也都是正确的知识。甚至燃素论，在一定程度上也可以说是正确的，因为它至少说出了可燃物是因为含有可以燃烧的东西。因为直到现在，维生素的得名，也不过仅仅说出了其中含有可以维持生命的东西。

如果再往上推，则可以推到人类刚刚诞生的时期。这个东西是可以吃的，那种野兽是危险的，用木棒对付野兽要胜于徒手，用打碎的石头的尖锋挖掘比手好使，如此等等，就是人类最早的正确知识。这些知识，是科学的源头。因此有人得出结论，一切确切的知识，比如"花是红的""草是绿的"等，就是科学。这是另一极端的关于科学的定义。这样的定义，也不能说是错误的，因为除了把"花是红的"之类的知识归入科学之外，还没有其他更好的归宿。

这样，我们就有了一个科学知识发展的序列，也是一部科学发展的历史：从最简单的确切知识到最复杂的知识系统。虽然正确的程度有区别，但在一定范围内都是正确的知识，则没有区别。至于知识系统化的程度，也是随时代发展而发展。当人类刚刚脱离动物界的时候，其知识是否有什么系统，是个不易回答的问题。但在我们视野可及的范围内，在有文字记载的历史区间内，人类的知识，也都有了某种系统。只是系统化的程度有别，逻辑严密的程度有别而已。

用这样的科学观看待中国古代的知识状况，我们完全有理由说，中国古代是有科学的。

二、"科学"概念和科学观

"科学"在英文中是 science，德语是 wissenschaft，法文是 scientin，均来源于拉丁文 scientia，词根为 scio，其本义是"知识""学问"。"科学"的希腊文是 επιστήμη，从动词 επίσταμαι 产生，本义为"知道"。但古代的这些知识、学问，从后人的眼光看来，未必就是正确的。甚至根本难以列入今天被称为"科学"的知识的范畴。比如在印度，所谓知识，就是"吠陀"。对我们今天来说，吠陀只能归入宗教或者神话传说之类，但在古人的眼里，这就是他们的知识，而且被认为是真理，是最正确的知识。至于其他民族所说的知识，虽然未必把今天看来不过是神话的东西都包括在内，但并不区分是自然界的知识还是社会方面的知识，则是普遍现象。所以迄今为止，科学这个概念，在不少文字中，还是既指关于自然界的知识，也指关于人类社会领域的知识。而俄国或苏联所建立的科学院，就既包括了自然科学各个领域的研究所，也包括社会科学或者被称之为人文科学的研究所，至今仍然如此。我国的科学院，起初也是自然科学和社会科学在一起的。两者的分离是二十世纪八十年代初期的事。

科学这个概念演变的历史，也是一部浓缩了的人类科学史。它说明，科学，作为知识或者学问，起初包含着各种各样的知识，其中正确和错误并存，精华和糟粕共生。科学史，应该如实地描述科学的这个发展过程，展示人类认识世界的轨迹，以给后人经验和教训，榜样和警示。

相对论、量子论诞生一百多年以来，人们的科学观念已经有了巨大的变化，已经不再把科学等于正确，也不再把它看作真理的化身。人们知道，今天的科学成果，也可能包含着我们尚未觉察的错误，或者仅仅在一定范围内才是正确的。因此不可认为我们已经穷尽了真理，而应该谦虚谨慎，兢兢业业，把人类认识世界的事业继续推向前进。然而在如何看待科学的历史方面，某些人却仍然认为，古代，至少在中国古代，是没有科学的。从理论上说，这是不彻底的现代科学观。

这种科学观的形成，在牛顿时代，或者在那个时代以后不久。在那个时代，基督教教会认为，他们自己掌握着绝对的真理，不仅上帝，而且教皇，是没有过错的。因此，那些和基督教教会认定的教条不一样的学说，肯定是谬误。在反对基督教的十八世纪法国唯物主义哲学家看来，恰恰相反，只有他们才发现了真理，那些传教的和信教的，不是骗子，就是傻子。当哥白尼、伽利略到牛顿的科学发现被证明为真理，并且冠以"科学"称号的时候，此前被基督教教会认定的学说自然被视为非科学的，至少是够不上科学的资格。而当人们把中国古代所掌握的知识和欧洲相比较的时候，就会发现中国古代所掌握的，以天文、数学为代表的知识，甚至还不如中世纪后期的基督教教会。因此，接受了近代科学的人们，无论是欧洲人还是中国人，都认为中国古代无科学，也就不是什么奇怪的事。虽然一百多年以前有位伟人就说过，我们今天的知识中所包含的谬误可能比真理还要多。然而直到又过了一百多年，在相对论、量子论出来以后诞生的所谓科学哲学家们，才达成了这样一种共识：科学，是一个不断变换着思维方式的人类的认识活动，这个活动的结果，尽管被人们普遍接受，但并不都是正确的。至于要人们普遍认为科学是一个不断发展的认识过程，就像人们普遍接受了地球是圆（球形）的，是围绕太阳旋转的那样，就更加困难。

人们在考察"science"这个词的来源的时候，知道它源于拉丁语，而且在 science 出现以前，中世纪就有了同义的 scientia。那么，假如当时没有 scientia，也就是没有科学这种东西，又如何能出现 scientia 这样的词汇和概念呢！我们只能说，当时的 scientia 和今天的 science 相比，许多知识是错误的，或者说是粗糙的，是应该抛弃的。但应该承认，今天的科学，就是从当时的科学发展来的。

为了区别今天的科学和过去的科学，有人发明了"前科学"或"潜科学"这样的概念。意思是说，过去虽然也有类似的知识，但够不上科学的资格。就像胎儿还没有人的资格一样。当然，如果拿刚刚受精的卵和一个成人比较，其区别自然是明显的。然而，如果把刚刚出生的婴儿和一分钟前母腹中的胎儿相比，相差有多大呢？假如因为难产而晚出生了一段时间，或者因为早产而早出生了一段时间，则"潜在的人"就成了"现实的人"，或者"现实的人"还是个"潜在的人"。至于科学和"潜科学"或"前科学"的区别，还决不像胎儿和婴儿的区别这样鲜明。而且"前科学"或"潜科学"既然都用了"科学"这个概念，就说明，它们也是科学家族的成员。如同我们研究人体发育不能不研究胎儿一样，我们研究科学的历史，也不能丢掉近代以前的科学，包括中国的科学。如果仅仅认为牛顿开始的科学才是科学，而以前的不是，那么，迟早有一天，牛顿科学也会被归入"潜科学"或"前科学"一列。为了避免这种无用的、只能带来混乱的概念游戏，我们还是把以前的科学也叫作科学，并按历史阶段加以区别，就像我们把原始时代的社会也看作人类社会，而只是区别出社会的类型一样。

三、"科学"一词在中国

有人说，"科学"是外来语，是日本明治维新时期的启蒙思想家福泽谕吉首先把"science"译成"科学"，后来被中国学者采用的。

如果是外来语，那就应该是 science，就像今天的 WTO、GDP 一样，或者像菩萨、坦克、吉普一样，用它们的音译，也可以说是外来语。但是，"科学"这个词，尽管是日本人用它来翻译 science，但日本人用的是汉语词。因此，对于汉语，科学不是外来语。在古代汉语中，曾经不止一次地出现过"科学"这个词。

就现有的文献检索，有的"科学"可能是"科举"，因形近而误。比如陈亮《送叔祖主筠州高要簿序》："自科学之兴，世之为士者往往困于一日之程文……"有的版本则是科举。而且从上下文看，科举也比较合理。但是有些"科学"，则当时就是这样的用法。

见于文献，最早使用"科学"这个词的是唐代人。唐代末年，罗衮在《仓部柏郎中墓志铭》中说"近代科学之家，有柏氏仓部府君，讳宗回，字几圣……"（《文苑英华》卷九百四十六）云云，其中所指的仓宗回，是个科举落第者。文中说仓氏随父学《开元礼》，考官考的是《尚书》，而他对《尚书》的理解，和当时认可的郑玄注不同，因此落第。所以此处的科学，当是指科举之学的学科而言。

宋代薛季宣《答徐元德书》，说自己"早失义方之教，仕缘世荫。以惰不为科学之习。居官无有治迹可以求知上官。心非不欲为众所为，顾不能耳"（《浪语集》卷二十五）。其中的"科学"也未必就是科举之误。元代王恽《绛州重修夫子庙碑》把"科学"和"异端"并提："朝夕孜孜，匪不磨砺。科学异端，簿书期会，愚者不及，沦于自弃。"（《秋涧集》卷五十二）张宪《悼博罗同知没于军》则感慨他的没于军阵的友人即使从事科学，又能如何："已矣专科学，于今定若何。阵云寒可掬，兵气耿相磨……"（《玉笥集》卷八）这两处用法，说是"科学"，都比"科举"更为合理。

明代初年，礼部公堂上立石，刻着礼部官员的职责："尚书、侍郎，掌礼乐仪章、郊庙祭祀、朝贡会同、宾客宴享、学校科学之政。"（《礼部志稿》卷八）朱元璋曾有指示，允许监生回到父亲所在的地区参加"科学"考试。"近奉钦依，听其依亲原籍，亦得与考科学，亦固可待志士矣。"（《礼部志稿》卷六九）据清代所编《续通典》卷二十二："正、嘉之间，文体日偷。杨慎极论其弊曰：太祖始制科学，诏举子经义，无过三百字，不得浮词异说。"则明代《礼部志稿》中所说的"科学"，很可能就是明代初年朱元璋以及他的臣子曾经用过的词汇。因为朱元璋不可能"始制"科举，而这个词的意义，就是指科举的分科之学。

今天有些学者喜欢谈论古代整体思维，说古代的学问也是一个整体，并不分科。这种说法是错误的。至少在我们今天能够看到的先秦的典籍中，不仅学问在大的方面要分科，比如孔子把他的学生分为德行、政事、言语、文学四科，就在具体的领域，也是分科的，比如《周礼》中医学就分数科。愈接近现代，与今天自然科学相近或相同的学科，其分科更是日益明确和固定。宋朝政和年间，医学"学生分三科，兼治五经内一经。方脉科，通习大小方脉。风产针科，通习针灸口齿咽喉眼目。疡科，通习疮肿伤折金镞书禁。三科学生，各习七书"（宋章如愚《群书考索后集》卷三十）。清代初年，关于天文学，"礼部议，于官学生内，每旗选取十名，交钦天监，分科学习。有精通者，俟满汉博士缺出补用"（《钦定八旗通志》卷九十八）。所以当乾隆开千叟宴的时候，在钦天监工作的、当时七十二岁的意大利人那永福作的千叟宴诗中写道："欧逻巴州西天西，意达里亚臣所栖。六城环以地中海，高墉架海横天梯。人有医治教道四科学，物有金刚珊瑚哆啰珠象犀……"（《钦定千叟宴诗》卷二十五）在这里，把西洋传来的学问译为"科学"，可以说是呼之欲出了。如果再细心查寻，则自乾隆以后，到清代末年，中国人中把西洋学问称为"科学"的，很可能有早于日本人者。在这里，重要的不是要和谁争什么发明权，而是要说明，科学，是中国固有的词汇。

然而，用科学翻译 science，却并不十分恰当。更恰当的，应当是"格致"或其他词汇。其重要原因是，"格致"，是人类不可或缺的认识活动；而"科学"，容易被认为是一个独立存在的、成形且大体固定的知识体系。

四、中国古代的穷理和格致

英文 science 的意思，就是中国古代所说的知识或者学问，那么，用"知识"或"学问"去翻译 science，岂不更加确切！然而知识、学问，一般是指求知活动的结果。而当日本人、中国人于十九世纪末开始接触西方人的 science 的时候，他们发现，science 指的不仅是求知的结果，还包含自觉去求知的活动。这种求知活动，有一套更加高明的方法，能获得比较正确的结果，需要一个更加适当的词汇去描述它。首先是日本人，后来是中国人，最初找到的词汇，是古汉语中的"穷理"、"格致"和"格物"。明治初期的日本大学中，就有"穷理学"一科。

"穷理"出于《易传》"穷理尽性而至于命"，翻译成现代汉语，应当是"穷究物理，尽知人性，直到通晓天命"。说的是认识了所有的道理，或者彻底认识了那个理，也就是充分认识了自己的本性并且能充分发挥出来，就能够通晓天命。在古人看来，这是认识的最高境界。当然，science 是不讲什么天命的，而穷理，也就是一项自觉而认真求知的事业，和 science 接近。

　　格致或格物，全称是"格物致知"，出于《大学》："古之欲明明德于天下者，先治其国。欲治其国者，先齐其家。欲齐其家者，先修其身。欲修其身者，先正其心。欲正其心者，先诚其意。欲诚其意者，先致其知。致知在格物。物格而后知至，知至而后意诚，意诚而后心正，心正而后身修，身修而后家齐，家齐而后国治，国治而后天下平。"在这里，格物致知，被认为是治国平天下的前提。从汉代以来，儒者们对"格物"的"格"字做出了不同的解释，汉代郑玄认为"格"就是"来"，宋代程颐认为"格"是"至"，清代颜元解释为"手格猛兽"的"格"，意思都是接触事物，以便认识事物的理。张载则解释为"去"，说去掉心中之物，使心虚明纯净，才可以达到认识的极点。司马光解释为"扞格"的"格"，说是心能抵御外物，才能认识真正的道，总之，也是自觉的认识活动。元代一部医学著作，名称就叫《格致余论》。清代有一部《格致镜原》，主要也是讲自然科学问题。明代末年，徐光启为《几何原本》所写的序言中，也把利玛窦带来的天文、数学等称为"格物穷理"之学。也就是说，"格致"一词，早就被中国人作为自觉接触事物以获得确切知识的概念。所以当中国人最初接触 science 的时候，更多地还是把 science 译为"格致"。

　　但是，"穷理"的目的是要尽性至命，"格致"或"格物"为的也是治国平天下。明代王阳明"格竹"失败的故事，已经广为流传。与王阳明同时的湛若水作《格物通》一百卷，讲的全是正心修身、敬天法祖的道德修养和治国理论。这些做法以及获得的结果，都与 science 的宗旨和方法相差甚远。而且，当日本人或中国人使用"格物"、"格致"或"穷理"去对应 science 的时候，起初仅仅指的是物理、化学等少数学科。直到二十世纪初中国开办京师大学堂，其"格致"一科指的也还是物理、化学等少数在西方近代比较发达的学科，不能涵盖 science 所指的众多学科。于是，在十九世纪末到二十世纪初，由康有为、严复、王国维等人借鉴日本学者的做法，把"科学"作为和 science 对应的概念，以指称人类自觉的求知活动以及求知的成果。

"科学"虽然仅仅是分科之学，但是这个词表明，science 是一种"学"，也就是一种学问，符合 science 指称知识或学问的本义。什么学？分科之学。虽然传统曾经用过"科学"指称分科之学，但现在，这种分科之学不仅仅是分科而已，还包括采用新的方法、新的治学目的和治学态度。如同"经济"这个古代词语被赋予了新的内容一样，科学，随着所指称对象的变化，也在原来的基础上又增加了新的内容。清代末年，取消了科举，新开办的学堂教授数理化、医农工商，也有文史政法，包括读经诸科。这些学科被《清史稿》的作者们统称为"科学"。只有"端饬品行"一项，不在科学之内。当时距离"科学"一词的流行尚不很远，这就是说，近代中国人接受"科学"作为 science 对应词的时候，其主要意义，也是分科之学。

然而，在科学旗帜下的那些分科之学，不仅和"以圣贤是非为是非"的科举分科之学有重大区别，就是和传统的医学、天文等学问的做法，也有重大不同。许多结论是新的，方法也是前所未有的。拿这新的结论和方法与过去相比，就感到传统的方法"不科学"了。古代没有这些方法和结论，当然也就没有科学。于是，和西方近代学者认为只有他们的结论才是正确的一样，中国古代无科学的结论也就顺理成章了。于是，历史被割断了，科学，似乎是一种突然冒出来的、没有历史的学问。如果说有历史，历史也只能从哥白尼、伽利略等算起。

实际上，这里说的"不科学"，主要是方法不精密，结论不准确而已。如果顾及一点历史，则古人那些自觉而认真的求知活动，也在不断发展着求知的方法，修正他们的结论。而我们今天的方法和结论，也仅仅是我们这个时代的认识水平而已。这样的方法和结论，不仅不是认识的终结，而且与以前的方法和结论也有割不断的联系。这样认识，就不会把不准确、不精密说成是"不科学"。因此，认为中国古代无科学的观点，也仅仅是一种把我们当代的科学和正确画了等号的观念在作怪罢了。

这里的粗略考察表明，中国古代，不仅有"科学"这个词，还有科学这样的事。既然 science 指的是学问和知识，岂有堂堂中国五千年文化，而没有知识和学问之事的！我们可以批评古人的方法太粗疏，有的甚至完全不正确；批评他们的结论许多太浮浅，有的甚至是错误的。但要说那不是科学，则是说不通的。有人说，那是技术，是经验。那么，技术也好，经验也好，在大的文化分类系统中，应该归于哪一类呢？宗教，哲学，还是艺术？都归不进去，还是归入科学一类恰当一些。

而且，把技术和科学完全对立起来，也是不恰当的。"百姓日用而不知"的情况是有的。然而低等动物仅仅会把获得的知识变成本能，高等动物所获得的许多知识就需要通过教育才能延续。当狒狒拿起石头去砸碎硬果的时候，你很难说这里没有知的内容。一个有着五千年悠久文化传统的民族，怎么可能仅仅会做，而没有知！

在笔者看来，如果把科学定位于关于自然界和人类社会状况的知识，则技术就是关于人如何去做的知识。两者并没有原则性区别。虽然如此，本书还是尽量避免那些技术层面的东西，仅仅把关于自然界的知识作为描述的对象。

五、中国科学史的起点和终点

虽然有人主张，凡是确切的知识都是科学，但是我们只能说这是属于科学领域的知识，却不能说这是人类科学活动的开始。单是确切的知识，不只早期的人类具有，就是一些高级动物也有，而不仅是本能。然而这些知识，都是动物在谋生过程中，人类在他们的生产和生活实践中所不自觉地获得的，是谋生，或生产和生活活动的副产物。没有这些知识，不仅人类，许多稍微高级一点的动物，也无法生存。这些知识的正确性，是促进人类把探讨知识本身作为重要事业的前提。人和动物的区别，就是无论动物如何聪明，都不可能专门把获取知识作为自己的一项事业。但是当人类意识到知识价值的时候，就会分出一些人来，专门或主要从事知识的生产。直到今天，人们的生产和生活，几乎都要谋求在确切知识，也就是科学知识的指导下进行，才觉得放心。科学知识的生产和应用状况，已经成为一个国家富强和文明程度的标志。因此，我们也只把自觉从事的以获取知识为目的的活动称为科学活动，并且把这个自觉获得知识活动的起始点作为科学的起始点。

自觉获取知识的活动，在不同领域的表现是不一样的。在天文学领域，竖起一根标杆去测量日影长短变化，甚至在未竖标杆之前，注意观测日、月、星的出没状况并且记录它们，这就是天文学的开始。在医学领域，认真观测疾病的状况，自觉寻求治疗的方法和药物，就是医学的开始。在农业领域，探讨增产的方法，也应该是农业科学的开始。在数学领域，能够从具体事物中抽象出数字并自觉探讨数字之间的关系，也就是数学的开始。因此，像我国典籍《山海经》中记载日月出入的位置，《夏小正》中记载中星出没的时间，甚至神农尝百草的传说，后稷教民稼穑，都应视为我国先民科学活动的开端。这些开端具体在什么时代，当时是什么样的情况，今天已经很难知晓了，然而我们的先民很早就自觉地从事专门生产知识的活动，则是确定无疑的。这些活动的成果，以不同方式，记载在我们的古籍当中。

科学是人类自觉认识世界、获取知识的活动，和哲学、宗教都不一样。哲学是一个个独立的思想体系构成的世界，体系之间的界限，要远大于体系之间的联系。宗教的世界里，更是一个个独立的"王国"。越到后来，"王国"之间就不仅是界限，而且是排斥甚至敌对。科学则不是一个个独立的思想体系，而是一个不断发展的过程，是人类为了更好的生活而追求更多的知识，并且对知识不断发展和改进的活动。这样的活动，是人类生存和发展的必要组成部分。如果因为某些伟大人物的名字而使科学之间有所区别，那也不是独立的体系，而是科学本身发展的阶段，一个分支。哲学和宗教体系一个个都独立于社会生活之上，人们也根据自己的状况决定对它们的态度，需要，还是不需要，而未必就影响自己的生产和生活。但人们，无论是个人还是群体，都不能离开科学，否则就要堕入愚昧和落后。因此，哲学体系在历史上不断变更，宗教体系也不断更替，都有自己的诞生和灭亡。诞生的，将来也要灭亡。但科学，可以说有诞生，从人类自觉追求知识开始，却不会有灭亡。因为人类存在一天，就需要知识，需要知识的更新。

但是对于中国科学来说，却有自己的终点，这就是随着西方近代科学的传入，中国科学的支流逐渐融入人类科学的主流。具体在什么时候，不易确定。各个领域也不一样。在天文学领域，以清廷采用汤若望等人所制定的历法为标志，中国古代天文学就走到了尽头，完成了自己的使命。其他领域，则要到鸦片战争以后，才逐渐退出历史舞台。也有的门类，比如中国医学，仍然在尽着自己的使命。我们之所以说传统医学，也就是中医也有终点，只是说它的理论已经不是在传统的道路上继续发展。进一步发展的道路，是融入近现代的世界医学。至于以什么方式融入，什么时候完成融入，则不是能够预知的事情。

李　申

2022 年 1 月 1 日

我的中西医治病简史

一、幼年病史

我能记得的第一次接触医生，大约在小学一年级。那时候的学费是两角钱。一角是书费，另一角是医药费。有个王医生，常常来巡诊。背一个很精致的皮药箱，上面有鲜艳的红十字。王医生态度和蔼，与人亲切，给我听诊过好几次，就是咳嗽之类。他给过我几次治咳嗽的药片，效果也说不上好坏。因为农村孩子，这次好了，下次可能很快就来了。不过，我还是很喜欢王医生。

这样的待遇很快就没有了。因为学校不收医药费了，王医生也不见了。我和其他伙伴一样，又处于有病自己想办法的状态。

我自认为身体很弱，表现就是经常感冒。父母治感冒的办法很多，目的就是让我发汗。或把葱头烧一下临睡前抹在手心、脚心，或把纺线的棉絮烧成灰抹在手心、脚心，还有许多，都忘了。黎明时分，加盖厚被子，连头也蒙上，使浑身发汗。待到手心、脚心也有汗，就算汗出透了，然后慢慢减少捂盖，降温，落汗。第二天，感冒就好了。好像也吃过一两次阿司匹林，发汗的效果也一般，也需要厚厚地捂盖。

发汗最好的办法，是用生水喝一把谷子，即碾小米的谷，或者说是未脱壳的小米。必须用生水喝，不能用温开水。这种方法发汗特别好。不仅一定发汗，而且不用在黎明时加厚被子捂盖。我的感冒用这种办法治疗最多。

与感冒相伴的是咳嗽。办法是红糖炒芝麻，或者是艾叶煎鸡蛋，或者是白矾煎鸡蛋：把鸡蛋打到锅里，放一小块白矾进去，让鸡蛋裹住，煎熟，囫囵吞下；或者是艾叶和萝卜丝一起拌上面糊油炸，叫作"萝卜咸食"。现在我还喜欢吃这种东西，只是不放艾叶了。这些办法是否管用，也忘记了。或者后来我没有落下咳嗽的毛病，就说明它们是有效的。

我怀疑，我用过的这些办法，很可能是《黄帝内经》出现以前，中国古人就用过的办法。

二、两片西药

然而有一次，我的咳嗽总是不好。那时听说有什么白喉、百日咳，更有什么肺结核之类。父亲慌了，带着我到了洛阳城。

洛阳专区医院是当时最好的医院，医生让我做了透视，结论是"肺叶清晰，心膈正常"。后来的医院就不再有这样的结论，都是什么"未见……"之类，所以我记得特别清楚。不是肺病，为什么咳嗽不止？又到了医生那里。一位老医生看了化验单，似乎也说不出什么。这时候，正好我咳嗽了一声。老医生忽然说："我给你们介绍到洛阳市医院，那里有五官科。"

洛阳市医院五官科的医生给了一个诊断书，上面显示我的脖子上有了两个大疙瘩，说是需要到郑州做手术。一看脖子上有两个大疙瘩，我和父亲都吓了一跳。听说还要到郑州做手术，更是如同要我们上天宫。父亲无奈地说："我们没有钱啊！能不能有别的办法？"医生说："那就先开两片药吧。每天半片，早上漱口。"

两片略呈浅红色的药，一角钱。用其漱了几天口，竟然不咳嗽了。直到现在，我的扁桃腺也再没有出过问题。而那两片西药，应当就是我现在想起来就会含一片的含片而已。

于是，我忽然想，假如起初接诊的就是那个老医生，可能我就用不着去做透视。当时透视费大约是八角，对于一个农户来说，是一笔很大的开支。要我做手术，也是当时西医的常规。问题是，一个农民，几家能拿得出手术费，而且还要坐火车跑到省城？我还想到，是不是扁桃腺一发炎就必须摘除？

三、正骨的高老太太

没多久，我和一个大我三岁的孩子坐在磨台上玩"通白洋"，这可能源于用银圆掷地，看正反面定输赢。我们把两根如筷子粗细的小竹筒剖成四个，其中两个抹成红色，掷地定输赢。另一个大我一岁的孩子非要来玩不可，把我从磨台上挤了下来，胳膊摔坏了。

当天晚上迷迷糊糊，有人说我是掉了魂。于是姐姐带着我，背后拉一把扫帚，扫帚上盖着我的一件衣服，从摔伤地开始往家拉，边拉边喊："申！回来吧。"我得回答："回来啦！"回到家，隔壁的大孩子学舌："申！回来吧。回来啦！"这是我好多年以后还觉得丢人的事。

当然，家里人没有为我招到魂。第二天，父亲借来一辆自行车，沿着我从来没有走过的路，到平乐一个正骨大夫那里看病。

平乐，就是"陈王昔时宴平乐"的平乐，洛阳城北，汉朝时曾是洛阳城的一部分。正骨大夫姓郭。我们那里有许多关于郭氏正骨的神奇传说。不过，我去的时候，看病的就是郭家的儿媳高云峰了，也就是《大国医》电视剧中徐帆扮演的那位。传说一位国民党要人的脚伤就是他家给治好的。是否确实，我没有考证。但他家给李先念主席治过病，则是事实。二十世纪八十年代出版的《孟津县志》上有他们家和李先念主席的合影，那是我们孟津县的光荣。

我见到的高云峰，按今天的标准可能不算太老，但按当时的标准就已经是老太太了。门楼下摆了一张小床，高胖胖的，坐在床上，面前有七八十来个等待的病人。我的前面也是一个小孩，胳膊上绑着一圈竹条，可能就是什么"小夹板"。一个男人和一个更老的老太太陪着。高大夫拉住小孩的手，让他使劲往后背。小孩痛得哇哇哭。那个更老的老太太大约是孩子的奶奶，求情地说："大夫！您轻点，我心疼！""你肚子疼！"

更老的老太太一下被怼了回来。这位奶奶两眼含着泪，再没敢吭一声。

用今天的观点来看，高大夫的态度似乎不太好。但是无论当时还是现在，我都认为高大夫没有错。正骨，当时就得这样，也只能这样！

轮到我了，高老太让我使劲把胳膊往后背，疼得要死。我一声不吭。不是不疼，而是疼也要忍着：医生在给我治病。然后把我的胳膊放下来，打开一个扁扁的小药瓶盖，把里面略呈红色的粉末抹在手上一点点，在我的患处一遍一遍地揉。据说那个粉末，是郭家独有的秘方。最后，高老太让我仍然用布条把胳膊吊起来，这时治疗才算完毕。

我一共去了大约三次。第二次知道郭家门口有个小店，就买了几根油条做礼物。后来听说这家店就是郭家的，所以第三次也不知该拿什么，也拿不起什么，也就算了。这一次，看见一个病人家挑了一担礼物，对高大夫说："礼物给你放那儿了！"高不理不睬，仍然专心看病。流传的话是：不拿礼物，一样给你看病；礼物再多，人家也不在乎。

大约最后一次，高老太给我开了一副中药。母亲给我熬了一大碗，那是我这一生吃过的最苦的药。

就这样，我的胳膊错位被治好了。

中华人民共和国成立后，国家在洛阳市专门给郭氏开了一家正骨医院，现在已经发展成一所规模很大的正骨医院，医院院子里竖立着高老太太的塑像。我近年因事去过两回，一些现代化的医疗手段似乎应有尽有，不知道郭家祖传的方式占医院医疗手段的几成。

四、鼻　通

1959 年年底，我初中时得了重感冒。那时实行人民公社制度。村里医生给用了青霉素、链霉素。病是好了，但从此耳鸣厉害，直到现在，都说是链霉素造成的。

到高中，有一段时间流鼻血很厉害，病名大约叫鼻衄，不知是中医的还是西医的名称。用凉水拍拍，好一阵，但不知道什么时候又流了。校医申老师让我买一瓶"鼻通"，我不相信仅仅在鼻子里涂点药膏就能治疗我动不动就流鼻血的病。而且在我们学生中间，对这位校医老师也不信任。学生中间流传的一句话是："申老师的药不治事儿！"因此我们还遭到一位老师的训斥："药是国家的，不是申老师的！"无论如何，我还是去看正规医生吧。

于是我到了县医院。县医院五官科郭幼萍大夫个子不高，头发总是梳理得黑油闪亮，人也特别白净，是标准的奶油小生型，在那时候的县城里特别显眼，人们都喊他"郭油瓶"。但他医术高超，很得信任。他把我逼到墙边，往鼻孔里扎了根大针，做"穿刺"，似乎不起作用。无奈，我又去了学校所在地长华镇的医院，医生给我打了一针青霉素。当时我看他就像敷衍，但自己又别无他法，更是一点效果也没有。这次我忍不住发泄不满，被申老师知道了，他在全校大会上批评我说："李申同学流鼻血，我让他花两毛钱买瓶鼻通他不听，他花5元钱去打什么青霉素。"云云。要知道，那时候的5元钱，够一个人一个月的伙食费。

于是，他买了一瓶鼻通给我。瓶子比红霉素瓶子较大些，里面是暗褐色的中药软膏。用了几次，鼻子竟然再不出血了，直到现在。

为这事，我常常想起那位不被同学信任的申老师！

五、羚羊角

也是在高中，有一段时间，我每天早上起来，鼻子像堵住似的，要狠劲地擤，响声整个校园都能听见。直到擤出两块略呈正圆形、大小如同榛子仁一般的硬鼻甲，呼吸才一切如常。这次不知道我为什么没找别人，而是到了我家所在的朝阳镇的卫生院，找到了一位中医。

这位中医是一位老中医的徒弟，我爷爷死后，他曾到我家讨要给爷爷看病的药钱，所以我认得他。老中医不在了，听说他当时就是主人了。我诉说了病情，他十分肯定地说了两个字："肺热！"说开一副药，要用到羚羊角，可能贵一点。我不知道要贵到什么程度，但也只能听医生的。药方开了，7角钱。我心里一块石头终于落了地。想起那5元一针的青霉素，7角算什么呀！

这是汤剂，要自己熬药。一副药熬了三四遍，吃完，病就好了。直到现在，再也没有这样的毛病。所以我永远记得这位小徒弟，矮矮的个子，圆圆、白白的小脸。在我眼里，他永远是徒弟的样子，虽然那时候我只不过是十几岁的中学生。

六、氯霉素

高中时我还患过一次感冒，那一次，申老师的药确实不管用。拖了几天，我请假回到了家里。

这回是听说镇上卫生所有一位魏医生，很好。于是我找到了他。魏医生魁梧方正，很和蔼。他说氯霉素价钱降了一大半，一片只要2角钱。于是他给我开了好多氯霉素，好像还不止一次。我总觉得身上疲软乏力，不知道什么时候能够痊愈，康健如初。至少有半个月过去了，我仍然是疲软乏力。这次不能再找魏医生了，于是我又到了洛阳专区医院。

医生给我听诊，然后又看了我半天，忽然说出了这样一句话："你没有病。"我没有病，难道病已经好了？我似信不信，然而忽然觉得好像不那么疲软乏力了。我信步走出了医院。这一天的太阳并不很强烈，但似乎特别灿烂和明亮。前进一步，力气似乎就增添一分。我好了，没有病了！

第二天，我就赶到了学校。

这一次，魏医生确实治好了我的病。可是，氯霉素似乎用得太多了一点。

七、冷 风

1965 年，我考上了大学。1978 年，我考上了研究生。中间这十三年里，和医生打过不少交道，值得记述的，只有两件事。

一件是我于 1970 年在扑救山火的过程中被严重烧伤，深二度，全身 42% 烧伤，住了三年医院，做了二十几次手术，当然要靠西医。治疗烧伤时，好像用过中医一种红色的油涂抹，大概是不管用。医生还是一两天换一次药，把原来的纱布揭下，清洗伤口，换上新药，重新包上。每换一次，如同白公馆、渣滓洞的"披麻戴孝"刑罚。护士们常常是忍着心痛下手。十多年后，我在北京偶遇徐荣祥，当时他正在推广他的"湿润疗法"，他感慨我们相遇太晚。当然，客气而已。后来也不知他的医院如何了。但又过了多少年以后，我还能在药店里买到他的烧伤软膏。如果是小烧烫伤，抹上马上止痛，不久就平复如初。

烧伤之后就是整形。我经过东北的姜淑英、张龙石大夫，还有姜大夫的丈夫杨国凡医生的诊治。当然他们都是西医。我非常感谢他们。

伤愈回到部队，有一天晚上，我们有四个人都感冒，高烧39 度左右。医生赶紧把我们送到辽宁朝阳郊区的部队医院。我们的部队在一个山沟里，吉普车跑了一个多小时。到医院一量体温，我们四个全都正常。第二天，我们就都可以出院了。当时都说是这一路冷风治好了我们的高烧感冒，然而直到现在我们也弄不清怎么回事。

出院的时候，我向医生提出，请他们给我的额窦炎做手术。因为这个毛病，动辄就让我头痛，不能安心工作。一位年轻的女医生给我诊断以后，说："你的额窦炎不严重，不必手术，以后自己注意点就行了。"她这么一说，我好像有点放心了。只是后来也不知道怎么好的，直到现在。这位女医生是我们作训股一位年轻参谋的同学，当时可能刚刚二十出头。

八、清　热

研究生三年，没生什么疾病。毕业后，留在中国社会科学院工作，当时的中国社会科学院院部也只有一幢小楼，据说是当年国民党的海军部。毕业的研究生们，临时在北京东北郊的荒地上盖了几间类似工棚的小平房，暂时安置下来。因居住条件不好，冬天，我的感冒又成了常态。吃点药就出汗，一出汗就更容易感冒。穿少了一定感冒，穿得多要出汗，出汗就容易感冒。有一次我到院医务室拿药，医生看我穿着从东北带过来的皮大衣，说我穿得太厚了。然而如果穿得少，我又怎么能够骑着自行车从城东北郊走到建国门的医务室！这一次，我在医务室碰到我们社会科学院的怪才沈有鼎先生，他也来拿药，所以印象很深。

为了防止出汗，我自己吃了固表的刺五加，然而又加重了感冒。无奈之下，我去了同仁医院中医科。

　　科里人不多，都围在一位老大夫的桌子跟前，其中也有一位穿白衣的，可能也是医院的医生，她好像曾患小儿麻痹症，旁边放着拐杖。拐杖旁边也是一张桌子，我估计那是她的工作台。我自己认为不是大病，用不着多高明的医生，也不愿等候，于是我坐到了旁边的桌子旁，那位女医生马上过来了。我叙述了病情，她看了看我，十分肯定地说："你得的是清热！"当时为写博士学位论文，我读过一点医书，心里马上泛起一句话："刘完素清凉派！"然而我还没有傻到要在鲁班门前玩锛，就没有吭声。接着她又问了一句："你吃刺五加干什么？"我没有回答，也不好回答。

　　于是她给我开了加倍的同仁堂的感冒冲剂，另外还加了一包板蓝根冲剂。我觉得她给的药量太大，可是又不好说什么。我自己又没有什么办法，中药、西药的感冒药都吃过了。抱着试试看的态度，就按她说的量吃药。第一天没有什么感觉，第二天，吃了这么多解表的感冒药，本来是应该发汗的，反而不出汗了。我相信了这位医生的治疗！

　　药吃完以后，我又去了一次。这次她给我开的药有"灵翘解毒丸"，吃后感冒彻底好了。

　　从此以后，每逢感冒，我都是喝两包感冒冲剂，症状消失就停药。如果长时间不好，最后就吃点"灵翘"。

　　事后回忆起这次感冒的治疗过程，忽然想起中医界一句古老的格言："医者，意也！"过去以为这是毫无规范、可以随便诊断用药的唯心主义。但这次治疗使我明白，那是要具体问题具体分析，具体病情具体对待的，要靠医生的聪明和智慧。如同打仗，一个只会照搬兵法的指挥员，一定会多打败仗。近来看书，有讲到陆仲安医生善用黄芪，用加倍的量治好了胡适的肾病，应当也是"医者，意也"的注脚。

我每年感冒，多在取暖季之前和停暖气之后。特别是取暖季之前，我和老伴总要重感冒一次。这两年，取暖条件进一步改善，我也买了油汀。暖气未开时，我自己先开油汀。老伴说，这两年感觉不到换季的寒冷了，这两年也基本不感冒了。这时候，我就想起中医的"风寒……"，想起《伤寒论》，甚至想起来我们河南豫剧的"张先生也受了半夜的寒凉！"。虽然现在有了细菌病因说，但中医的病因说好像并未过时。

当然，我也每每想起北京同仁医院那位腿脚不好的、年轻的女医生，当时她大约还是个学生或者学徒，后来听说已是医院的名中医了。祝贺她的医术越来越好！

九、小腿痛

我烧伤以后，起初穿的是假肢厂制作的大皮鞋，又厚又重。时间长了，脚本身也有所改变。老伴给我买了一双球鞋式皮鞋，里面垫上假肢厂给的脚垫，很合脚。穿坏了，又换了一双在美国买的，鹿皮的，很软和。

忽然有一天，走路时发现右小腿总痛。拐杖敲两下，好了。过一会儿，又痛了。就这样，敲敲走走，成了常态。西医医生看不出什么毛病。找到中医，开了点什么药，腿痛如故。后来，老年科医生建议我到神经内科去看看。医生从头到脚，测量我的神经状况，也没有发现什么问题。

再后来，又发展到脚脖子也痛起来，而且痛得特别厉害。我本来走路就是跛脚，这时走起路来更是一歪一扭。一位老同事心里不知道怎么想的，说了一句："李申，你走路很矫健啊!"我苦笑着说："最好你也来矫健一下。"

我不知道谁能治好我的腿!

忽然有一个周六下午，我到办公室办点事，准备和家人一起回北京。正在这时，系里一位同事来拜访。说是调来许久，一直没有空闲来叙谈。我以为只是礼节性的，不料这位同事越谈越有兴致。我心里着急，但不好明说。只希望他能在某一时刻结束谈话，然而他就是不结束。我坐在沙发上，揉着自己那只脚脖子也疼得厉害的脚。忽然，我的手触到了一个点，这个点特别地疼!我忽然悟到，是不是鞋的问题!这双在美国买的鞋，鹿皮鞋帮很软和，但是底子太厚、太重，每一步都需要脚花费很大的力气才能带动整只鞋的重量。回到家，我立刻换了一双鞋，马上感觉脚脖子的疼痛减轻了不少。不久以后，脚脖子就不再疼了。

又过了一段时间，右小腿突然也不痛了，不用走几步就敲一敲了。我准备过几天告诉老伴，因为我不知道是临时的，还是真的就不再疼了。然而还没等我告诉老伴，老伴就重病住院，一直住了半年多，所以很久以后我才告诉她。不过直到现在，我的右小腿也不再疼了。

我觉得这是一件超出医生，包括中医和西医视野的事件。或许，体育界的医生会清楚我的腿痛、脚疼是怎么回事，可我到哪里找他们呢!

不久以前，左小腿又痛了起来。一般是白天痛，晚上就不痛。第二天早上一起床，又开始痛起来。不过也不是一直痛下去，往往是有时痛有时不痛。这时候，我想起赵树理小说中的

"小腿疼"，不禁哑然失笑。我想，赵树理先生铁定认为那个老太太的小腿痛是装病，但也可能是真的腿痛。

不过这次我很快做出了判断，换鞋，小腿痛很快就好了。

十、老伴的咳嗽

老伴和我结婚以后不久，就患上了咳嗽。中医给开过一副有当归的中药，当时好了一阵。我到北京以后，有位中医说我老伴是"顿咳"。我以为是找到了病根，这下有救了。后来才知道，这不过是说我老伴咳嗽的声音强烈，脏腑震动而已。几十年了，吃了多少药，可想而知。后来到了美国，孩子们让看看美国医生，挂号费 60 美元。医生是个中国人，倒是认真。结论是过敏性鼻炎引起，清鼻涕从鼻腔流到了口腔里，引起咳嗽。这不失为一说。于是开了两大瓶"息斯敏"，这让我想起了《红楼梦》里王一贴的冰糖炖鸭梨。这药也不能说完全无用，只能说是没有什么效果。像以往开的那些药一样，我老伴也没有天天吃它，后来甚至把这药忘了。

这几年，取暖条件进一步改善。待在家里，有点憋闷。我们先是到住处旁边的莲花河边晒太阳，以后成了习惯。半年还是一年多以后，忽然发觉有一段没听见老伴咳嗽了。我没有说，恐怕过几天又咳嗽了。又过了一阵子，还是没听见，于是才和老伴说。老伴也说觉得好像是不咳嗽了。我们都认为是晒太阳的结果。于是晒太阳就更勤了。三伏、三九、35 摄氏度以上、零下 8 摄氏度左右，只要不是大雨，我们都要出去到河边走一圈，直到现在。有一天我还诗兴大发，吟诵一首：

活到七十五，

不用人照顾。

天天晒太阳，

觉得很幸福。

是不是太阳的功劳？不知道。我们认为是。反正咳嗽是好了。

我也因此想起东北的农民。1965 年我参加"四清"运动，在黑龙江的一个农村里待了半年左右，深为那里的"响（hǒu）巴"多而震惊。"响巴"，学名叫哮喘。东北严寒，每家一所小房子。屋子里烧着火炕，外面零下十几甚至几十摄氏度。哮喘、气管炎或者支气管炎的发病率就非常高；严重的还会发展成肺气肿之类。这种病严重地影响着东北人的健康，得了这种病的人很少能够长寿。然而这种病，不仅中医，西医似乎也没有什么办法。听说有一年周总理要求全国的医务工作者，要努力攻克这种病，似乎也没有下文。每当这种时候，我就想起中医的"风寒……"病因说。我想，如果东北农民都能像城市居民那样，冬天可以住在整幢的大楼里，或者像发达国家居民那样，每家都有较大的、冬季取暖良好的房子，这样的病肯定会大幅度地减少。我想，面对东北农村这样的病，西医也没有自豪的理由。

十一、钙化物

左脚跟烧伤严重，我建议医生给补了一块皮。这皮毕竟不是脚上原来的皮肤，所以经常磨破。然而它毕竟也是皮肤，而不是疤痕，所以磨破一点，也能较快愈合。有一次，磨破的地方不愈合了。

起初，我用常规的消毒药、消炎膏之类的办法消毒。因为这么点小病，平常就是自己抹点药，包一下，很快就好了，实在不值得找医生。然而常规的办法不仅没有效果，而且磨破的地方创口似乎越来越深，后来竟发展成一个至少可以塞下一粒黄豆那样的洞。里面有片指甲盖大小、乳白色的、好像是塑料的薄片。我不知道它是脚上的骨头，还是怎么长出来的。可是，脚后跟都是肉，肉里怎么能长出这么个东西呢？

老伴也想了许多办法。有一次，她忽然发现木槿花揉碎了黏黏的。她想，是否可以用它来把伤口黏上。结果自然是无效。现在想起来，医药和药方的发明，可能都经过类似的、后人可以认为是很荒唐的过程。

于是我找到了某三甲医院。

接诊的是一个比较老的外科医生。我对他充满了信任感，以为这点小病，他一定能手到病除。然而他看了半天，什么也没说，却回头把几个护士都找过来看。护士们都围拢过来，好像看一件稀罕物似的。医生一边看一边也像见到稀罕物似的对护士们说："你们看这是个什么东西？"护士们当然也说不出来。于是给我重新包扎上，就让我回家了。

多少年以后，儿子带回家一本南美洲某漫画家的画册，里面有一幅是画牙科医生的。病人是个椭圆形的光头。这个医生顾不得看病，好奇地低着头，一边笑，一边在诊断书上画鸡蛋！我心想，真是无论中外，医生中也都有这种过分好奇的人啊！

我的脚伤还要看，于是我找到了北京医院外科，不知道会有什么结果。这一次，我没敢直接找医生，只是挂了换药室的号，只想让他们给我换换药就行了。

没想到，护士把医生找来了。是个非常年轻、似乎毕业不久的医生。医生看了一眼，十分肯定地说："钙化组织！"他这么一说，我的心一下子放了下来，不是脚上必要的骨头。他说剪掉就好了，并且问我要不要打麻药？我做过手术，打过麻药。知道局部麻醉的针头也很粗，打那么一下疼痛不比直接剪掉轻。于是我建议医生直接剪。这位年轻的外科医生，咔嚓一声，血流了出来。护士给我包上了厚厚的纱布，要我一周以后再来。一周以后我再来的时候，伤口基本上就痊愈了。

这件事使我常常想不通的是，为什么年轻的医生会比老医生懂得的更多！

十二、针尖大的创口

大约十多年前，我发现烧伤严重的左脚上有一个针尖或针眼大的创口。这次是因为自己熬到了一定级别吧，到医院不用排队挂号。由于去医院交通也方便，所以我决定到医院换药。

起初，护士也不说什么。然而次数多了，那个小针眼还是长不上，护士似乎也有点不耐烦。那眼神好像是说："值得嘛！一次一次来。"后来，我让医生给我开点红霉素、百多邦之类，自己弄点纱布、胶布，在家里换起药来。一两年的工夫，还不见好。有时好像长住了，不久却又裂开，甚至流出脓水。有一次，战友们聚会，我看创口好像长住了，准备前往，忽然又冒出了许多脓水。无奈，只好又去医院。

还是那位两年前接诊的老外科医生，他看我又来了，还是两年前的那个针尖大的创口，一下子从座位上跳了起来，跑到了主管分检的医生屋里。不知道他们都说了些什么。老医生回来，一下子给我开了三瓶百多邦。意思是说："你自己看着办吧，我没招了。"有诗说："华佗无奈小虫何！"这三甲医院竟然奈何不了这个针眼大的小创口吗？

我找懂医的朋友咨询，他问："你是不是有糖尿病？"忽然想到，那位老外科医生是不是认为我是患了什么癌？否则为什么创口老是不愈？

忽然有一天，我发现创口里头好像有个什么硬东西，于是我也顺手拿起一个硬东西去掏，好像掏住了。我一用力，砰的一声，里面的东西蹦了出来。我找了好半天，找到了半块。发现里面还有。于是我喊来了老伴。老伴用小刀、镊子，甚至掏耳屎的勺子，又从里面掏出两块白色的、比米粒小一点的东西。有了上一次脚后跟上的经验，我明白了，这就是所谓的"钙化物"。在 X 光片上，钙化点是黑色的，其实这东西本身是白色的。照片上的黑色是它的阴影。这东西掏出后，伤口很快就愈合了。

后来，脚上别的地方又陆续发现了十来块，也都被我一一掏了出来。时间持续了十来年。儿子说，爸爸身上长珍珠了。我想，应该是同类东西。不过珍珠圆滑可爱，这东西表面粗糙如苍耳籽，丑陋得很。

前后我一共收集了十多块"钙化物"。后来看时，不知道是时间长了，还是当时我戴着眼镜把有些东西看大了，反正觉得是比刚掏出时小了许多。

我不知道外科医生们是否知道这个东西。我想如果知道，那位老外科医生就不会是那种反应。然而无论如何，我把它公布在这里，不知道是否有用。

十三、医外疗法

史书有正史，有外史，比如《儒林外传》。医疗在正规的方法之外，也有非正规的方法。这里我只说自己亲历和亲闻、亲见的。但要提醒的是：切勿模仿。

亲　历

我严重烧伤以后，双眼闭合不严，为此做了三次植皮手术，虽有所改善，但不能完全解决问题。我的眼睛里经常飞进灰尘沙子，自然也是常常发炎。

医生给我想了很多办法。比如睡觉时眼睛里涂点眼药膏。哪知道这些药膏沾住灰尘，灰尘就不再跑掉，不如不涂。又建议我戴一副镜片特大的眼镜。然而眼镜不仅挡不住灰尘，如果是顶风，镜片后面还有卡车尾部的效应。汽车奔跑时，灰尘会卷进车厢。迎风走路时，灰尘也会卷到镜片后面，其中许多就落入眼里。或者建议我经常点点眼药水，不过那点水冲不走眼里那么多的沙子。

在医院里，护士有时会用一个精制的小玻璃壶，从细细的壶嘴里倒出水流给我冲冲眼睛。然而水流太细，用时不少，效果却不好。

出院后，要过正常生活。老伴建议说，你自己用自来水冲冲。这下提醒了我。起初，我把水流开得小小的，水流速也慢，效果不好。我干脆开大，眼睛斜置于水流之下，很快就冲掉了所有的灰尘。于是，每天晚上睡觉前，我就冲一冲。白天工作，翻书时书上的灰尘太大，我也随时冲一冲。读研究生时，有的同学问我为什么喝凉水，后来才知道我是在冲眼睛。

这个办法，不论中医和西医，可能都是不允许的，原因就是自来水是带菌的。然而从二十几岁到现在，半个世纪过去了，我就凭借老伴的这个土办法，保持着眼睛的健康和使用。我今年76岁了，虽然是老花眼，但还能用。再用它几年，也就满足了。

这是亲历。以下是我的亲闻和亲见。

亲　闻

某部副部长，我同学的父亲，1936年参加革命，解放战争时是游击队长，患了严重的关节炎。那时不仅医疗条件差，还要和敌人周旋。他是东北人，有一天想起了东北的冻梨。那梨冻得很硬，然而放进凉水，一会儿梨身就结了一层冰甲。剥掉冰甲，梨软和和的，很好吃。他认为是凉水把梨里面的冰冻给吸了出来。

于是他躺在溪水里，让凉水像吸出冻梨里面的凉气一样，吸出他关节里的凉气。

他就这样治好了自己的关节炎。

如果是哪位中医医生听见此事，可能会倒吸一口冷气。关节炎本来就是由风湿所得，他却偏要它更加风湿！

西医好像不认为关节炎是受凉经风所得，认为是病菌。所以我见美国人，大冬天往往穿一个大裤衩就外出。孩子们说，美国人不怕关节弄坏，换一个就是了。他们好几个年长的同事，都换了关节，好像比平时更健走。

此事使我想起了小时候的一首儿歌：

......

　　跌掉牙，安个铧；

　　跌掉眼，安个碗；

　　跌掉鼻子，安个蹄子；

......

据说将来的医学，能把每人身体的部件都克隆出备份，需要时就换上一个。所以不仅关节，心脏、脑袋，都可以随时换一个。

真的可以吗？

我相信这位副部长的经历，但不敢相信美国人换上的膝盖能健走如初。

亲　见

我亲属的孩子肠梗阻，在当地做了手术，又到外地继续治疗。出院后，我建议住在我家，冬天取暖条件好一些。因为我在沈阳 202 医院住院时，见过一个肠梗阻的女士，已经动了六次手术。我怕这孩子也重蹈覆辙，希望她不要复发。

然而，一天晚上，她痛得死去活来，复发了。没有别的办法，只好打 120。救护车把她拉到北京宣武医院。我老伴陪着，我在家着急等着，不知道会是什么结果。

没想到，老伴来电话说，宣武医院的治疗方法，竟然是让孩子喝香油！

　　这是只有农村的村医才能想出来的土办法，一个名闻海内外的三甲医院，竟然用这样的办法。然而，也只能等待。

　　没想到，第二天，病人肠道居然通了！从此以后，她就自己准备了香油和蜂蜜，感觉不对时，就喝一点。一段时间下来，竟然不再复发了！

　　我想，假如患病之初，就喝一点香油，将会如何？香油入腹，坏不了什么大事，也不会耽搁治疗。然而，历史没有假如，现在只能想想而已！

　　因此我倒想到中医、西医争论不休的话题：中西医结合。

十四、高血压——我的中西医结合

　　中西医怎么结合？有一次几个人在一起闲发议论。一位哲学界研究中医颇有名气的朋友认为中西医根本无法结合。旁边一位某公司的总工程师蒋先生，随手掏出一片感冒胶囊，说："这就是中西医结合。"

　　中药胶囊算不算中西医结合，每个人都有自己的见解。我从二十年前得了高血压之后，自认为在对付高血压的问题上，我走的是中西医结合的道路。

　　我相信西医的利血平之类的降压药，而且相信一定要连续服药，不可间断。所以我从发现患病之初，就认真地每天吃药，从不间断。我不相信某些吃中药可以治愈高血压的宣传。但是我同时吃两种中药：三七胶囊和银杏叶片，为的是使血管软化或保持畅通。

　　我负伤以后，住的是一个解放军前指医院，类似野战医院之类，是个小医院。看我伤情如此严重，该院医生包扎以后就束手无策了。据说是前指的陈祖邦政委知道了病人是他原来部队的战士，命令医院一定要千方百计治好我的病。于是医院组织了专门的医疗小组。创伤痊愈之后，担任医疗小组组长的副院长唱兴五医生到我病床前谈到当时的情形说："我们是决心很大，信心不足啊。"他们当时没指望能把我救活过来。没有更好的办法，只好多用药。抗生素是不必说了。据说光药瓶就能装满一卡车。所以我认为血管是一定被破坏了，不知道它什么时候会突然崩裂。我也觉得能活到六十岁也就不错了。所以老年科的中医给我开了三七胶囊和银杏叶片，我很接受。只是我不大按说明书每天吃三次，每次两片。我觉得这是治病的量，而我只是要求维持而已。所以一天只吃一次。后来听说三七过量也会出毛病，医生也建议我只用一种。我最后用的就是银杏叶片。直到现在，我早已过了当初自己期望的年龄。而之所以能够如此，我归结为西医的降压药和中医的活血药兼用或者结合的结果。最近听说我的血管硬化以后不可能再被软化，然而无论如何，仅仅活血也是好事。

　　这或许是中医西医结合的方式之一。对付同一种病，两种办法兼用，各自对付一个方面，如同两支部队协同作战。在这里，我信奉实用主义哲学：黑猫白猫，抓住耗子就是好猫。

尾　语

　　我和医生打交道的故事就讲到这里吧。这些年来，医学鼓励捐献器官。我曾经报名献血，因为听说我的血是什么康复血，被婉拒了。死后能否捐献器官，还不知道。因为我的全身上下，几乎没有一块好地方。有一次检查身体，医生看了半天，大约全身实在没有可称道的，就说了一句："你的牙齿还不错！"我很不得体地回答说："那是假的！"

献血不行，捐献器官也未必够格，我就捐献自己的病历吧。至于有用无用，我也只能是尽自己的心而已了。

李 申

2022 年 1 月 31 日星期一初稿，

2022 年 2 月 26 日星期六定稿。

图书在版编目(CIP)数据

中医简史／李申著.—桂林：广西师范大学出版社，
2023.7
ISBN 978－7－5598－3737－0

Ⅰ.①中… Ⅱ.①李… Ⅲ.①中医学－医学史
Ⅳ.①R－092

中国国家版本馆 CIP 数据核字(2023)第 096477 号

中医简史
ZHONGYI JIANSHI

出 品 人：刘广汉
策划编辑：刘孝霞
责任编辑：刘孝霞
助理编辑：吕解颐
装帧设计：李婷婷
广西师范大学出版社出版发行

（广西桂林市五里店路 9 号　　邮政编码：541004）
（网址：http://www.bbtpress.com）
出版人：黄轩庄
全国新华书店经销
销售热线：021－65200318　021－31260822－898
山东韵杰文化科技有限公司印刷
（山东省淄博市桓台县桓台大道西首　邮政编码：256401）
开本：890 mm×1 240 mm　1/32
印张：13.25　　　　字数：298 千
2023 年 7 月第 1 版　　2023 年 7 月第 1 次印刷
定价：68.00 元

如发现印装质量问题,影响阅读,请与印刷单位联系调换。